Kohlhammer

## Bachelor Pflegestudium

Hrsg. von Christa Büker und Julia Lademann

Eine Übersicht aller lieferbaren und im Buchhandel angekündigten Bände der Reihe finden Sie unter:

https://shop.kohlhammer.de/bapflege

### Die Autorinnen


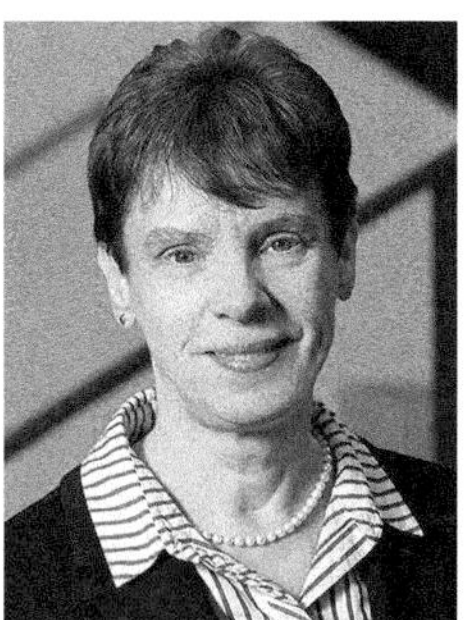

***Prof. Dr. Christa Büker***, Ausbildung in der Krankenpflege; mehrjährige berufliche Tätigkeit in der Pflege, Schwerpunkt Ambulante Pflege; Dipl. Pflegemanagement, M. A. Public Health, Promotion; wissenschaftliche Mitarbeiterin, Institut für Pflegewissenschaft (Universität Bielefeld); Professorin für Pflegewissenschaft (Hochschule für angewandte Wissenschaften München, 2010–2015). Seit 2015 Professorin für Pflegewissenschaft am Fachbereich Gesundheit der Hochschule Bielefeld (University of Applied Sciences and Arts). Lehrtätigkeit im Bachelorstudiengang Pflege sowie im Masterstudiengang Erweiterte Pflegeexpertise – Advanced Nursing Practice; Forschungsschwerpunkte: Planetary Health and Nursing, Prävention und Rehabilitation für pflegende Angehörige, Gesundheit pflegender Mütter, Tagespflege, Digitalisierung in der Pflege.

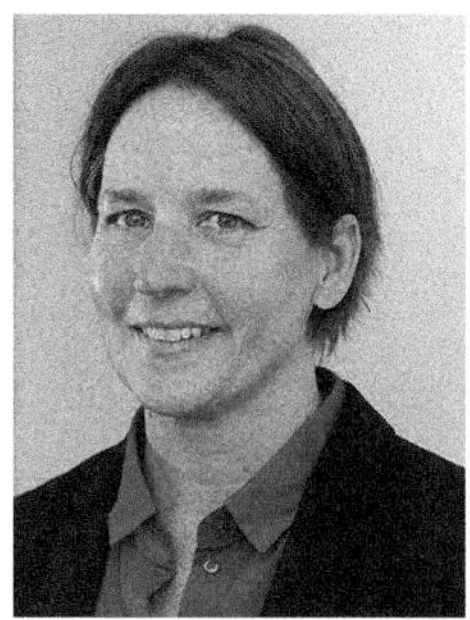

***Prof. Dr. Änne-Dörte Latteck***, Ausbildung Krankenpflege und Fachpflege für Anästhesie und Intensivpflege; mehrjährige Berufserfahrung in der Intensivpflege; Dipl. Pflege, wissenschaftliche Mitarbeit (Hochschule für angewandte Wissenschaften Hamburg und Institut für Allgemeinmedizin Hamburg Eppendorf); seit 2010 Professorin für Pflegewissenschaft, Fachbereich Gesundheit der Hochschule Bielefeld; Lehrtätigkeit im Bachelorstudiengang Pflege sowie im Masterstudiengang Erweiterte Pflegeexpertise – Advanced Nursing Practice; Forschungsschwerpunkte: Gesundheit von Menschen mit Lernschwierigkeiten, Planetary Health and Nursing, Hochschulische Pflegebildung, Versorgung von pflegenden Angehörigen, Digitalisierung in der Pflege.

Beide Autorinnen haben mehrere wissenschaftliche Projekte zu dem Thema Planetary Health and Nursing durchgeführt.

Christa Büker
Änne-Dörte Latteck

# Klimaschutz und Nachhaltigkeit

## Der Beitrag professionellen Pflegehandelns

Verlag W. Kohlhammer

1. Auflage 2026


Gesamtherstellung: W. Kohlhammer GmbH, Heßbrühlstr. 69, 70565 Stuttgart
produktsicherheit@kohlhammer.de

Print:
ISBN 978-3-17-044856-8

E-Book-Formate:
pdf: ISBN 978-3-17-044857-5
epub: ISBN 978-3-17-044858-2

# Inhalt


**Vorwort der Reihenherausgeberinnen** ........................ **9**

**Einleitung** ........................ **11**

**1 Gesundheit des Planeten – Gesundheit des Menschen** **15**

1.1 Klimawandel – Daten und Fakten ........................ 16

1.2 Klimawandel und Gesundheit ........................ 19

1.2.1 Risikofaktor Hitzeextreme ........................ 20

1.2.2 Risikofaktor Luftschadstoffe ........................ 25

1.2.3 Risikofaktor Allergenzunahme ........................ 26

1.2.4 Risikofaktor Vektorübertragung ........................ 28

1.2.5 Risikofaktor Wassermangel und Wasserverunreinigung ........................ 29

1.2.6 Risikofaktor Gefährdung der Nahrungsmittelversorgung ........................ 30

1.2.7 Risikofaktor psychische Belastung ........................ 31

1.2.8 Sonstige Gesundheitsrisiken ........................ 32

1.3 Konzept Planetary Health ........................ 32

1.4 Strategien im Umgang mit dem Klimawandel ........................ 35

1.5 Fazit ........................ 39

1.6 Lernaufgaben ........................ 40

1.7 Reflexionsaufgaben ........................ 41

1.8 Literaturangaben ........................ 42

1.9 Zum Weiterlesen ........................ 47

**2 Mandat der Pflege** ........................ **48**

2.1 Klimaschutz und nachhaltiges Handeln in der Pflege – normative Verankerung ........................ 49

2.1.1 Die Sustainable Development Goals der Vereinten Nationen ........................ 50

2.1.2 Der ICN-Ethikkodex ........................ 57

2.1.3 Aufforderung zum Handeln – Position des EFN ........................ 60

2.1.4 Berufspolitische Verpflichtung – Position des DBfK ........................ 62

2.2 Klimaschutz und Nachhaltigkeit im Berufsgesetz ........................ 64

2.3 Schlüsselrolle der Pflege ........................ 67

2.4 Gesellschaftliche Verantwortung .................... 70
2.5 Fazit ................................................ 71
2.6 Lernaufgaben ......................................... 72
2.7 Reflexionsaufgaben ................................... 73
2.8 Literatur ............................................ 74
2.9 Zum Weiterlesen ...................................... 77

**3 Pflegehandeln in der individuellen Versorgung ....... 78**
3.1 Allgemeine hitzerelevante Präventionsmaßnahmen . 80
3.2 Settingbezogene hitzerelevante Präventionsmaßnahmen ............................ 82
3.2.1 Präventionsmaßnahmen im Krankenhaus .... 82
3.2.2 Präventionsmaßnahmen in stationären Langzeitpflegeeinrichtungen ................. 84
3.2.3 Präventionsmaßnahmen in der ambulanten Pflege ........................................ 85
3.3 Medikamentenmanagement bei Hitzeereignissen.... 86
3.4 Interventionen bei akuten Hitzeerkrankungen ...... 89
3.5 Klimasensible Pflegeberatung ....................... 90
3.6 Fazit ................................................ 95
3.7 Lernaufgaben ......................................... 95
3.8 Reflexionsaufgaben ................................... 96
3.9 Literaturangaben ..................................... 96
3.10 Zum Weiterlesen ..................................... 98

**4 Pflegehandeln auf institutioneller Ebene ............. 99**
4.1 Nachhaltigkeit und Ressourcenschonung in Unternehmen ........................................ 101
4.2 Nachhaltigkeit als Unternehmensstrategie ........... 103
4.2.1 Bauliche Maßnahmen ....................... 105
4.2.2 Energiemanagement ......................... 106
4.2.3 Nachhaltiges Beschaffungsmanagement ...... 107
4.2.4 Klimasensibles Verpflegungsmanagement .... 108
4.2.5 Abfall- und Entsorgungsmanagement ........ 110
4.3 Entwicklung von Hitzeschutzplänen und Krisenkonzepten ................................... 112
4.3.1 Hitzeschutzpläne ............................ 112
4.3.2 Krisenkonzepte .............................. 114
4.4 Rolle der Pflege bei der Transformation von Unternehmen ........................................ 116
4.5 Projekte zur Förderung von Nachhaltigkeit in Unternehmen ........................................ 120
4.5.1 ›KLIK‹ und ›KLIK green‹ ..................... 121
4.5.2 ›klimafreundlich pflegen‹ und ›klimafreundlich pflegen – überall!‹ .......... 123
4.6 Fazit ................................................ 126
4.7 Lernaufgaben ......................................... 126

4.8 Reflexionsaufgaben .................................. 127
4.9 Literaturangaben .................................. 127
4.10 Zum Weiterlesen .................................. 131

**5 Pflegehandeln in Gesellschaft und Politik ............ 132**
5.1 Pflegende als Klimabotschafter ...................... 133
5.2 Rolle der Pflege im kommunalen Gesundheitsschutz .................................. 134
5.3 Disaster Nursing .................................. 138
5.4 Gesellschafts- und (berufs-)politisches Engagement .. 143
5.4.1 Engagement in Umweltverbänden und -gruppierungen .......................... 143
5.4.2 Politisches Engagement ..................... 144
5.4.3 Berufspolitisches Engagement ............... 145
5.4.4 Engagement in nationalen und internationalen Initiativen .................. 146
5.5 Fazit .................................. 147
5.6 Lernaufgaben .................................. 148
5.7 Reflexionsaufgaben .................................. 148
5.8 Literaturangaben .................................. 149
5.9 Zum Weiterlesen .................................. 152

**6 Arbeitsschutz und Self-Care ............................ 153**
6.1 Belastende Arbeitsbedingungen in der Pflege ....... 154
6.2 Zusatzbelastung Hitze .................................. 155
6.3 Arbeitsschutz und Betriebliches Gesundheitsmanagement ........................... 157
6.4 Kühlkleidung .................................. 160
6.5 Self Care .................................. 162
6.6 Fazit .................................. 163
6.7 Lernaufgaben .................................. 164
6.8 Reflexionsaufgaben .................................. 164
6.9 Literaturangaben .................................. 165
6.10 Zum Weiterlesen .................................. 166

**7 Implikationen für die Pflegewissenschaft ............ 167**
7.1 Theoretisch-konzeptionelle Arbeit .................. 168
7.2 Pflegeforschung .................................. 171
7.3 Pflegebildung .................................. 172
7.4 Vernetzung und interprofessionelle Zusammenarbeit .................................. 178
7.5 Pflegewissenschaftliche Politikberatung ............ 180
7.6 Forschungs-, Bildungs- und Praxisprojekte .......... 181
7.6.1 Australische Pflegende als Pionierinnen im Klimaschutz – Fallstudien .................... 182
7.6.2 Bildungsprojekte ............................ 184

7.6.3 Weitere gesundheits- und pflegebezogene Praxisprojekte und Initiativen ................ 187
7.7 Fazit ................................................ 189
7.8 Lernaufgaben ........................................ 190
7.9 Reflexionsaufgaben .................................. 190
7.10 Literaturangaben .................................... 191
7.11 Zum Weiterlesen ..................................... 194

**8 Fazit und Ausblick** ...................................... **195**

**Stichwortverzeichnis** ........................................... **197**

# Vorwort der Reihenherausgeberinnen

Vor einigen Jahren wurde mit dem Pflegeberufereformgesetz eine bundesgesetzliche Grundlage für eine primärqualifizierende hochschulische Pflegeausbildung geschaffen. Damit ist die Option einer hochschulisch fundierten pflegerischen Qualifikation gemäß internationalen Gepflogenheiten auch für Deutschland gesetzlich festgeschrieben. Mit der Akademisierung der Erstausbildung soll einerseits den steigenden Anforderungen in der pflegerischen Versorgung entsprochen werden und andererseits die Attraktivität des Pflegeberufs erhöht werden.

Die damalige Gesetzesreform gab den Startpunkt für die Lehrbuchreihe *Bachelor Pflegestudium*. In dieser Reihe werden Themen aufgegriffen, die trotz heterogener Curricula hochschulübergreifend gelehrt werden. Die bisher erschienen Bände tragen die Titel »Moderne Pflege heute«, »Beziehungsgestaltung in der Pflege«, »Evidenzbasierte Pflege«, »Edukative Aktivitäten in der Pflege« sowie »Interprofessionelle Pflegearbeit«. Anliegen der Herausgeberinnen der Buchreihe ist es, einen Beitrag zur innovativen Weiterentwicklung von Pflege zu leisten.

Mit diesem nunmehr sechsten Band »Klimaschutz und Nachhaltigkeit – der Beitrag professionellen Pflegehandelns« wird ein drängendes Thema aufgegriffen, welches für die professionelle Pflege von hoher Relevanz ist. Die zentralen Umweltprobleme unserer Zeit, allen voran der Klimawandel, zeigen erhebliche Auswirkungen auf die menschliche Gesundheit. Als Berufsgruppe, die sich unmittelbar mit Gesundheit und Krankheit auseinandersetzt, steht die Pflege in der Verantwortung, die ihnen anvertrauten Menschen vor diesen negativen Auswirkungen zu schützen. Darüber hinaus kann sie einen wichtigen Beitrag zu mehr Nachhaltigkeit im Gesundheitssektor und in der Gesellschaft leisten.

In der Buchreihe wird ein einheitliches didaktisches Konzept verfolgt. So zeichnen sich die einzelnen Bände durch eine enge Verknüpfung von Theorie, Empirie und pflegerischer Praxis aus. Hiermit wird deutlich, dass pflege- und bezugswissenschaftliche Theorien und Konzepte sowie aktuelles, evidenzbasiertes Wissen eine elementare Grundlage für pflegeberufliches Handeln bilden. Durch den deutlichen Praxisbezug der Bände soll das Ziel der Vermittlung von Grundlagen zur Entwicklung einer wissenschaftsbasierten Pflegepraxis unterstützt werden.

Zielgruppe dieser Lehrbuchreihe sind in erster Linie Studierende, aber auch Lehrende primärqualifizierender Bachelorstudiengänge in der Pflege. Eine weitere Zielgruppe sind Studierende und Lehrende in berufsbegleitenden Bachelorstudiengängen für Pflegende mit abgeschlossener Berufsausbildung. Die Lehrbücher können zur Vor- und Nachbereitung von Lehrveranstaltungen und Prüfungen sowie als Nachschlagewerke eingesetzt werden. Der Praxisbezug dient der Veranschaulichung und regt zur Reflexion eigener Erfahrungen in der pflegerischen Praxis an. Die relevanten und aktuellen Literaturhinweise führen zu einer weiteren vertieften Bearbeitung der dargestellten Themen.

Wir wünschen viel Freude und Erkenntnisgewinn beim Lesen des Buches!

Christa Büker und Julia Lademann
Bielefeld und Frankfurt, im Herbst 2025

**Piktogramme**

| | | | |
|---|---|---|---|
| | Fallbeispiel | | Zielsetzung |
| | Lernaufgaben | | Reflexionsaufgaben |
| | Merke | | weiterführende Quellen |

# Einleitung

Die menschengemachte Schädigung der natürlichen Systeme unseres Planeten ist nicht mehr zu übersehen und zeigt sich in vielerlei Hinsicht. Zu den zentralen Umweltproblemen unserer Zeit gehören der Klimawandel, der Verlust von Biodiversität, Luftverschmutzung und Wasserknappheit sowie die Überfischung und Vermüllung der Meere. Das Ökosystem Erde ist gefährdet und damit auch die Menschen, die auf ihr leben.

Bislang wenig beachtet ist der Zusammenhang zwischen den aufgezeigten Umweltschädigungen und der menschlichen Gesundheit. So gilt beispielsweise der Klimawandel als fundamentale Gesundheitsbedrohung. Immer häufiger auftretende und länger andauernde Hitzeperioden stellen eine Gefahr insbesondere für ältere, chronisch kranke und pflegebedürftige Menschen dar. Hitze belastet den Organismus stark und kann zu Problemen des Herz-Kreislauf-Systems führen. Eine dramatische Folge von Hitzestress ist die Erhöhung der Mortalität, wie epidemiologische Untersuchungen zeigen. Auswirkungen auf die Gesundheit haben aber auch Luftschadstoffe, die Zunahme von Allergenen, das Auftreten neuer Infektionserreger sowie Wasserverschmutzung und die Gefährdung der Ernährungssicherheit.

Ein neues Gesundheitskonzept, das Konzept der ›planetaren Gesundheit‹ (Planetary Health) betrachtet die Gesundheit des Menschen im Zusammenhang mit seiner Umwelt. Es basiert auf der Erkenntnis, dass es keine gesunden Menschen ohne eine gesunde Erde geben kann. Der Schutz des Planeten und damit auch der Schutz unserer Gesundheit erfordern nachhaltiges Handeln auf allen Ebenen. Nachhaltigkeit bedeutet, die Bedürfnisse der gegenwärtigen Generation zu befriedigen, ohne die Möglichkeiten künftiger Generationen zu gefährden, ihre eigenen Bedürfnisse zu befriedigen.

Als größte Berufsgruppe im Gesundheitswesen ist die professionelle Pflege mit den Auswirkungen von Umweltschädigungen auf die Gesundheit der ihnen anvertrauten Menschen unmittelbar konfrontiert. In allen pflegerischen Settings steht sie in der Verantwortung, vorausschauend Vorkehrungen zu treffen, um Menschen mit Pflegebedarf vor den negativen Folgen zu schützen. Dies erfordert Bewusstsein und Wissen über den Zusammenhang zwischen Klimawandel und Gesundheit.

Pflegefachpersonen wird eine Schlüsselposition nicht nur in der direkten Versorgungspraxis, sondern auch in Bezug auf eine transformative Veränderung des Gesundheitssystems, hin zu mehr Nachhaltigkeit, zugesprochen. Der Gesundheitssektor trägt in erheblichem Maße zur Klimabelastung bei, gleichzeitig bietet er ein großes Potenzial für Maßnahmen zum Klima- und Umweltschutz. Hier kann die professionelle Pflege als wichtiger Impulsgeber für Veränderungen und Transformation im Sinne eines klimaresilienten und klimaschonenden Gesundheitssystems fungieren. Nicht zuletzt kann Pflege auch zu einem gesamtgesellschaftlichen Kulturwandel hin zu mehr Nachhaltigkeit beitragen, z. B. durch Engagement in Gesellschaft und Politik und durch öffentlichen Einsatz für einen klimasensiblen Lebensstil in der Bevölkerung.

Das vorliegende Buch will aufzeigen, dass es viele Möglichkeiten für Pflegefachpersonen gibt, um Verantwortung für die Gesundheit des Planeten und für zukünftige Generationen wahrzunehmen. Dazu gehören zum einen der Schutz von Menschen mit Pflegebedarf gegenüber den Auswirkungen des Klimawandels, zum anderen der Beitrag von Pflege zur Gestaltung eines nachhaltigen Gesundheitssystems und zur Sensibilisierung weiterer gesellschaftlicher Gruppierungen. Pflegende sind nicht hilflos den Auswirkungen von Umweltzerstörung und Klimakrise ausgeliefert, sondern können wirkmächtige Akteur:innen sein. Damit kann zugleich das Bild von Pflege in der Öffentlichkeit einen Wandel erfahren.

Ein wichtiges Anliegen des Buches ist es, nicht nur Probleme, sondern in erster Linie Lösungsmöglichkeiten aufzuzeigen. Klimaschutz und Nachhaltigkeit sind dringliche Themen, die zweifelsohne angegangen werden müssen. Krisen bieten die Chance, Vorstellungen von Wohlstand und Fortschritt zu überdenken. Verschiedene Projekte, die in den folgenden Ausführungen vorgestellt werden, stehen beispielgebend für Lösungsorientierung und positives Denken. Der Einsatz für Umwelt- und Klimaschutz wird auf diese Weise als sinnhaft erlebt und kann – am besten in Gemeinschaft mit anderen –durchaus mit Spaß verbunden sein.

Mit diesen einleitenden Ausführungen sind die drei zentralen Ziele der vorliegenden Publikation abgesteckt:

- die Sensibilisierung für die Bedeutung von Klimaschutz und Nachhaltigkeit im Gesundheitswesen und speziell in der Pflege,
- die Förderung des Wissenserwerbs zum Thema sowie
- die Unterstützung in der Entwicklung von klima- und nachhaltigkeitsbezogenen Handlungskompetenzen.

Wie in allen Bänden der Lehrbuchreihe werden auch hier die einzelnen Kapitel jeweils mit einem praktischen Beispiel mit Bezug zu den nachfolgenden Inhalten eingeleitet. Am Ende der Kapitel finden sich Lernaufgaben zu den theoretischen Inhalten. Die anschließenden Reflexionsfragen sind wiederum eher praxisbezogen und sollen die Leser:innen zu einer vertieften Auseinandersetzung anregen.

Das *erste* Kapitel (▸ Kap. 1) versteht sich als Einführung in das Thema. Nach der Präsentation von Daten und Fakten zum Klimawandel steht der bislang wenig beachtete Zusammenhang zwischen Klimawandel und Gesundheit im Mittelpunkt, indem potenziell gesundheitsschädigende Auswirkungen in verschiedenen Bereichen aufgezeigt werden. Daran anschließend wird das Konzept der Planetaren Gesundheit – Planetary Health – als neues globales Gesundheitskonzept vorgestellt. Strategien im Umgang mit dem Klimawandel schließen das Kapitel ab.

Im *zweiten* Kapitel (▶ Kap. 2) wird die Verantwortung der professionellen Pflege beleuchtet, sich dem Thema Klimaschutz und Nachhaltigkeit zu widmen. Ausgangspunkt bildet der Ethikkodex des International Council of Nurses (ICN). In Bezug auf das Mandat der Pflege werden auch die Nachhaltigkeitsziele der Vereinten Nationen (Sustainable Development Goals – SDGs), das bundesdeutsche Pflegeberufegesetz sowie Positionen von nationalen und internationalen Berufsverbänden in der Pflege diskutiert.

Das *dritte* Kapitel (▶ Kap. 3) widmet sich der Mikroebene eines klimasensiblen pflegerischen Handelns, d. h. der individuellen Versorgung von Menschen mit Pflegebedarf. Im Fokus stehen dabei pflegerische Interventionen in verschiedenen Settings zur Prävention von gesundheitsschädigenden Auswirkungen des Klimawandels. Dazu gehören auch der Umgang mit dem Medikamentenregime in Hitzeperioden, geeignete Interventionen bei akuten Hitzeerkrankungen sowie Aspekte einer klimasensiblen Pflegeberatung.

Im *vierten* Kapitel (▶ Kap. 4) wird die Mesoebene pflegerischen Handelns betrachtet, d. h. die Ebene der Organisation. Hintergrund ist der hohe Energie- und Ressourcenverbrauch des Gesundheitssektors, den es zu verringern gilt. Hier kann die professionelle Pflege impulsgebend für Transformation und Wandel fungieren, indem sie Veränderungen auf den verschiedenen Unternehmensebenen anregt und mitgestaltet. Eine wichtige Rolle kann sie außerdem bei der Erstellung von Hitzeschutzplänen und Krisenkonzepten in Gesundheitseinrichtungen einnehmen.

Ziel des *fünften* Kapitels (▶ Kap. 5) ist es, klimasensibles und nachhaltigkeitsbezogenes Pflegehandeln auf der Makroebene aufzuzeigen, z. B. im öffentlichen Leben als ›Klimabotschafter:in‹. Pflegefachpersonen sollen ermutigt werden, sich sowohl in ihren beruflichen Rollen als auch ehrenamtlich in Gesellschaft und Politik zu engagieren, um so einen Beitrag zum Schutz des Klimas und zur Förderung des Nachhaltigkeitsgedankens zu leisten. Ein angesichts gehäuft auftretender Naturkatastrophen immer wichtiger werdendes Aufgabenfeld ist das Disaster Nursing, das ebenfalls vorgestellt wird.

Im *sechsten* Kapitel (▶ Kap. 6) stehen die Pflegenden und ihre eigenen Bedürfnisse im Mittelpunkt. Vor dem Hintergrund einer hohen Belastung durch Arbeiten in Hitzeperioden kommt dem Arbeitsschutz eine zentrale Rolle zu, um die Beschäftigten vor arbeitsbedingten gesundheitlichen Risiken zu schützen. Außerdem sollen Pflegende ermutigt werden, in Hitzeperioden auf den Eigenschutz bei der täglichen Arbeit und ihre Selbstpflege zu achten.

Das *siebte* Kapitel (▶ Kap. 7) widmet sich den Schlussfolgerungen für die Pflegewissenschaft in der Auseinandersetzung mit Klimawandel, Gesundheit und Nachhaltigkeit. Diese werden in verschiedenen Zielbereichen verortet: der theoretisch-konzeptionellen Arbeit, der Pflegeforschung und

Pflegebildung, der interprofessionellen Zusammenarbeit und Vernetzung sowie der Politikberatung. Ferner werden verschiedene Projekte und Forschungsaktivitäten vorgestellt, die sich bereits den drängenden Zukunftsthemen widmen.

*Hinweise*

In dem Buch werden Berufstätige in der Pflege als Pflegende, professionell Pflegende, Pflegefachpersonen sowie – entsprechend der Berufsbezeichnung im Pflegeberufegesetz – als Pflegefachfrau, Pflegefachmann oder Pflegefachperson angesprochen. Die Empfangenden von Pflege werden als Patient:innen, Klient:innen, pflegebedürftige Personen oder Menschen mit Pflegebedarf bezeichnet.

Gelegentlich sind in dem Buch Originalzitate in englischer Sprache vorzufinden. Dabei erfolgt bewusst keine Übersetzung ins Deutsche, da die Autorinnen davon ausgehen, dass im Rahmen eines Pflegestudiums die Verwendung englischsprachiger Literatur geläufig ist.

# 1 Gesundheit des Planeten – Gesundheit des Menschen

Das erste Kapitel dient zum einen der Einführung in das Thema des Buches, zum anderen der Sensibilisierung der Leserschaft für die Bedeutung einer gesunden Erde für die Gesundheit der auf ihr lebenden Bevölkerung. Unser Planet wird auf vielfältige Weise durch menschliche Einflüsse geschädigt. Lange Zeit wurden die Auswirkungen auf die Gesundheit ausgeblendet, da die Folgen – beispielsweise der zunehmenden Verschmutzung der Meere oder der Abholzung der Wälder – nicht auf den ersten Blick mit Gesundheit in Verbindung gebracht wurden und hier in Deutschland vielfach nicht direkt erkennbar sind. Seit jedoch der Klimawandel mit einer Zunahme von Hitzeextremen, Dürren, Starkregenereignissen und Überschwemmungen spürbar ist, werden auch bei uns die negativen Folgen für die Gesundheit sichtbar.

Der Klimawandel, die klimawandelbedingten Risikofaktoren und die damit verbundenen, potenziell gesundheitsschädigenden Auswirkungen stehen daher im Mittelpunkt dieses Kapitels. Daran anschließend wird das Konzept der Planetaren Gesundheit – Planetary Health – als neues Gesundheitskonzept vorgestellt, welches sich dem Zusammenhang zwischen der Gesundheit des Menschen und der Gesundheit des Planeten widmet.

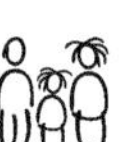

**Praxisbeispiel**

Sophie Lohmeier, Anna Kubicki, Azra Çelik und Lukas Herber* befinden sich im dritten Semester des primärqualifizierenden Pflegestudiums. Bereits seit Beginn ihres Studiums bilden sie eine Lerngruppe. Das Wintersemester neigt sich dem Ende zu und zur Vorbereitung auf eine Klausur treffen sie sich Ende Januar. Anna kommt mit geröteten und tränenden Augen, muss häufig niesen und ihre Nase läuft. Sie erklärt den anderen, dass sie bereits seit einigen Jahren unter Heuschnupfen leidet. Insbesondere gegen die Pollen von Hasel und Erle sei sie allergisch. Während die Beschwerden üblicherweise im Februar und März auftreten, kämen sie in diesem Jahr ungewöhnlich früh.

Azra wirft ein, dass dies mit dem Klimawandel zu tun haben könnte, da die milden Winter zu einer Verschiebung der Pollensaison hin zu einer verfrühten Blüte von Bäumen, Sträuchern und Gräsern führen. Die Gruppe kommt miteinander über die Auswirkungen des Klimawandels auf die Gesundheit ins Gespräch. Lukas hat gehört, dass sich die von Zecken übertragene Frühsommer-Meningoencephalitis (FSME) zunehmend in Deutschland verbreitet. Während früher eher die südlichen Bundesländer (Bayern, Baden-Württemberg) betroffen waren, breiten sich die Risikogebiete zunehmend nach Norden aus. Auch dies habe mutmaßlich mit dem Klimawandel zu tun.

Sophie äußert, dass sie die Veränderung des Klimas zunehmend belastet. Die bereits sichtbaren Veränderungen in Form der Zunahme von Hitzewellen und Extremwetterereignissen ängstigen sie und die wissenschaftlichen Prognosen lassen sie mit Sorge in die Zukunft schauen. Sie fühle sich hilflos und wisse nicht, wie sie dem entgegentreten kann.

Im Studium haben die vier bislang noch nichts von den Auswirkungen des Klimawandels auf die Gesundheit gehört. Sie beschließen, bei einer der nächsten Lehrveranstaltungen das Thema anzusprechen.

* fiktive Namen

## 1.1 Klimawandel – Daten und Fakten

menschengemachte Schädigung

Die menschengemachte Schädigung der natürlichen Systeme unseres Planeten ist nicht mehr zu leugnen und zeigt sich in vielerlei Hinsicht, insbesondere durch:

- Verschmutzung und Überfischung der Meere,
- Abholzung der Wälder,
- Vergiftung der Böden,
- Schadstoffanstieg in der Luft,
- Ausrottung zahlreicher Tier- und Pflanzenarten.

Zu den größten Umweltproblemen gehört der *Klimawandel.* Hier ist zu unterscheiden zwischen natürlichen Ursachen für Klimaveränderungen und anthropogenen, d. h. vom Menschen beeinflusste Veränderungen.

Veränderungen des Klimas

Wissenschaftlichen Erkenntnissen zufolge hat es Veränderungen des Klimas erdgeschichtlich betrachtet immer schon gegeben (Deutsches Klima-Konsortium et al. 2021, S. 6). Kalt- und Warmzeiten wurden hervorgerufen durch Änderungen der Erdumlaufbahn, Schwankungen in der Sonnenaktivität oder die Verschiebung der Kontinente. Die damit verbundenen Auswirkungen auf die globale Temperatur liefen sehr langsam, über einen Zeitraum von tausenden von Jahren ab.

Temperaturanstieg

Der seit Beginn der Industrialisierung am Ende des 18. Jahrhunderts zu verzeichnende weltweite Temperaturanstieg verläuft im Vergleich dazu in einem rasanten Tempo. Natürliche Ursachen werden von den Forschenden ausgeschlossen. Verantwortlich ist vielmehr der vom Menschen verursachte Anstieg der *Treibhausgase* Kohlendioxid ($CO_2$), Methan ($CH_2$) und Distickstoffmonoxid ($N_2O$) – auch ›Lachgas‹ genannt – in der Atmosphäre. *Kohlendioxid* wird freigesetzt durch die Verbrennung fossiler Energieträger, wie Kohle, Erdöl und Erdgas. *Methan* entsteht bei der Verdauung durch Rinder und andere Wiederkäuer. Als eine Hauptquelle des Methanausstoßes wird daher die Nutztierhaltung angesehen. Aber auch auf Abfalldeponien, bei der Trockenlegung von Mooren oder bei Waldbränden kommt es zu Methanemissionen. *Lachgas* wird durch stickstoffhaltige Düngemittel in der Landwirtschaft freigesetzt.

Treibhauseffekt

Die genannten Gase bewirken zusammen mit Wasserdampf ($H_2O$) den *Treibhauseffekt.* Grundsätzlich ist ohne sie ein Leben auf der Erde nicht möglich, denn sie sorgen dafür, dass ein Teil der von der Sonne kommenden Strahlung in der unteren Atmosphäre verbleibt und die Erde erwärmt. Dieser natürliche Treibhauseffekt wird jedoch seit mehr als 200 Jahren durch menschliche Aktivitäten verstärkt und lässt die Erdoberfläche auf ein Temperaturniveau ansteigen, welches es im Laufe der Geschichte des modernen Menschen noch nie gab (Deutsches Klima-Konsortium et al. 2021, S. 9).

*Klimawandel* ist ein Synonym für Klimaveränderung. Klimaänderungen können auf natürliche sowie auf menschliche Einflüsse zurückgeführt werden. Die globale Erwärmung der letzten Jahrzehnte wird auf anthropogene, d. h. durch menschliches Handeln bedingte Faktoren zurückgeführt (Deutscher Wetterdienst, 2024a).

Folgen des Klimawandels

Die Folgen des Klimawandels sind vielfältig. Seit Beginn der Wetteraufzeichnungen im Jahr 1881 lässt sich weltweit eine Erwärmung von Land, Ozean und Atmosphäre feststellen. In den letzten Jahrzehnten zeigt sich dies besonders deutlich. Polkappen und Gletscher schmelzen, der Meeresspiegel steigt an. Die steigende Temperatur in den Ozeanen sowie Veränderung im pH-Wert des oberflächennahen Meerwassers führen zum Absterben von Korallen. Extremwetter-Ereignisse, wie Hitzewellen, Dürren, Starkniederschläge, Hochwasserereignisse oder Wirbelstürme, nehmen zu (WBGU, 2023).

Die Begriffe *Wetter* und *Klima* werden häufig verwechselt. Der Unterschied liegt im Betrachtungszeitraum. Wetter ist ein kurzfristiges Ereignis und spielt sich ab an einem bestimmten Ort oder Gebiet zu einem bestimmten Zeitpunkt. Das Klima ist definiert als die Zusammenfassung von Wettererscheinungen an einem bestimmten Ort bzw. einem mehr oder weniger großen Gebiet und wird über einen längeren Zeitraum betrachtet; üblicherweise wird ein Zeitraum von 30 Jahren zugrunde gelegt (Deutscher Wetterdienst, 2024b).

Der Europäischen Umweltagentur zufolge, erwärmt sich von allen Kontinenten Europa am schnellsten; etwa doppelt so schnell wie der globale Durchschnitt (EEA 2024). Auch für Deutschland lässt sich feststellen, dass seit den 1960er Jahren jedes Jahrzehnt deutlich wärmer war als das vorherige (▶ Abb. 1.1). Die Dekade 2011–2020 war rund zwei Grad wärmer als die ersten Jahrzehnte zu Beginn der Aufzeichnungen. Seit dem Jahr 2000 zeigt sich eine außergewöhnliche Häufung von Wärme-Rekordjahren, die nicht durch natürliche Ursachen, sondern durch die menschengemachte globale Erwärmung erklärbar sind (Deutsches Klima-Konsortium et al. 2021, S. 15). Galt das Jahr 2023 als das bislang wärmste Jahr seit Beginn der Aufzeichnungen, hat das Jahr 2024 diesen »Rekord« bereits überholt. Das Vorjahr wurde um 0,3 Grad übertroffen und erstmalig lag dem EU-Klimawandeldienst Copernicus zufolge die Durchschnittstemperatur mehr als 1,5 Grad Celsius über dem vorindustriellen Niveau (Copernicus, 2024).

**Abb. 1.1:** Temperaturanomalie der 10-Jahresperioden in Deutschland (Deutsches Klima-Konsortium et al. 2021, S. 14).

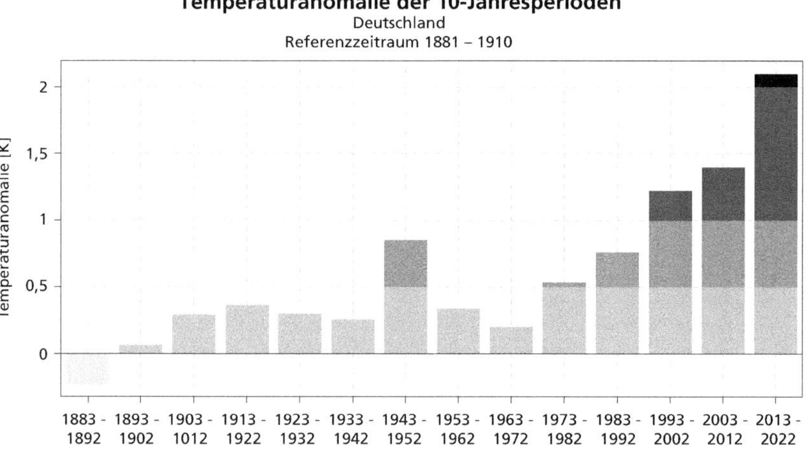


Der Temperaturanstieg hat auch Auswirkungen auf die Tier- und Pflanzenwelt. Vegetationsperioden verschieben und verlängern sich, Tiere und Pflanzen aus ursprünglich südlichen Regionen verbreiten sich auch hierzulande. Binnenseen sowie Nord- und Ostsee erwärmen sich und der Meeresspiegel steigt an den deutschen Küsten.

globales Klimaschutzabkommen

Angesichts der zunehmenden Erderwärmung einigten sich im Jahr 2015 bei der UN-Klimakonferenz in Paris 197 Staaten auf ein globales Klimaschutzabkommen. Hauptziel des ›Pariser Abkommens‹ ist es, den globalen Temperaturanstieg im Vergleich zum vorindustriellen Zeitalter auf deutlich unter 2 Grad Celsius zu begrenzen, möglichst auf 1,5 Grad. Unterhalb dieser Schwelle gelten aus wissenschaftlicher Sicht die Folgen der Erderhitzung noch als tragbar für Mensch und Umwelt. Inzwischen ist die 1,5-Grad-Grenze überschritten (s. o.) und den regelmäßigen Berichten des *Weltklimarates* zufolge wird auch eine Begrenzung auf unter 2 Grad erschwert sein (IPCC, 2023).

Der *Weltklimarat* – Intergovernmental Panel on Climate Change (IPCC) – ist eine Institution der Vereinten Nationen (UN). Er wurde 1988 gegründet, als vermehrt Anzeichen für eine Erderwärmung festgestellt wurden. In dem Gremium, das aus Wissenschaftler:innen aus aller Welt besteht, wird der aktuelle Forschungsstand zum Klimawandel zusammengetragen und bewertet. Ursachen, Folgen und Risiken des Klimawandels werden aufgezeigt sowie Möglichkeiten zur Minderung des Klimawandels und zur Anpassung. Ziel ist es, Grundlagen für wissenschaftsbasierte Entscheidungen anzubieten.

Der IPCC mit Sitz in Genf gibt alle drei bis vier Jahre einen umfangreichen Sachstandsbericht heraus sowie zwischendurch Sonderberichte, die jeweils spezielle Themen behandeln. Alle Berichte stehen kostenfrei auf der Homepage des IPCC (www.ipcc.ch) zum Download zur Verfügung.

Anhaltende Treibhausgas-Emissionen werden zu einer weiteren globalen Erwärmung führen. Einige Auswirkungen sind mutmaßlich nicht umkehrbar, aufgrund der langen Lebensdauer von $CO_2$ in der Atmosphäre jedenfalls nicht in rascher Zeit. Maßnahmen zur Verringerung der globalen Emissionen sind jedoch noch möglich, wenn sie rasch und konsequent umgesetzt werden.

Kerninformationen zum Klimawandel

Das Deutsche Klimakonsortium et al. (2021, S. 2) fasst die fünf Kerninformationen zum Klimawandel in nur zwanzig Worten zusammen:

»1. ER IST REAL.
2. WIR SIND DIE URSACHE.
3. ER IST GEFÄHRLICH.
4. DIE FACHLEUTE SIND SICH EINIG.
5. WIR KÖNNEN NOCH ETWAS TUN.«

Einige Auswirkungen des Klimawandels wurden bereits benannt. Welche Bedeutung aber hat er in Bezug auf die Gesundheit der Menschen?

## 1.2 Klimawandel und Gesundheit

Bedrohung für die globale Gesundheit

Bereits im Jahr 2009 warnte der Lancet, eine der führenden medizinisch-wissenschaftlichen Fachzeitschriften: »*Climate change is potentially the biggest global health threat of the 21st century*« (Costello et al., 2009, S. 1728). Unmissverständlich ist auch die Botschaft des Weltklimarats (IPCC): In seinen letzten Berichten weist er eindringlich darauf hin, dass das Ausmaß und die Folgen der Erderwärmung größer als bislang angenommen sind und der Klimawandel das Leben von Milliarden von Menschen negativ beeinträchtigt (IPCC, 2021; IPCC, 2023). Dabei ist es der Mensch selbst, der durch sein Eingreifen in die biologischen, geologischen und atmosphärischen Prozesse auf der Erde die Krise verursacht hat (Luschkova & Traidl-Hoffmann, 2024).

Risikofaktoren

Zu den klimawandelbedingten Risikofaktoren für die menschliche Gesundheit gehören:

- Hitzeextreme,
- Luftschadstoffe,
- Zunahme von Allergenen,
- Veränderungen der Vektorübertragung,
- Wassermangel und Wasserverunreinigung,
- Gefährdung der Nahrungsmittelversorgung,
- psychische Belastung.

Diese Risikofaktoren und ihre möglichen direkten und indirekten, kurz- oder langfristigen gesundheitlichen Folgen werden im Folgenden näher betrachtet.

### 1.2.1 Risikofaktor Hitzeextreme

Hitze

Die Europäische Umweltagentur (European Environment Agency) hat im Jahr 2024 erstmalig eine Europäische Klimarisikobewertung veröffentlicht. Darin weist sie darauf hin, dass Hitze das größte und dringendste Klimarisiko für die menschliche Gesundheit darstellt (EEA, 2024). Gesundheitlich belastend sind *Hitzetage*, *Hitzewellen* und *Tropennächte.*

Ein *Hitzetag* oder *heißer Tag* ist ein Tag, an dem das Maximum der Lufttemperatur 30 Grad Celsius oder mehr beträgt (Deutscher Wetterdienst, 2024c). Während es in den 1950er Jahren im bundesweiten Mittel pro Jahr etwa 3,5 heiße Tage gab, betrug die Anzahl im Zeitraum 1991–2020 durchschnittlich 8,9 Tage (Deutsches Klimakonsortium et al., 2021, S. 15). In Zukunft ist mit einer steigenden Anzahl von Hitzetagen zu rechnen.

Eine *Hitzewelle* ist »eine mehrtägige Periode mit ungewöhnlich hoher thermischer Belastung. Eine Hitzewelle ist ein Extremereignis, welches die menschliche Gesundheit, die Ökosysteme und die Infrastruktur schädigen kann« (Deutscher Wetterdienst, 2024d).

Von einer *Tropennacht* wird gesprochen, wenn in der Nacht die Temperatur nicht unter 20 Grad Celsius fällt (Deutscher Wetterdienst, 2024e). Hohe Temperaturen tagsüber in Verbindung mit einer Tropennacht sind gesundheitlich problematisch, da sich der Körper in den Nachtstunden durch die thermophysiologische Belastung nicht erholen kann.

Wärmeregulationsmechanismen

Normalerweise verfügt der Mensch über Wärmeregulationsmechanismen (Thermoregulation) und kann mit Hitze umgehen. Zwei physiologische

Strategien sind dabei von Bedeutung: die *Vasodilatation* und die *Schweißbildung* (Lang et al., 2023):

- Durch die *Vasodilatation* (Erweiterung der Gefäße) wird der Blutfluss in die Extremitäten geführt, um Wärme über die Haut nach außen abzugeben. Als Nebeneffekt werden allerdings die inneren Organe und Muskeln weniger versorgt. Außerdem sinkt der Blutdruck, sodass das Herz-Kreislauf-System durch die dadurch bedingte erhöhte Herzfrequenz besonders beansprucht ist.
- Die *Schweißbildung* dient dazu, unsere Körperkerntemperatur auf einem stabilen Niveau um die 37 Grad Celsius zu halten. Bei hohen Außentemperaturen, bei sportlichen Aktivitäten oder körperlicher Arbeit schwitzen wir. Dabei verdunstet Wasser auf der Hautoberfläche; die dabei entstehende Verdunstungskälte bewirkt eine Absenkung der Körperkerntemperatur. Mit dem Schweiß verlieren wir somit große Mengen an Wasser und auch an körpereigenen Salzen (Elektrolyte).

gefühlte Temperatur

Für die Bewertung der gesundheitlichen Relevanz einer Hitzewelle sind neben der Lufttemperatur auch die *Luftfeuchtigkeit* (Schwüle), *UV-Strahlung* und *Wind* zu berücksichtigen. Sie sind von Bedeutung für das thermische Empfinden – die »gefühlte Temperatur« – eines Menschen. Die gefühlte Temperatur beschreibt das Temperaturempfinden eines »Standard-Menschen« (Klima-Michel-Modell) und kann von der tatsächlichen Temperatur abweichen (Winklmayr et al., 2023, S. 16). In der Sonne und bei hoher Luftfeuchtigkeit wird die Temperatur als höher empfunden, bei Wind – besonders im Winter – als geringer. Für ältere und chronisch kranke Menschen stellt bereits eine gefühlte Temperatur von 36 Grad Celsius eine extreme Belastung dar. Zu den akuten Gesundheitsgefahren einer hohen UV-Strahlung gehören Sonnenbrand und Entzündungen an den Augen. Als langfristige Schäden kann es zu Hautkrebs, Trübungen der Augenlinse und Beeinträchtigung des Immunsystems kommen.

**Cave**

Ist die Umgebungstemperatur höher ist als die Körpertemperatur, kann die Wärme kaum über die Haut abgegeben werden!

Bei hoher Luftfeuchtigkeit ist die Wärmeabgabe über das Schwitzen eingeschränkt, da die Luft bereits gesättigt ist!

Hitzeerkrankungen

Sinkt bei langanhaltender Hitzeexposition die Anpassungsfähigkeit der Regulationsmechanismen, können Hitzeerkrankungen auftreten. Dazu gehören *Hitzekrämpfe*, *Hitzeerschöpfung* und *Hitzschlag* (Bein, 2023). Die Symptome von Hitzeerkrankungen (▶ Abb. 1.2) sind vielfältig. Sie müssen nicht alle und auch nicht in einer bestimmten Reihenfolge auftreten. Die Symptome können sich schlagartig und unabhängig voneinander entwickeln. Der Übergang zwischen den Erkrankungen ist unvorhersehbar. Der

*Hitzekrampf* – der durch eine niedrige Salzkonzentration in den Muskeln entsteht – äußert sich in Form schmerzhafter Muskelkontraktionen (z. B. Wadenkrämpfe) bei körperlicher Anstrengung. Hinzukommen können starkes Schwitzen, großer Durst, Schwäche, Kopfschmerzen, Übelkeit, Schwindel, Tachykardie und Blutdruckabfall. Diese Symptome können auch auf eine *Hitzeerschöpfung* hindeuten. Der Blutdruckabfall entsteht durch die Umverteilung der Blutzirkulation hin zur Haut. Durch die damit verbundene zerebrale Minderdurchblutung besteht die Gefahr einer kurzzeitigen Ohnmacht (Synkope oder Hitzekollaps). Als weitere Symptome können ungewohnte Verwirrtheit, Vergesslichkeit, Unruhe und Aggressivität auftreten. Eine anhaltende Überhitzung des Körpers kann lebensbedrohliche Auswirkungen haben. Steigt die Körperkerntemperatur auf mehr als 40 Grad, besteht die Gefahr eines *Hitzschlags* mit Bewusstlosigkeit und Funktionsstörungen des zerebralen Systems und der Organe. Ohne rasches Eingreifen kann der Hitzschlag zum Multiorganversagen führen (Bein, 2023; Leyk et al., 2019).

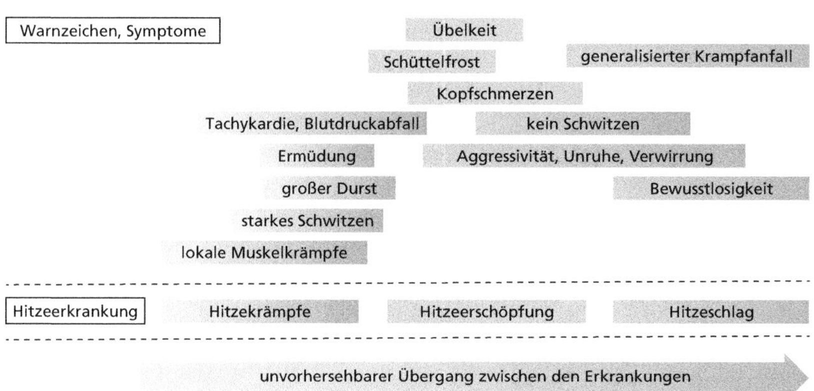


**Abb. 1.2:** Symptome von Hitzeerkrankungen (Leyk et al., 2019, S. 34).

Eine andere Hitzeerkrankung ist der *Sonnenstich*, der nicht durch einen Anstieg der Körperkerntemperatur verursacht wird, sondern durch langanhaltende direkte Sonneneinstrahlung auf den ungeschützten Kopf. Dabei kommt es zu einer Reizung der Hirnhäute bis hin zum Hirnödem. Anzeichen sind Kopfschmerzen, Nackensteifigkeit, Schwindel, Unruhe, Erbrechen sowie ggf. Bewusstseinstrübung und cerebrale Krampfanfälle (Leyk et al., 2019).

Risikogruppen

Bestimmte Personengruppen sind besonders gefährdet von möglichen gesundheitlichen Auswirkungen durch Hitzeextremen. Dies hängt im Wesentlichen von drei Faktoren ab (Grewe & Blättner, 2024, S. 21 f):

- *Dauer und Intensität der Exposition:* Belastet sind insbesondere Menschen, die im Freien arbeiten und ungeschützt der Hitze ausgesetzt sind sowie obdachlose Personen. Auch sozial benachteiligte Menschen in prekären Wohnverhältnissen sowie Menschen, die in schlecht isolierten Wohnungen oder im Bereich von städtischen Wärmeinseln leben, sind gefährdet (EEA, 2024; Winklmayr et al., 2023).

- *Vulnerabilität der Person:* Hier spielen das Lebensalter und der Gesundheitszustand des Menschen, d. h. die Sensibilität gegenüber der Hitzebelastung, eine wichtige Rolle sowie die vorhandenen Möglichkeiten, sich an die Hitze anzupassen. Risikogruppen sind Säuglinge und Kleinkinder, Schwangere, chronisch kranke und pflegebedürftige ältere Menschen, Menschen mit Behinderungen, Menschen mit Demenz, suchterkrankte Personen sowie Patient:innen mit bestimmter Dauermedikation, die die Thermoregulation beeinflussen kann, z. B. Diuretika oder Antidepressiva (► Kap. 3.3) (Winklmayr et al., 2023). Anfällig für die Folgen von Hitze sind insbesondere Menschen mit Fieber, Durchfall, Infektionen, Wundheilungsstörungen oder Adipositas sowie Menschen mit chronischen Erkrankungen wie Herz-Kreislauf-Erkrankungen, Nierenerkrankungen, Atemwegs- und Stoffwechselerkrankungen, neurologischen und psychischen Erkrankungen (LZG.NRW, 2023). Eine Untersuchung zu den Effekten von Hitzetagen auf die Anzahl der Krankenhauseinweisungen kommt zu dem Ergebnis, dass Hitzetage für etwa ein Viertel der über 65-jährigen Menschen ein deutlich erhöhtes Risiko einer Hospitalisierung darstellen (Klauber & Koch, 2021).
- *Qualität der Gesundheitsversorgung:* Benachteiligungen können entstehen, wenn in einer Region eine unzureichende gesundheitliche Infrastruktur besteht, aufgrund dessen Menschen bei Hitzeereignissen nicht adäquat versorgt oder nicht erreicht werden, wie z. B. alleinlebende Personen.

***Ältere Menschen*** sind besonders vulnerabel gegenüber Hitzewellen. Dies hat verschiedene Gründe (BZgA, 2024):

- Sie nehmen Hitze nicht mehr so stark wahr und schützen sich nicht ausreichend davor.
- Das Durstgefühl lässt im Alter nach.
- Die Durchblutung der Haut im Alter ist verringert, sodass Wärme schlechter über die Haut an die Umgebung abgegeben werden kann.
- Das Herz-Kreislauf-System ist nicht mehr so leistungsstark. Es transportiert weniger Blut an die Haut und damit gelangt weniger Wärme aus dem Körperinneren an die Umwelt.
- Die Anzahl der Schweißdrüsen ist reduziert. Der Prozess des Schwitzens setzt schwächer und später ein.

Aber auch ***Kinder*** gehören zu den vulnerablen Gruppen bei Hitzeereignissen, insbesondere Kleinkinder (0–4 Jahre). Gründe dafür sind:

- Die Thermoregulation ist noch nicht voll ausgereift.
- Kinder haben einen höheren Stoffwechsel.
- Sie haben eine geringere Schweißbildung.
- Sie sind körperlich aktiver als Erwachsene.

- Kinder können die Gefahr von Hitze nicht adäquat einschätzen.

Kinder können sich weniger gut an Hitze anpassen als Erwachsene, werden jedoch beim Hitzeschutz in der pädiatrischen Versorgung bislang nur unzureichend berücksichtigt (Schoierer & Lehmann, 2023).

Wirkungen von Hitze auf Organe

Neben den aufgezeigten Hitzeerkrankungen können bestimmte Wirkungen von Hitze auf Organe auftreten (Ebi et al., 2021):

- *Gehirn:* erhöhtes Risiko für cerebrovaskuläre Erkrankungen (z. B. Schlaganfall); Verschlechterung der mentalen Gesundheit; Schwindel und Kreislaufprobleme; Steigerung von Aggressivität und Gewaltbereitschaft.
- *Lunge:* Verschlimmerung von Atemwegserkrankungen (Asthma, chronische Bronchitis, Chronic Obstructive Pulmonary Disease [COPD]).
- *Herz-Kreislauf-System:* starke Belastung des Herz-Kreislauf-Systems; Verschlimmerung von bereits bestehenden Herz-Kreislauf-Erkrankungen; erhöhtes Risiko für Herzinfarkt.
- *Nieren:* erhöhte Wahrscheinlichkeit von Nierenerkrankungen (z. B. Niereninsuffizienz); Bildung von Nierensteinen.
- *Haut:* erhöhtes Hautkrebsrisiko durch UV-Strahlung.

Erhöhung der Mortalität

Eine dramatische ist die Übersterblichkeit bei Hitzeereignissen (Hertig & Schneider, 2021). Dies zeigen auch epidemiologische Untersuchungen. So gab es im Sommer 2022 mehr als 60.000 hitzebedingte Todesfälle in Europa (Ballester et al., 2023). Nach Italien (18.010 Tote) und Spanien (11.324 Tote) lag Deutschland mit 8.173 Toten an dritter Stelle bei den Opferzahlen. Betroffen sind vorwiegend Menschen mit schweren Grunderkrankungen, wie kardiovaskuläre oder respiratorische Erkrankungen. Für das Jahr 2023 werden einer Modellierungsstudie zufolge für Europa mehr als 47.000 hitzebedingte Todesfälle geschätzt (Gallo et al., 2024) und für das Jahr 2024 62.700 hitzebedingte Todesfälle (Janoš et al., 2025).

Steht eine hohe Wärmebelastung akut bevor, gibt der Deutsche Wetterdienst für den aktuellen Tag und den nachfolgenden Tag *amtliche Hitzewarnungen* heraus. Dabei werden zwei Warnstufen unterschieden:

- Warnstufe 1: starke Wärmebelastung; gefühlte Temperatur über etwa 32 Grad Celsius, zusätzlich nur geringe nächtliche Abkühlung.
- Warnstufe 2: extreme Wärmebelastung; gefühlte Temperatur über 38 Grad Celsius.

Hitzewarnungen

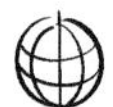

Hitzewarnungen werden über die Medien und auf der Webseite des Deutschen Wetterdienstes veröffentlicht (www.dwd.de/hitzewarnungen) sowie über eine WarnWetter-App. Hitzewarnungen speziell für den eigenen Landkreis können über einen E-Mail-Newsletter abonniert werden (www.dwd.de/newsletter).

Der über die Warnungen hinausgehende Zeitraum wird über den *Hitzetrend* abgebildet und informiert über mögliche Hitzewarnungen bis zum fünften Folgetag.

### 1.2.2 Risikofaktor Luftschadstoffe

Folgen von Luftschadstoffen

Die negativen gesundheitlichen Folgen von Luftschadstoffen sind bereits seit vielen Jahren bekannt und erforscht (WHO, 2013). Hierbei stehen insbesondere Stickstoffoxide, Feinstaub und Ozon im Mittelpunkt.

Stickstoffoxide, Feinstaub und Ozon

*Stickstoffoxide* (umgangssprachlich Stickoxide) sind Stickstoffverbindungen, die bei Verbrennungsprozessen entstehen. Hauptquelle sind die Abgase aus dem Autoverkehr. Stickstoffoxide werden auch als ›Vorläuferschadstoffe‹ bezeichnet, da ihr Vorhandensein zur Feinstaubbelastung und Ozonbildung beiträgt (Deutscher Wetterdienst, 2024f).

*Feinstaub* besteht aus einem Gemisch aus festen und flüssigen Partikeln. Die Partikel werden in verschiedene Größen unterteilt: PM 10 (particulate matter) mit einem Durchmesser von maximal zehn Mikrometer, PM 2,5 Mikrometer und PM weniger als 0,1 Mikrometer (Deutscher Wetterdienst, 2024 g). Je kleiner die Partikel sind, um so gesundheitsschädlicher sind sie, da sie bis in die Lungenbläschen und von dort weiter in den Körper vordringen können. Feinstaub ist teilweise natürlichen Ursprungs, vorrangig jedoch anthropogen bedingt durch Emissionen z. B. aus Kraftfahrzeugen, Heizungen und Industrieanlagen sowie aus Reifenabrieb und Ammoniakemissionen aus der Tierhaltung.

*Ozon* ist ein farbloses Gas, welches sich natürlicherweise in der Atmosphäre (oberhalb von zehn Kilometern in der Stratosphäre) bildet und dort das schädliche UV-Licht der Sonne absorbiert. Dieser wichtige Schutzschild wirkt wie eine Sonnenbrille der Erde (Deutscher Wetterdienst, 2024 h). Bei starker Sonneneinstrahlung, hohen Temperaturen und dem Vorhandensein von Stickoxiden bildet sich Ozon auch in Bodennähe (Sommersmog). Dort wirkt es gesundheitsschädlich. Die Ozonbildung ist tageszeitabhängig. Sie setzt am Vormittag ein und ist zwischen 14.00 Uhr und 17.00 Uhr am höchsten. In der Nacht baut sich das Ozon wieder ab, sodass in den frühen Morgenstunden die Ozonkonzentration am geringsten ist.

Schadstoffkonzentration

Es besteht eine enge Verknüpfung zwischen Klimawandel und Luftschadstoffen, denn das Vorhandensein von Luftschadstoffen hängt mit dem Wetter und der Lufttemperatur zusammen. Die Zunahme der Häufigkeit und Dauer von Hitzewellen hat Auswirkungen auf die Schadstoffkonzentration. So reichern sich beispielsweise durch die geringe Luftzirkulation an heißen Tagen Stickoxide und Feinstaub an und werden nur unzureichend abgeführt. Die Sonneneinstrahlung erhöht die bodennahe Ozonkonzentration.

Mögliche gesundheitliche Auswirkungen fallen sehr unterschiedlich aus. Eine erhöhte Ozonkonzentration kann bei empfindlichen Menschen bei längerem Aufenthalt im Freien zu Kopfschmerzen, Reizungen der Augen und Schleimhäute in den oberen Atemwegen führen. In den tieferen Lungenabschnitten können entzündliche Reaktionen auftreten.

Die Ozonwerte werden in Deutschland an zahlreichen Messstellen überwacht. Bei erhöhten Werten gibt es eine Informationsschwelle (ab einem Wert von 180 Mikrogramm pro Kubikmeter) und eine Alarmschwelle (ab einem Wert von 240 Mikrogramm pro Kubikmeter). Dann wird die Bevölkerung über die Medien informiert und es werden Verhaltensempfehlungen ausgesprochen.

In Bezug auf Feinstaub sind Menschen mit Atemwegserkrankungen – wie chronisch obstruktive Lungenerkrankung (COPD), Asthma bronchiale und Atemwegsinfekte –, besonders vulnerabel. Vermutet wird ein Zusammenhang zwischen Feinstaubelastung und Lungenkrebs. Gesundheitliche Belastungen durch Luftschadstoffe bestehen ferner bei kardio-vaskulären Erkrankungen (Breitner et al., 2021; Witt & Liebers, 2021).

tagesaktuelle Luftdaten

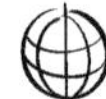

Tagesaktuelle Luftdaten können beim Umweltbundesamt abgerufen werden (www.umweltbundesamt.de/daten/luft/luftdaten/). Eine Deutschlandkarte zeigt für sechs Schadstoffe – Feinstaub PM 10, Feinstaub PM 2,5, Ozon, Kohlenmonoxid, Schwefeldioxid, Stickstoffdioxid – wie stark die Belastung regional ausfällt.

### 1.2.3 Risikofaktor Allergenzunahme

In den letzten Jahrzehnten haben allergische Erkrankungen weltweit zugenommen. In Deutschland sind Schätzungen zufolge 20–30 Millionen Menschen von einer Allergie betroffen (Schmitz et al., 2017, S. 77). Umweltfaktoren spielen dabei eine wichtige Rolle. Auftreten, Häufigkeit und die Schwere allergischer Erkrankungen werden durch den Klimawandel beeinflusst (Bergmann et al., 2023).

Unter einer *Allergie* wird eine Überreaktion des Körpers auf einen normalerweise harmlosen Stoff aus der Umwelt verstanden. Es gibt vielfältige Auslöser wie Nahrungsmittel, Hausstaubmilben, Insektengifte, Pollen, Medikamente, Haustiere, Metalle, Duftstoffe oder Latex. Je nach Dauer vom Kontakt bis zum Auftreten von Reaktionen werden verschiedene Allergie-Typen unterschieden, vom Soforttyp (Typ I) bis zum Spättyp (Typ IV). Zu den am häufigsten betroffenen Organsystemen gehören Haut, Schleimhäute, Atemwege und der Darm. Allergien können sehr belastend sein und die Lebensqualität sowie den Alltag einschränken (Schmitz et al., 2017).

häufige Auslöser

Zu den häufigsten Allergieauslösern gehören Pollenkörner, d. h. der feine Blütenstaub, der in den Staubblättern von Samenpflanzen gebildet wird. Häufige Auslöser sind die Pollen von Birke, Hasel, Erle, Eiche, Gräsern und Beifuß. Typisch ist der sogenannte *Heuschnupfen*, unter dem mit Beginn der Pollenflugzeit zahlreiche Menschen leiden.

Effekte auf Pollen

Durch Umwelt- und Klimaveränderungen lassen sich verschiedene Effekte auf Pollen beobachten (Bergmann et al., 2023; Ludwig et al., 2021; Traidl-Hoffmann, 2021):

- *eine Verschiebung der Pollensaison:* Durch den früheren Beginn des Frühlings beginnt auch die Pollensaison früher. Eine Verlängerung der Vegetationsperiode bis in den Herbst hinein wird ebenfalls bei einigen Pflanzenarten beobachtet.
- *eine Zunahme der Pollenmenge:* Durch höhere Temperaturen sowie Umweltschadstoffe, wie eine steigende $CO_2$-Konzentration, kommt es bei bestimmten Baum- und Pflanzenarten zu einer stressbedingten Erhöhung der Samenproduktion.
- *ein steigendes Allergenpotenzial von Pollen:* Umweltschadstoffe, wie Ozon und Stickstoffdioxid, haben Einfluss auf die Allergenität von Pollen und verstärken die Symptomausprägung durch Pollen. Generell ungünstig für Menschen mit Allergien ist das gleichzeitige Auftreten von Luftschadstoffen und Pollenflug.
- *ein Auftreten neuer Pollenallergene:* im Zuge des Klimawandels verschiebt sich das Verbreitungsgebiet von Pflanzen und Tieren. Nicht-heimische, invasive Pflanzenarten (Neophyten) wandern nach Deutschland ein, wie beispielsweise die ursprünglich in Nordamerika beheimatete Ambrosia, mit einem hohen allergenen Potenzial. Auch neue Allergene tierischen Ursprungs sind zu beobachten. So können die Brennhaare der Raupe des bislang überwiegend in Südeuropa beheimateten Eichenprozessionsspinners schwere Atembeschwerden, Hautirritationen und Augenreizungen auslösen.

Polleninformationsdienst

Tagesaktuelle Daten zur Stärke des zu erwartenden Pollenflugs bietet die *Pollenflugvorhersage*, ein Service des Deutschen Wetterdienstes in Zusammenarbeit mit der Stiftung Deutscher Polleninformationsdienst (www.dwd.de/pollenflug). Für acht allergologisch bedeutsame Pollen in Deutschland werden die zu erwartenden Pollenkonzentrationen dargestellt (Hasel, Erle, Esche, Birke, Süßgräser, Roggen, Beifuß und Ambrosia).

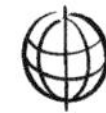

Ein *Pollenflugkalender* der Stiftung Deutscher Polleninformationsdienst, basierend auf Messdaten von Pollenflug-Tageswerten der Jahre 2016–2021, gibt Auskunft über die Monate des Pollenflugs von 16 Bäumen und Pflanzen (www.pollenstiftung.de).

### 1.2.4 Risikofaktor Vektorübertragung

Klimatische Veränderungen beeinflussen mutmaßlich auch die Entstehung von sogenannten vektorübertragenen Infektionskrankheiten. Globalisierung und Klimawandel fördern die Ausbreitung von wärmeliebenden Vektoren sowie das Auftreten und die Einwanderung neuer Arten (Neozoen) (Beermann et al., 2023). Für Deutschland sind insbesondere *Zecken* und *Stechmücken* als Vektoren mit den von ihnen übertragenen Erkrankungen von Bedeutung.

Ein *Vektor* ist ein Organismus, der Krankheitserreger von einem infizierten Lebewesen (häufig ein Tier, dem ›Wirt‹) auf den Menschen oder ein anderes Tier überträgt. Durch einen Vektor übertragene Krankheiten werden als *Zoonosen* bezeichnet (DZIF 2024).

Zecken

Zecken sind Überträger der bakteriellen Lyme-Borreliose und der virusbedingten Frühsommer-Meningoenzephalitis (FSME). In verschiedenen Regionen Europas lässt sich ein Anstieg der Zeckenhäufigkeit feststellen. Eine Ausbreitung wird in Richtung höherer Breitengrade und Höhenlagen beobachtet. Milde und nasse Winter sowie warme Frühlinge begünstigen eine früh einsetzende Zeckenaktivität.

Die am häufigsten durch Zecken übertragene Erkrankung ist die Lyme-Borreliose (Lotto-Batista et al., 2021). Sie ist in der nördlichen Hemisphäre und in allen Teilen Deutschlands verbreitet. Bei einer Infektion kommt es teilweise zu schweren Krankheitsverläufen, die in der Regel mit Antibiotika behandelt werden. Eine Impfung ist bislang nicht möglich.

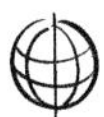

**Tipp**

Der Zeckenatlas des Robert Koch Instituts (www.zepak-rki.de) vermittelt umfangreiche Informationen über Zecken und die mit ihnen assoziierten Erkrankungen.

FSME-Risikogebiete

FSME-Risikogebiete gibt es in Deutschland in den Bundesländern Bayern und Baden-Württemberg, außerdem in Südhessen, im südlichen Thüringen, in Sachsen und im südöstlichen Brandenburg (RKI, 2024). Einzelne Risikogebiete finden sich auch in anderen Bundesländern. Die geografische Ausbreitung schreitet voran und auch die FSME-Fallzahlen steigen seit einigen Jahren (Scheuch et al., 2022). Eine Therapie gegen FMSE gibt es nicht, jedoch ist präventiv eine Impfung möglich. Diese wird empfohlen für Menschen, die in Risikogebieten wohnen oder sich dort aufhalten.

Stechmücken

Bei Stechmücken führen die höheren Temperaturen zu einer Verlängerung der saisonalen Aktivitätsperiode und vermehrten Stichfrequenz. Heimische Stechmücken können diverse Krankheitserreger übertragen, die jedoch zumeist ein geringes pathogenes Potential aufweisen. Von Bedeutung ist das West-Nil-Virus, welches im Jahr 2018 erstmalig in deutschen

Stechmücken nachgewiesen wurde (Beermann et al., 2023, S. 41). Ursprünglich in südlichen Ländern beheimatet, findet das Virus inzwischen auch in Deutschland günstige klimatische Bedingungen. Neben den bekannten Stechmückenarten werden hierzulande seit einigen Jahren punktuell neue Stechmückenarten beobachtet. Dazu gehört die Asiatische Tigermücke, die das Zika-Virus, Dengue-Virus und Chikungunya-Virus übertragen kann. Übertragungen von exotischen Krankheitserregern sind für Deutschland bislang noch nicht bekannt. Diese können jedoch durch Fernreisende mitgebracht werden, die damit Infektionsquellen für hier lebende Stechmücken sein können (Beermann et al., 2023).

**Tipp**

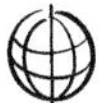

Informationen über Stechmückenarten und ihre Verbreitungsgebiete finden sich im »Mückenatlas« des Leibniz-Zentrums für Agrarlandschaftsforschung und Friedrich-Loeffler-Instituts, Bundesforschungsinstitut für Tiergesundheit (www.mueckenatlas.com).

Der Umgang mit Vektoren und vektorassoziierten Erkrankungen – insbesondere mit neu auftretenden Arten und Infektionskrankheiten – ist Scheuch et al. (2022) zufolge für Deutschland bislang wenig geregelt. Das Bewusstsein für das Thema gilt es zu schärfen, unter anderem durch ein systematisches Monitoring und entsprechende Forschungsaktivitäten.

### 1.2.5 Risikofaktor Wassermangel und Wasserverunreinigung

steigender Wasserkonsum

Ein zunehmendes Problem auf unserem Planeten ist der Wassermangel. Zwar sind zwei Drittel der Erde mit Wasser bedeckt, 97,5 Prozent davon bestehen jedoch aus Salzwasser. Süßwasser macht lediglich 2,5 Prozent der weltweiten Reserven aus, welche zum Teil wiederum als Gletschereis gebunden oder als tiefes Grundwasser nicht zugänglich sind. Nur 0,3 Prozent der Süßwasserreserven sind für den Menschen nutzbar. Die Zunahme der Weltbevölkerung und ein steigender Wasserkonsum, z. B. für den Anbau von Nahrungsmitteln, führen dazu, dass in einigen Regionen der Welt das Wasser knapp wird. Der Klimawandel verschärft die Situation. Durch ausbleibende Niederschläge werden Oberflächen- und Grundwasser weniger. In Folge kommt es in vielen Teilen der Welt zu Dürren mit Auswirkungen auf Menschen, Tiere und Pflanzen bis hin zur Zerstörung der Lebensgrundlagen vieler Menschen.

Verringerung der Wasserqualität

Neben dem Wassermangel stellt die Verringerung der Wasserqualität ein zentrales Problem dar. Dem Weltwasserbericht der Vereinten Nationen zufolge haben drei von zehn Menschen auf der Erde keinen Zugang zu sauberem Trinkwasser, mehr als zwei Milliarden Menschen verfügen nicht über sanitäre Anlagen für Körperhygiene und Toilettengang (UNESCO,

2019). In wasserarmen Regionen sind die Menschen häufig gezwungen, verschmutztes Wasser zu trinken. Pathogene Keime (Bakterien, Parasiten) oder chemische Stoffe (z. B. Herbizide, Pestizide, Industrieabwässer) im Trinkwasser können gravierende Folgen für die Gesundheit haben, wie Durchfallerkrankungen, Organschäden oder Vergiftungen. Schätzungen zufolge sterben durch Wasserverschmutzung jährlich weltweit 1,4 Millionen Menschen (Fuller et al. 2022, S. e536).

Risiko von Starkregenereignissen

Der Klimawandel erhöht auch das Risiko von Starkregenereignissen mit Überschwemmungen (WBGU, 2023, S. 54f). Dadurch kann es zu Beschädigungen der Infrastruktur und Wasserversorgung kommen. So können beispielsweise durch ein Überlaufen der Kanalisation Krankheitserreger in Flüsse gewaschen und Trinkwasserreservoirs kontaminiert werden. Auch fehlende Niederschläge können die Wasserqualität beeinträchtigen, wenn in Verbindung mit hohen Temperaturen Wasser stark verdunstet, der Pegelstand an Seen und Flüssen sinkt und sich Schadstoffe in den Gewässern aufkonzentrieren. Langanhaltend hohe Temperaturen befördern in Seen die Bildung von Blaualgen. Dabei handelt es sich um Cyanobakterien, deren Giftstoffe eine Gesundheitsgefahr darstellen können, die sich beispielsweise in Form von Hautreizungen, allergischen Reaktionen, Übelkeit und Erbrechen äußert.

### 1.2.6 Risikofaktor Gefährdung der Nahrungsmittelversorgung

Der Agrarsektor zeichnet sich durch eine hohe Abhängigkeit von Witterung und klimatischen Bedingungen aus. Durch die globale Erwärmung treten vermehrt Hitze- und Dürreperioden auf, in deren Folge es zu einer Beeinträchtigung der Ernährungssicherheit kommt. Fehlende Niederschläge führen zu einer Verringerung der Ernteerträge oder gar zum vollständigen Verlust von Ernten. Auch Extremwetterereignisse, wie schwere Stürme und Überflutungen, beeinträchtigen die landwirtschaftliche Produktivität. Die Erwärmung der Ozeane in Verbindung mit der Überfischung der Meere hat negative Auswirkungen auf die Nahrungsmittelproduktion der Fischerei.

Ernährungsunsicherheit

Dem sechsten Sachstandsbericht des Weltklimarats IPCC zufolge, sind Millionen von Menschen in Afrika, Asien, Mittel- und Südamerika durch den Klimawandel von Unterernährung und Nährstoffmangel betroffen und einer akuten Ernährungsunsicherheit ausgesetzt (IPCC, 2023). Die Unbewohnbarkeit von Regionen und die Bedrohung durch Hungersnöte kann bei einem Fortschreiten der Entwicklung zur unfreiwilligen Migration (»Klimaflüchtlinge«) führen, so die Prognosen.

Der Klimawandel zeigt nicht nur Auswirkungen auf die Landwirtschaft und Nahrungsmittelproduktion in weit entfernten Regionen der Erde, sondern auch in Europa. Während es in Nordeuropa durch die Erwärmung zu Erntesteigerungen kommen kann, zeigen sich in Südeuropa (Spanien, Portugal, Südfrankreich, Italien) vorwiegend negative Auswirkungen

(EEA, 2019). Hohe Temperaturen, Dürren, Wassermangel und Wetterextreme führen zum Ernterückgang, z. B. bei Getreide, Futtermitteln, Sonnenblumen oder Sojabohnen.

### 1.2.7 Risikofaktor psychische Belastung

»Klima-Angst«

Die immer deutlicher zu Tage tretenden Auswirkungen der globalen Erwärmung führen bei vielen Menschen mit Blick auf die Zukunft zu großer Besorgnis mit potenziellen Auswirkungen auf die psychische Gesundheit und der Entwicklung von »Klima-Angst« (Gebhardt et al., 2023; Nikendei, 2021, S. 238). Besonders belastet sind Kinder, Jugendliche und junge Erwachsene, wie eine große internationale Studie belegt (Hickmann et al., 2021). Die Befragung von 10.000 Personen zwischen 16 und 25 Jahre in zehn Ländern der Welt richtete sich zum einen auf die Wahrnehmung der Klimakrise und die dadurch ausgelösten Emotionen. Zum anderen wurde danach gefragt, wie die jungen Menschen die politischen Reaktionen auf die Klimakrise beurteilen. Im Ergebnis gaben fast 60 Prozent der Befragten an, ›sehr‹ bzw. ›extrem besorgt‹ über den Klimawandel zu sein. Überwiegend negative Emotionen wurden genannt, wie Trauer, Hilflosigkeit, Machtlosigkeit, Angst, Sorge, Ärger oder Schuld. Drei Viertel gaben Angst vor der Zukunft an und mehr als 80 Prozent waren der Ansicht, dass die Menschheit dabei versagt habe, auf den Planeten Acht zu geben. In Bezug auf die zweite Thematik der Untersuchung waren ebenfalls mehr als die Hälfte der jungen Menschen der Meinung, dass die Politik ihre Sorgen nicht ernst genug nehme, zu wenig gegen die Klimakatastrophe unternehme und Verrat an künftigen Generationen begehe (ebd.). Auch für Deutschland belegt die Shell Jugendstudie aus 2019 die Ängste junger Menschen vor dem Klimawandel (Albert et al., 2019).

Die reale Gefahr des Klimawandels kann Motivation zu aktivem Handeln sein oder im Gegenteil, angesichts seiner schwer erfassbaren und hohen Komplexität verschiedene Emotionen, wie z. B. lähmende Angst, Ohnmachtsgefühle, Abwehr oder Verdrängung auslösen (Raile, 2023). Keineswegs ist die Angst vor dem Klimawandel und seinen Folgen als psychische Erkrankung zu verstehen. Angst hat grundsätzlich eine wichtige Funktion. Evaluationsbiologisch gesehen hilft sie dabei, auf Bedrohungen zu reagieren, indem entweder der ›Kampf‹ aufgenommen oder die ›Flucht‹ angetreten wird. Führt die Angst jedoch in Folge zu Depressionen, liegt eine Erkrankung vor, die behandelt werden muss. Das Erleben von Extremwetterereignissen mit der Gefahr für Leib und Leben – wie zum Beispiel die Ahrtalflut im Sommer 2021 – kann eine Traumatisierung bewirken, mit unter Umständen behandlungsbedürftigen Traumafolgestörungen.

### 1.2.8 Sonstige Gesundheitsrisiken

weitere Konsequenzen für die Gesundheit

Neben den bereits erwähnten gesundheitlichen Risiken des Klimawandels werden weitere Konsequenzen für die Gesundheit diskutiert. Nicht immer gibt es hinreichende Belege, um bereits gesicherte Aussagen treffen zu können. Vielfach besteht ein hoher Forschungsbedarf, um die Lücken zu schließen.

- Wärmeres Wetter wird in Zusammenhang mit einer erhöhten Rate an perioperativen Wundinfektionen und Wundheilungsstörungen in Verbindung gebracht (Gertler, 2021).
- Chronisch entzündliche Darmerkrankungen wie Morbus Crohn und Colitis ulcerosa sind mit Luftverschmutzung assoziiert (Siegmund, 2021).
- Es gibt Hinweise darauf, dass Hitze mit zusätzlicher Belastung durch Ozon und Feinstaub in der Schwangerschaft einen ungünstigen pränatalen Einfluss haben und das Risiko von Frühgeburtlichkeit steigen kann (Lob-Corzilius & Weimann, 2021).
- Verunreinigtes Wasser und Luftverschmutzung kann mit einer Zunahme von Leberentzündungen und chronischen Lebererkrankungen verbunden sein (Schneider & Trautwein, 2021).

Tragischerweise kosten klimabedingte Naturkatastrophen (Stürme, Tornados, Überschwemmungen, Waldbrände) eine Vielzahl an Todesfällen und Verletzten. So waren in Deutschland im Sommer 2021 durch die Ahrtalflut 180 Menschenleben zu beklagen. In Folge der Überschwemmungen in Spanien starben 2024 mindestens 230 Menschen.

## 1.3 Konzept Planetary Health

neue Perspektive auf Gesundheit

Die vielfältigen und weltweiten gesundheitlichen Auswirkungen des Klimawandels erfordern eine neue Perspektive auf Gesundheit. Notwendig ist ein Gesundheitskonzept, welches die Gesundheit des Menschen im Zusammenhang mit seiner Umwelt betrachtet und den Gesundheitszustand des Gesamt-Ökosystems mit einbezieht. Hier setzt das Konzept der ›planetaren Gesundheit‹ – *Planetary Health* – an. Es schaut auf den gesamten Planeten und basiert auf der Erkenntnis, dass es keine gesunden Menschen ohne eine gesunde Erde geben kann. Außerdem ergänzt bzw. erweitert das Konzept die Perspektive auf Gesundheit um die Dimensionen von Nachhaltigkeit (► Kap. 2.1.1).

Entwicklung des Konzepts

Anstoß für die Entwicklung des Konzepts gab im Jahr 2014 ein öffentlicher Aufruf von Richard Horton, Chefredakteur des Journals *The Lancet*, zur Gründung einer sozialen Bewegung für planetare Gesundheit (Horton et al., 2014). In dem Manifest warnte er davor, dass die Schäden, die wir unserem Planeten zufügen, die Existenz der menschlichen Spezies bedrohen. Daraufhin wurde das Konzept Planetary Health von der *Rockefeller Foundation-Lancet Commission on Planetary Health* entwickelt und ein Jahr später in der Zeitschrift The Lancet veröffentlicht (Whitmee et al., 2015). Darin wird der Begriff ›Planetary Health‹ wie folgt definiert:

> »Our definition of planetary health is the achievement of the highest attainable standard of health, wellbeing, and equity worldwide through judicious attention to the human systems – political, economic, and social – that shape the future of humanity and the Earth's natural systems that define the safe environmental limits within which humanity can flourish. Put simply, planetary health is the health of human civilization and the state of the natural systems on which it depends« (Whitmee et al., 2015, S. 1978).

Gesundheit der Menschen und Gesundheit der Ökosysteme

Dieser Definition zufolge hängen die Gesundheit der Menschen und das Wohlbefinden der Weltbevölkerung von der Gesundheit der Ökosysteme, aber auch von den politischen, wirtschaftlichen und sozialen Systemen ab. Planetary Health nimmt eine umfassende Perspektive ein und betont die Zusammenhänge menschlicher Gesundheit mit den menschengemachten und den natürlichen Systemen des Planeten. Zugleich verweist die Definition auf planetare Belastungsgrenzen (planetary boundaries), die zu beachten sind, innerhalb derer die Menschheit gedeihen kann und die nicht überschritten werden dürfen. In dem Konzept geht es nicht zuletzt auch um Klimagerechtigkeit, da die Auswirkungen der Klimakrise derzeit vor allen Dingen ärmere Menschen und benachteiligte Gruppen treffen, obwohl sie am wenigsten dazu beitragen.

Nach seiner Veröffentlichung im Lancet stieß das Konzept Planetary Health rasch auf breites Interesse. Um den Gedanken der planetaren Gesundheit weltweit zu befördern, wurde im Jahr 2015 die *Planetary Health Alliance* gegründet, ein Zusammenschluss von inzwischen mehr als 400 Hochschulen, Forschungsinstituten, Nichtregierungsorganisationen (NGOs), Behörden und Regierungsstellen aus der ganzen Welt. In Deutschland gehört die *Deutsche Allianz für Klimawandel und Gesundheit e. V. (KLUG)* zu den Mitgliedern der Planetary Health Alliance (► Kap. 5.4.4). Die von dem Netzwerk entwickelte, etwas kürzer gehaltene Definition des Begriffs ›Planetary Health‹ verweist noch auf weitere Aspekte des Konzeptes, nämlich auf seinen lösungsorientierten und disziplinübergreifenden Ansatz:

> »Planetary health is a solution oriented, transdisciplinary field and social movement focused on analyzing and addressing the impacts of human disruptions to Earth's natural systems on human health and all life on Earth« (Planetary Health Alliance, 2024).

Verschiedene andere Organisationen haben öffentliche Erklärungen abgegeben, in denen sie die Bedeutung des Konzepts Planetary Health hervorhoben:

- Ein weltweites Netzwerk von Universitäten (Worldwide Universities Network – WUN) entwickelte 2018 auf einer Konferenz in Canmore,

Kanada, die *Canmore Declaration: Statement of Principles for Planetary Health* (Prescott et al., 2018).
- Auf einem Kongress in São Paulo, Brasilien, mit 350 Teilnehmenden aus mehr als 70 Ländern wurde 2021 die *São Paulo Declaration on Planetary Health* verabschiedet (Myers et al., 2022).

globaler Aufruf zum Handeln

Beide Erklärungen verstehen sich als globaler Aufruf zum Handeln angesichts des Klimawandels, des Biodiversitätsverlustes und der Schädigung der natürlichen Systeme unserer Erde mit der Gefahr der Beeinträchtigung der menschlichen Gesundheit.

Orientierung für Handlungsansätze

In dem noch jungen wissenschaftlichen Konzept Planetary Health werden nicht nur Probleme aufgezeigt. In Ergänzung zur Untersuchung, Beschreibung und Analyse der Auswirkungen von Umweltveränderungen auf die Gesundheit verweist das Konzept auch auf Lösungen und bietet Orientierung für Handlungsansätze. Zu den Prinzipien von Planetary Health gehört ferner seine intersektorale und transdisziplinäre Ausrichtung. Zur Bewältigung der anstehenden Herausforderungen bedarf es einer aktiven Einbindung und Zusammenarbeit aller Akteur:innen aus Zivilgesellschaft, Wissenschaft, Kommune, Politik und Wirtschaft. Auf wissenschaftlicher Ebene sind die verschiedenen Fachdisziplinen, u. a. Gesundheits- und Sozialwissenschaften, Medizin, Pflege- und Hebammenwissenschaft zu gemeinschaftlichem Handeln in Forschung und Lehre aufgerufen. Den Menschen in Gesundheitsberufen wird eine besondere Verantwortung und ethische Verpflichtung für den Schutz der Gesundheit zugewiesen, indem sie sich – auch aufgrund ihrer hohen Reputation – als *Change Agents* für nachhaltige Veränderungen einsetzen (Gabrysch, 2022; Traidl-Hofmann et al., 2021; Herrmann, 2020).

One Health und EcoHealth

Abzugrenzen ist der Begriff Planetary Health von verwandten Gesundheitsansätzen wie One Health und EcoHealth (Lerner & Berg, 2017). Das *One-Health-Konzept* basiert ursprünglich auf den Wechselwirkungen von Tiergesundheit und menschlicher Gesundheit aus biomedizinischer Perspektive (z. B. in Bezug auf zoonotische Infektionskrankheiten, Antibiotikaresistenzen). Es fokussiert auf den Erhalt der Biodiversität und spricht sich für die transdisziplinäre Zusammenarbeit der Human- und Veterinärmedizin aus (WBGU, 2023). Das *EcoHealth-Konzept* erweitert die Perspektive um die Gesundheit von Menschen, Tieren und Ökosystemen und bringt den Aspekt der Nachhaltigkeit und der sozioökonomischen Stabilität mit ein (WBGU, 2023). *Planetary Health* wird stärker als transdisziplinäres, lösungsorientiertes Konzept und als soziale Bewegung betrachtet und betont die Dringlichkeit der gesellschaftlichen Transformation.

Transformation

Dem Planetary Health-Ansatz wird das Potenzial zugeschrieben, sich als »transformative Wissenschaft« (Eichinger, 2020, S. 3) zu entwickeln, indem es einen Rahmen bildet, um die notwendigen Transformationsprozesse zur Überwindung der Klimakrise anzustoßen. Dazu gehören u. a. technische Lösungen und eine nachhaltige Lebensweise, aber auch eine Transformation von Werten und Haltungen (Prescott et al., 2018), um Veränderungen in Politik- und Wirtschaftssystem auf den Weg zu bringen. Angehörige der

Gesundheitsberufe werden aufgrund ihrer Verantwortung für das Wohlergehen von Menschen als Schlüsselfiguren im transformativen Wandel betrachtet (Wabnitz et al., 2021). Um proaktiv zum Wandel beitragen zu können, müssen sie in das Konzept der planetaren Gesundheit eingeführt werden. Eine Verankerung von Planetary Health in Studium, Aus-, Fort- und Weiterbildung der Heilberufe wird daher vom Sachverständigenrat für Gesundheit dringend empfohlen (SVR, 2023).

Das Konzept der planetaren Gesundheit ist eng verbunden mit der im Jahr 2015 von den Vereinten Nationen verabschiedeten Agenda 2030 und den darin formulierten 17 Zielen für nachhaltige Entwicklung, den *Sustainable Development Goals (SDGs).* So ist beispielsweise das Entwicklungsziel ›Gesundheit und Wohlergehen‹ nur unter Beachtung der planetaren Grenzen zu erreichen. Ausführliche Erläuterungen zu den SDGs finden sich im zweiten Kapitel.

Zuvor geht es noch um Strategien im Umgang mit dem Klimawandel, die auch im weiteren Verlauf des Buches eine Rolle spielen werden.

## 1.4 Strategien im Umgang mit dem Klimawandel

Der anthropogen verursachte Klimawandel ist Tatsache und die globale Erwärmung wird nicht zu vermeiden sein. Im Umgang mit den zumeist negativen Auswirkungen kommen zwei zentrale Strategien zur Anwendung: *Adaptation* und *Mitigation* (► Tab. 1.1). Im Zusammenhang mit dem Gesundheitssystem wird außerdem häufig von *Resilienzförderung* gesprochen.

### Adaptation, Mitigation und Resilienzförderung

Anpassung und Minderung

*Bei* der »Adaptation« geht es die *Anpassung* an die Folgen des Klimawandels. Es gilt Maßnahmen zu ergreifen, um bereits eingetretene oder zu erwartende klimatische Veränderungen aufzufangen. Die »Mitigation« umfasst Maßnahmen zum *Klimaschutz.* Sie sollen zur Reduktion der Treibhausgasemissionen beitragen und damit die Veränderungen des Klimas aufhalten, verlangsamen oder mindern. Anpassung und Minderung sind zwei sich ergänzende Strategien, um auf den Klimawandel zu reagieren (IPCC, 2014). Auch für das Gesundheitswesen und die professionelle Pflege sind die beiden Säulen Adaptation und Mitigation von Bedeutung, wie sich im Verlauf des Buches an verschiedenen Stellen zeigen wird.

**Tab. 1.1:** Beispiele für Maßnahmen der Adaptation und Mitigation (Quelle: nach IPCC, 2014).

| Maßnahmen zur Anpassung an den Klimawandel: Adaptation (Beispiele) | Maßnahmen zur Minderung der Folgen des Klimawandels: Mitigation (Beispiele) |
|---|---|
| Hochwasserdeiche | Ausbau erneuerbarer Energien |
| Katastrophenvorsorge | CO2-reduzierte Mobilität |
| Kommunaler Hitzeaktionsplan | Abfallreduzierung |
| Umsiedlung von Menschen aus Küstenregionen | Begrünung (Bäume, Dachbegrünung) |
| Öffentliche Kühlbereiche | Recycling |
| Bauliche Maßnahmen zum Hitzeschutz | Klimasensible Ernährung |

Widerstandsfähigkeit

Neben Adaptation und Mitigation wird die ***Resilienzförderung*** des Gesundheitssystems als eine Strategie zur Bewältigung der Klimakrise angesehen (SVR, 2023). Das Konzept der Resilienz als Widerstandsfähigkeit gegenüber belastenden Ereignissen findet in zahlreichen Disziplinen Anwendung; dementsprechend gibt es unterschiedliche Definitionen von Resilienz.

Resilienz des Gesundheitssystems wird von Hollnagel et al. (2013, S. 1) verstanden als »a health care system's ability to adjust ist functioning prior to, during, or following changes and disturbances, so that it can sustain required performance under both expected and unexpected conditions«. Der Sachverständigenrat zur Begutachtung der Entwicklung im Gesundheitswesen betrachtet in seinem Gutachten die systemische Resilienz, d. h. die Wirksamkeit der Strukturen des Gesundheitssystems in Bezug auf den Schutz von Leben und Gesundheit der Menschen. Wichtig sind dem Sachverständigenrat der Aspekt der Vorbereitung auf vorhersehbare und unvorhersehbare Krisen, die Organisation der Überwachung gesteckter Ziele und das Verständnis von Resilienz des Gesundheitssystems als kontinuierlicher Prozess (SVR, 2023, S. 20).

Keine Strategie für sich allein ist ausreichend. Vielmehr müssen vielfältige Maßnahmen sowohl der Anpassung als auch der Minderung ergriffen werden, die sinnvoll ineinandergreifen. Dabei ist zu beachten, dass die Anpassungserfordernisse um so größer sein werden, je weniger Mitigation betrieben wird. Dies gilt auch in wirtschaftlicher Hinsicht. Eine Studie des Potsdam-Instituts für Klimafolgenforschung hat die zukünftigen Auswirkungen der Klimaveränderungen auf das Wirtschaftswachstum berechnet (Kotz et al., 2024). Demzufolge müsste die Weltwirtschaft selbst beim sofortigen Ergreifen drastischer Maßnahmen zur Reduzierung der Treibhausgasemissionen bis 2050 mit einem Einkommensverlust von 19 Prozent rechnen – Schäden, die sechsmal höher sind als die Vermeidungskosten zur Begrenzung der globalen Erwärmung auf zwei Grad. Die Kosten für Klimaschutz werden als weitaus geringer geschätzt als die zukünftig zu erwartenden Verluste, wenn nicht unverzüglich gehandelt wird.

## Ökologischer Fußabdruck – Ökologischer Handabdruck

Fußabdruck

Im Zusammenhang mit der Reduktion von Treibhausgasemissionen ist häufig die Rede vom ökologischen Fußabdruck *(carbon footprint).* Dabei handelt es sich um die Gesamtmenge an $CO_2$-Emissionen, die eine Person durch ihren Lebensstil, ein Unternehmen, ein Produkt oder eine Dienstleistung verursacht. Demgegenüber steht die Biokapazität der Erde, d.h. ihre natürlichen Ressourcen (u.a. Acker- und Weideland, Fischgründe, Wald) und ihre Fähigkeit, Abfälle und Emissionen aufzunehmen (Wackernagel & Beyers, 2019; Reif & Heitfeld, 2015). Seit Anfang der 1970er Jahre verbraucht die Weltbevölkerung mehr Biokapazität als die Ökosysteme dauerhaft bereitstellen können, d.h. wir leben auf Pump. Um den durchschnittlichen globalen Bedarf an natürlichen Rohstoffen zu decken, bräuchten wir 1,7 Erden. Würden alle Menschen so leben wie wir in Deutschland, wären sogar 3 Erden erforderlich. Eine Verringerung des ökologischen Fußabdrucks ist also dringend erforderlich. Verschiedene Tests zur Berechnung des eigenen Fußabdrucks stehen im Internet zur Verfügung (z.B. WWF-Klimarechner, $CO_2$-Rechner des Umweltbundesamtes, Fußabdruck-Test von ›Brot für die Welt‹).

Handabdruck

Der Fußabdruck als Indikator für Nachhaltigkeit hat den Nachteil, dass er auf negative ökologische Auswirkungen fokussiert, Schuldgefühle hervorrufen kann und mit Verzicht assoziiert ist. Dies wirkt unter Umständen demotivierend. Im Gegensatz dazu steht der ökologische Handabdruck *(carbon handprint)* sinnbildlich für das persönliche, aktive Engagement und für eine positive Perspektive auf Handlungsoptionen (Wackernagel & Beyers, 2019; Reif & Heitfeld, 2015). Das Konzept macht Hoffnung, denn erfasst wird nicht, wieviel Treibhausgabe eine Person verursacht, sondern wieviel sie schon vermieden hat. Dabei wird nicht nur das eigene Verhalten betrachtet, sondern auch öffentliches Engagement und berufliches Handeln. Ideen für die Vergrößerung des ökologischen Handabdruck in den verschiedenen Richtungen können sein: Nutzung der Bahn für die nächste Urlaubsreise statt des Flugzeugs, Einkauf im Unverpacktladen, Einsatz für vegetarische Kost in der hauseigenen Kantine, Engagement mit anderen in Umweltverbänden. Mit diesen und vielen anderen Ideen kann jede Person dazu beitragen, den eigenen $CO_2$-Fußabdruck zu verringern und den $CO_2$-Handabdruck zu erhöhen.

## Handlungsfelder für den deutschen Gesundheitssektor

zentrale Handlungsfelder

Anknüpfend an die regelmäßigen globalen Berichte des Lancet Countdown zu Klimawandel und Gesundheit erscheint seit 2019 der jährliche *Lancet Countdown Policy Brief für Deutschland.* Der damals erste Bericht identifizierte drei zentrale Handlungsfelder von Klimaschutz und Klimaanpassung für den deutschen Gesundheitssektor, von denen sich eine besondere Hebelwirkung versprochen wurde (Lancet Countdown on Health and Climate Change, 2019):

1. Systematische und flächendeckende Umsetzung von Hitzeschutzplänen zur Reduktion von hitzebedingten Gesundheitsrisiken,
2. Reduzierung des $CO_2$-Fußabdrucks des deutschen Gesundheitssektors,
3. Integration von Klimawandel und Gesundheit/Planetary Health in die Aus-, Fort- und Weiterbildung von Gesundheitsfachberufen

dringender Handlungsbedarf

Im *Policy Brief für Deutschland 2021* wurde diese Zielsetzung auf ihre tatsächliche Umsetzung hin überprüft. Zu den damaligen formulierten Handlungsfeldern konnte festgehalten werden, dass Entscheidungstragende und Akteur:innen sensibilisiert wurden. Jedoch blieben wesentliche Fortschritte bei der Umsetzung aus. Hitzeaktionspläne wurden nur von wenigen Kommunen entwickelt und umgesetzt. Im Gesundheitssektor wurden kaum Anstrengungen zur wesentlichen Reduktion des $CO_2$-Fußabdrucks unternommen oder gar Erfolge erzielt. Lehrinitiativen waren vereinzelt, jedoch noch nicht nachhaltig verankert. Im Policy Brief heißt es: »Da die Auswirkungen des Klimawandels in Deutschland bereits sichtbar und spürbar sind, ergibt sich aus den Ergebnissen ein dringender Handlungsbedarf für die nächsten zwei Jahre« (Lancet Countdown on Health and Climate Change, 2021, S. 3).

Der »Lancet Countdown on Health and Climate Change« ist ein Gemeinschaftsprojekt einer internationalen Forschungskooperation, die seit 2016 die globalen Auswirkungen des Klimawandels auf die Gesundheit sowie die internationalen politischen Antworten darauf analysiert. Führende Wissenschaftler:innen von mehr als 50 akademischen Einrichtungen und UN-Organisationen aus aller Welt sind daran beteiligt. In Deutschland gehören die Bundesärztekammer, das Helmholtz-Zentrum München, das Potsdam-Institut für Klimafolgenforschung, die Medizinische Fakultät der Ludwig-Maximilian-Universität München und die Deutsche Allianz Klimawandel und Gesundheit e.V. zu den mitwirkenden Institutionen.

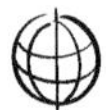

Die Ergebnisse des Monitorings werden jährlich als »Lancet Countdown: Tracking Progress on Climate Change and Health«-Bericht veröffentlicht, um hochwertige Evidenz als Entscheidungsgrundlage für die Politik zur Verfügung zu stellen. Der letzte Bericht aus 2024 steht in englischer Sprache auf der Homepage www.lancetcountdown.org zum Download bereit (Lancet Countdown on Health and Climate Change, 2024a). Eine Zusammenfassung sowie der Policy Brief in deutscher Sprache findet sich auf der Homepage www.klimagesund.de.

Der *Policy Brief für Deutschland 2024* weist darauf hin, dass die negativen Folgen der weltweiten Klimakrise ein bisher nicht dagewesenes Ausmaß erreicht haben und äußerst besorgniserregend sind, insbesondere für die Gesundheit der Bevölkerung. Die politischen und gesellschaftlichen Bemühungen reichen nicht aus, um die Treibhausgasemissionen und die internationalen wie nationalen Klimaziele zu erreichen (Lancet Countdown on Health and Climate Change, 2024b). Angesichts dieser dramatischen Entwicklung fokussiert der Policy Brief nun auf drei neue zentrale Handlungsfelder für Deutschland, weil sie sowohl als besonders dringlich als auch als aussichtsreich für den Schutz von Gesundheit, Klima und Umwelt erachtet werden (Lancet Countdown on Health and Climate Change, 2024b, S. 2):

1. Gesundheitlicher Hitzeschutz: dringend empfohlen wird die Planung und Umsetzung von Hitzeschutzmaßnahmen in Form von Maßnahmen sowohl der Verhältnisprävention als auch der Verhaltensprävention
2. Ernährung: empfohlen wird eine Wende zu gesunden, umweltfreundlichen und pflanzenbasierten Ernährungsweisen.
3. Resilienter Gesundheitssektor: empfohlen werden die Schaffung von Finanzierungsmodellen zur Klimaanpassung von Gesundheitseinrichtungen sowie eine gesundheitsfördernde Gesamtpolitik.

gesundheitlicher Hitzeschutz

Ernährung

resilienter Gesundheitssektor

*Eine Umsetzung der Handlungsempfehlungen könnte einen wichtigen Beitrag zur Eindämmung der gesundheitlichen Folgen der Klimakrise leisten.*

## 1.5 Fazit

Die anthropogenen Schädigungen unseres Planeten sind unübersehbar. Welche Auswirkungen dies auf unsere Gesundheit haben kann, wird erst seit kurzer Zeit wahrgenommen. Dabei liegt der Fokus auf dem Klimawandel und den damit verbundenen Risikofaktoren für die menschliche Gesundheit. Aber auch andere Formen der Umweltzerstörung – Verschmutzung und Überfischung der Ozeane, Abholzung der Wälder, Vergiftung der Böden, Verlust der Biodiversität – werden nicht ohne Konsequenzen für das menschliche Wohlergehen bleiben. Die Abhängigkeit der Gesundheit des Menschen von der Gesundheit der Erde bedarf daher einer neuen Perspektive auf Gesundheit, die im Konzept Planetary Health deutlich wird. Umweltschutz ist auch Gesundheitsschutz, wie der Sachverständigenrat für Umweltfragen in seinem Sondergutachten »Umwelt und Gesundheit konsequent zusammendenken« festhält (SRU, 2023).

Die Bedeutung des Themas für die Gesundheitsberufe und speziell für die professionelle Pflege wurde in diesem Kapitel lediglich angedeutet. Welche Konsequenzen die aufgezeigten, potenziellen Gesundheitsrisiken für die Tätigkeit von Pflegenden haben, wird im Folgenden darzulegen sein. Bei allen vier grundlegenden Aufgaben von Pflege – Gesundheit fördern, Krankheit verhüten, Gesundheit wiederherstellen, Leiden lindern – zeigt sich Handlungsbedarf in Bezug auf Klima- und Umweltschutz. Dies betrifft sowohl Strategien der Adaptation, der Mitigation und der Resilienzförderung.

Bislang ist die professionelle Pflege mit diesen Themen wenig vertraut, weder in Ausbildung oder Studium noch in der Pflegepraxis. Der Zusammenhang mit dem täglichen beruflichen Tun ist vielfach nicht bewusst und wenn doch, so fehlt es an Wissen und Ideen, wo anzufangen ist (Schenk, 2019). Die verspätete Beschäftigung der Pflege mit Klimaschutz und planetarer Gesundheit erklären Kalogirou et al. (2020) mit der historischen Entwicklung der großen Pflegetheorien und ihrem jeweiligen Metaparadigma, d.h. dem Verständnis von ›Person‹, ›Umwelt‹, ›Gesundheit‹ und ›Pflege‹. Umwelt wird demzufolge zumeist verstanden als die persönliche Umgebung eines Menschen mit Pflegebedarf und ihre Auswirkungen auf seine Gesundheit. Dieses enge Verständnis von Umwelt behindert Kalogirou et al. zufolge die Weitung der Perspektive hin zur planetaren Gesundheit und ihrer Bedeutung für die Gesundheit des Einzelnen (ebd., 2020). Weitere Ursachen für die bislang schwach ausgeprägte Beschäftigung der professionellen Pflege mit Klimawandel und Klimaschutz ermitteln Kotcher et al. (2021) in einer großen, multinationalen Befragung von mehr als 4.500 Pflegefachpersonen aus zwölf Ländern. Sie identifizierten verschiedene Barrieren, die Pflegende davon abhalten, sich mit der Thematik im beruflichen Kontext zu beschäftigen. Dazu gehörten Zeitmangel (54%), fehlendes Wissen (41%), die Annahme, wenig ausrichten zu können (31%) sowie mangelnde Unterstützung durch andere (22%). Etwa ein Fünftel der Befragten gaben außerdem an, dass das Thema zu kontrovers sei und öffentliches Engagement ihnen möglicherweise persönlich und beruflich schaden könne. Gleichwohl bestand ein hohes Bewusstsein für den menschengemachten Klimawandel und die Notwendigkeit, sich zu engagieren.

Die professionelle Pflege kann eine zentrale Rolle beim Umwelt- und Klimaschutz einnehmen. Dieser Auftrag gerät erst seit kurzem sowohl innerhalb der Berufsgruppe selbst als auch im Gesundheitsbereich in den Blick. Dabei gibt es eine besondere Verantwortung und ethische Verpflichtung von Pflege, sich des Themas anzunehmen, wie das nachfolgende Kapitel aufzeigen wird.

## 1.6 Lernaufgaben

1. Testen Sie Ihr Wissen zum Klimawandel. Besuchen Sie die von Germanwatch betriebene Homepage www.klimaquiz.de. Dort finden Sie ein Quiz mit 24 Fragen und 8 Kategorien. Sie können das gesamte Quiz oder einzelne Kategorien bearbeiten.
2. Berechnen Sie Ihren individuellen $CO_2$-Fußabdruck mit dem WWF-Klimarechner. Dort erhalten Sie auch Tipps, wie Sie den $CO_2$-Fußabdruck reduzieren können. Internetseite: www.wwf.de/themen-projekte/klima-energie/wwf-klimarechner.

3. Was passiert bei Hitze im Körper? Recherchieren Sie die thermophysiologischen Vorgänge bei Hitze.
4. Zecken können die Frühsommer-Meningoencephalitis (FSME) übertragen. Auf der Homepage des Robert Koch-Instituts (www.rki.de) finden Sie eine Karte der FSME-Risikogebiete mit einer Landkreis-Tabelle. Prüfen Sie, ob der Landkreis, in dem Sie wohnen, als Risikogebiet ausgewiesen ist.
5. Häufiger als die Frühsommer-Meningoencephalitis wird die bakterielle Lyme-Borreliose durch Zecken übertragen. Informieren Sie sich über diese Erkrankung: Welche Symptome können auftreten? Wie stellt sich der Verlauf dar? Welche Spätfolgen können auftreten? Wie sieht die Behandlung aus?
6. Erläutern Sie einer anderen Person mit eigenen Worten, was unter »Planetarer Gesundheit« (Planetary Health) zu verstehen ist.

## 1.7 Reflexionsaufgaben

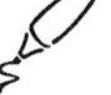

1. Bevor Sie sich dem nächsten Kapitel zuwenden: Reflektieren Sie, welche Erfahrungen Sie bislang mit den Auswirkungen des Klimawandels auf die Gesundheit gemacht haben, sowohl im privaten Bereich als auch im beruflichen Kontext bei Ihren Praxiseinsätzen.
2. Adaptation und Mitigation sind Strategien, um negativen Auswirkungen des Klimawandels zu begegnen. Was könnte dies für die professionelle Pflege bedeuten? Entwickeln Sie erste Ideen für Maßnahmen der Adaptation und Mitigation in der Pflege.
3. Entwickeln Sie Ideen, wie Sie Ihren eigenen ökologischen Handabdruck erhöhen können.
4. Tagesaktuelle Daten zur Stärke des zu erwartenden Pollenflugs bietet die *Pollenflugvorhersage* des Deutschen Wetterdienstes (www.dwd.de/pollenflug). Welche Verhaltensempfehlungen würden Sie einer Person mit Heuschnupfen gegen Birkenpollen geben, wenn ein diesbezüglich starker Pollenflug vorhergesagt wird?
5. Im Praxisbeispiel zu Beginn dieses Kapitels berichtet die Studierende Sophie Lohmeier von ihrer Klimaangst. Überlegen Sie, wie sie Ihre Kommilitonin bei der Bewältigung ihrer Angst unterstützen können.

## 1.8 Literaturangaben


Albert, M., Hurrelmann, K., Quenzel, G. (2019). *Jugend 2019. Eine Generation meldet sich zu Wort. 18. Shell Jugendstudie.* Hamburg: Deutsche Shell Holding GmbH. Zugriff am 26.03.2024 unter: https://www.shell.de/about-us/initiatives/shell-youth-study/_jcr_content/root/main/containersection-0/simple/simple/call_to_action/links/item2.stream/1642665734978/9ff5b72cc4a915-b9a6e7a7a7b6fdc653cebd4576/shell-youth-study-2019-flyer-de.pdf

Ballester, J., Quijal-Zamorano, M., Méndez Turrubiates, R.F., Pegenaute, F., Herrmann, F., Robine, J.M., Basagana, X. et al. (2023). *Heat-related mortality in Europe during the summer of 2022.* Nature Medicine, 29, 1857–1866. doi: 10.1038/s41591–023–02419-z

Beermann, S., Dobler, G., Faber, M., Frank, C., Habedank, B., Hagedorn, P., Kampen, H., Kuhn, C., Nygren, T., Schmidt-Chanasit, J., Schmolz, E., Stark, K., Ulrich, R.G., Weiss, S., Wilking, H. (2023). *Auswirkungen von Klimaveränderungen auf Vektor- und Nagetier-assoziierte Infektionskrankheiten.* Journal of Health Monitoring. 8(S3), 36–66. doi: 10.25646/11392

Bergmann, K.C., Brehler, R., Endler, C., Höflich, C., Kespohl, S., Plaza, M., Raulf, M., Standl, M., Thamm, R., Traidl-Hoffmann, C., Werchan, B. (2023). *Auswirkungen des Klimawandels auf allergische Erkrankungen in Deutschland.* Journal of Health Monitoring 8(S4). doi: 10. 25646/11648

Bein, T. (2023). *Pathophysiologie und Management der Hitzeerkrankung.* Medizinische Klinik – Intensivmedizin und Notfallmedizin. doi: 10.007/s00063–023–01072–1

Breitner, S., Pickford, R., Schneider, A. (2021). *Interaktion von Temperatur und Luftschadstoffen: Einfluss auf Morbidität und Mortalität.* In: Günster, C., Klauber, J., Robra, B.-P., Schneider, A. (Hrsg.). *Versorgungs-Report Klima und Gesundheit* (S. 105–117). Berlin: Medizinisch Wissenschaftliche Verlagsgesellschaft.

BZgA (2024). *Warum fällt es mit zunehmendem Alter schwer, »cool« zu bleiben? Erklärvideo.* Berlin: Bundeszentrale für gesundheitliche Aufklärung. Zugriff am 08.06. 2024 unter: https://www.klima-mensch-gesundheit.de/hitzeschutz/menschen-ab-65-und-angehoerige/

Copernicus (2024). *Climate Bulletin 09.12.2024. Second-warmest November globally confirms expectations for 2024 as warmest year.* Brüssel: EU-Klimawandeldienst Copernicus. Zugriff am 30.12.2024 unter: https://climate.copernicus.eu/copernicus-second-warmest-november-globally-confirms-expectation-2024-warmest-year

Costello, A., Abbas, M., Allen, A., Ball, S., Bellamy, R. et al. (2009). *Managing the health effects of climate change.* The Lancet, 373, 1857–1866. doi: 10.1038/s41591–023–02419-z

Deutscher Wetterdienst (2024a). *Basisfakten zum Klimawandel.* Zugriff am 30.03.2024 unter : https://www.dwd.de/DE/klimaumwelt/klimawandel/klimawandel_node.html

Deutscher Wetterdienst (2024b). *Wetter- und Klimalexikon. Klima.* Zugriff am 15.08. 2024 unter: https://www.dwd.de/DE/service/lexikon/Functions/glossar.html?nn=103346&lv2=101334&lv3=101462

Deutscher Wetterdienst (2024c). *Wetter- und Klimalexikon. Heißer Tag.* Zugriff am 30.03.2024 unter : https://www.dwd.de/DE/service/lexikon/Functions/glossar.html?nn=103346&lv2=101094&lv3=101162

Deutscher Wetterdienst (2024d). *Wetter- und Klimalexikon. Hitzewelle.* Zugriff am 30.03.2024 unter : https://www.dwd.de/DE/service/lexikon/Functions/glossar.html?nn=103346&lv2=101094&lv3=624852

Deutscher Wetterdienst (2024de. *Wetter- und Klimalexikon. Tropennacht.* Zugriff am 30.03.2024 unter : https://www.dwd.de/DE/service/lexikon/Functions/glossar.html?nn=103346&lv2=102672&lv3=102802

Deutscher Wetterdienst (2024 f). *Wetter- und Klimalexikon. Stickstoffoxide.* Zugriff am 30.03.2024 unter : https://www.dwd.de/DE/service/lexikon/Functions/glossar.html?nn=103346&lv2=102248&lv3=102610

Deutscher Wetterdienst (2024 g). *Wetter- und Klimalexikon. Feinstaub.* Zugriff am 30.03.2024 unter : https://www.dwd.de/DE/service/lexikon/Functions/glossar.html?nn=103346&lv2=100784&lv3=100832

Deutscher Wetterdienst (2024 h). *Wetter und Klimalexikon. Ozon.* Zugriff am 30.03.2024 unter : https://www.dwd.de/DE/service/lexikon/Functions/glossar.html?nn=103346&lv2=101946&lv3=101994

Deutsches Klima-Konsortium, Deutsche Meteorologische Gesellschaft, Deutscher Wetterdienst, Extremwetterkongress Hamburg, Helmholtz-Klima-Initiative, klimafakten.de (Hrsg.) (2021). *Was wir heute übers Klima wissen. Basisfakten zum Klimawandel, die in der Wissenschaft unumstritten sind.* Zugriff am 30.03.2024 unter : https://www.dwd.de/DE/klimaumwelt/aktuelle_meldungen/210609/basisfakten-zum-klimawandel_dkk.pdf;jsessionid=6E249406137E366BEA50C8D12E28EA76.live11042?__blob=publicationFile&v=2

DZIF (2024). *Zoonose.* Braunschweig: Deutsches Zentrum für Infektionsforschung. Zugriff am 20.03.2024 unter: https://www.dzif.de/de/glossar/zoonose

EEA (2024). *European Climate Risk Assessment. Executive Summary.* Copenhagen: European Environment Agency. Zugriff am 30.03.2024 unter : https://www.eea.europa.eu/publications/european-climate-risk-assessment

EEA (2019). *Climate change adaptation in the agricultural sector in Europe.* Copenhagen: European Environment Agency. Zugriff am 24.03.204 unter: https://www.eea.europa.eu/highlights/climate-change-threatens-future-of

Eichinger, M. (2020). *Planetary Health: Ein umfassendes Gesundheitskonzept zur Überwindung der Klimakrise.* Impulse für Gesundheitsförderung, 107, 3. Hannover: Landesvereinigung für Gesundheit und Akademie für Sozialmedizin Niedersachsen e.V.

Fuller, R., Landrigan, P.J., Balakrishnan, K., Bathan, G., Bose-O'Reilly, S., et al. (2022). *Pollution and Health: a progress update.* The Lancet Planetary Health, 6, e535–547. doi: 10.1016/S2542–5196(22)00090–0

Gabrysch, S. (2022). *Klimakrise und Gesundheit – eine Planetary-Health-Perspektive.* Journal of Health Monitoring, 7(S4), 7–9. doi: 10.25646/1ß388

Gallo, E., Quijal-Zamorano, M., Méndez Turrubiates, R., Tonne, C., Basagana, X., Achebak, H., Ballester, J. (2024). *Heat-related mortality in Europe during 2023 and the role of adaptation in protecting health.* Nature Medicine. doi: 10.1038/s41591–024–03186–1

Gebhardt, N., van Bronswijk, K., Bunz, M., Müller, T., Niessen, P., Nikendei, C. (2023). *Scoping Review zu Klimawandel und psychischer Gesundheit in Deutschland – Direkte und indirekte Auswirkungen, vulnerable Gruppen, Resilienzfaktoren.* Journal of Health Monitoring 8(S4), doi: 10.25646/11650

Gertler, R. (2021). *Allgemeinchirurgie.* In: Traidl-Hoffmann, C., Schulz, C., Herrmann, M., Simon, B. (Hrsg.). *Planetary Health. Klima, Umwelt und Gesundheit im Anthropozän* (S. 60–64). Berlin: Medizinisch Wissenschaftliche Verlagsgesellschaft.

Grewe, H.A., Blättner, B. (Hrsg.) (2024). *Vor Hitze schützen. Ein Handbuch für Pflege- und Gesundheitseinrichtungen.* Stuttgart: Kohlhammer.

Herrmann, M. (2020). *Die Klimakrise ist eine Gesundheitskrise – Der Gesundheitssektor als ein Schlüssel für die anstehende »Große Transformation«.* Impulse für Gesundheitsförderung 107, 3. Hannover: Landesvereinigung für Gesundheit und Akademie für Sozialmedizin Niedersachsen e.V.

Hertig, E., Schneider, A. (2021). *Der Einfluss von Temperatur auf die Mortalität.* In: Günster, C., Klauber, B.-P., Schmuker, C., Schneider, A. (Hrsg.). *Versorgungs-Report Klima und Gesundheit* (S. 41–52). Berlin: Medizinisch Wissenschaftliche Verlagsgesellschaft.

Hickmann, C., Marks, E., Pihkala, P., Clayton, S., Lewandowski, R.E., Mayall, E.E., Wray, B., Mellor, C., van Susteren, L. (2021). *Climate anxiety in children and young people and their beliefs about government responses to climate change: a global survey.* The Lancet Planetary Health, 5, e863-e873. doi: 10.1016/S2542–5196(21)00278–3

Hollnagel, E., Braithwaite, J., Wears, R.L. (Hrsg.) (2013). *Resilient Health Care.* Boca Raton, Florida: CRC Press.

Horton, R., Beaglehole, R., Bonita, R., Raeburn, J., McKee, M., Wall, S. (2014). *From Public to planetary health: a manifesto.* The Lancet, 383, 847. doi: 10.1016/S0140–6736(14)60409–8

IPCC (2023). *Climate Change 2023: Synthesis Report. Contribution of Working Groups I, II and III to the Sixth Assessment Report of the Intergovernmental Panel on Climate Change.* Genf: IPCC. doi: 10.59327/IPCV/AR6–9789291691647

IPCC (2021). *Climate Change 2021. The Physical Science Basis. IPCC Sixth Assessment Report.* doi: 10.1017/9781009157896

IPCC (2014). *Klimaänderung 2014: Synthesebericht. Beitrag der Arbeitsgruppen I, II und III zum Fünften Sachstandsbericht des Zwischenstaatlichen Ausschusses für Klimaänderungen (IPCC).* Deutsche Übersetzung durch Deutsche IPCC-Koordinierungsstelle, Bonn. Zugriff am 15.04.2024 unter: https://www.ipcc.ch/site/assets/uploads/2018/02/IPCC-AR5_SYR_barrierefrei.pdf

Janoš, T., Quijal-Zamorano, M., Shartova, N., Gallo, E., et al. (2025). *Heat-related mortality in Europe during 2024 and health emergency forecasting to reduce preventable deaths.* Nature Medicine. Zugriff am 05.12.2025 unter: https://doi.org/10.1038/s41591–025–03954–7

Kalogirou, M.R., Olson, J., Davidson, S. (2020). *Nursing's metaparadigma, climate change and planetary health.* Nursing Inquiry, 27(3), e12356. doi: 10.111.nin.12356

Klauber, H., Koch, N. (2021). *Individuelle und regionale Risikofaktoren für hitzebedingte Hospitalisierungen der über 65-Jährigen in Deutschland.* In: Günster, C., Klauber, J., Robra, B.-P., Schneider, A. (Hrsg.). *Versorgungs-Report Klima und Gesundheit* (S. 63–77). Berlin: Medizinisch Wissenschaftliche Verlagsgesellschaft.

Kotz, M., Levermann, A., Wenz, L. (2024). *The economic commitment of climate change.* Nature, 628, 551–557. doi: 10.1038/s41586–024–07219–0

Kotcher, J., Maibach, E., Miller, J., Cambell, E., Alqodmani, L., Maiero, M., Wyns, A. (2021). *Views of health professionals on climate change and health: a multinational survey study.* Lancet Planetary Health 5, e316–23. doi: 10.1016/S2542–5196(21)00053-X

Lang, A., Luschkova, D., Seemann, M., Traidl-Hoffman, C. (2023). *Notfälle und Einsätze in extremer Hitze.* In: Ruppert, M., Hinkelbein, J. (Hrsg.) *Notfallmedizin extrem.* Berlin: Medizinisch Wissenschaftliche Verlagsgesellschaft.

Lancet Countdown on Health and Climate Change (2024a). *The 2024 report of the Lancet Countdown on health and climate change: facing record-breaking threats from delayed action.* Zugriff am 30.12,2024 unter: http://www.thelancet-press.com/embargo/Countdown2024.pdf

Lancet Countdown on Health and Climate Change (2024b). *Policy Brief für Deutschland 2024.* Zugriff am 01.12.2024 unter: https://klimagesund.de/wp-content/uploads/2024/10/LCD-Policy-Brief-fuer-Deutschland.pdf

Lancet Countdown on Health and Climate Change (2021). *Policy Brief für Deutschland 2021.* Zugriff am 01.12.2024 unter: https://www.klimawandel-gesundheit.de/wp-content/uploads/2021/10/20211020_Lancet-Countdown-Policy-Germany-2021_Document_v2.pdf

Lancet Countdown on Health and Climate Change (2019). *Policy Brief für Deutschland 2019.* Zugriff am 01.12.2024 unter: https://klimawandel-gesundheit.de/wp-content/uploads/2022/11/Policy-Brief-2019.pdf

Lerner, H., Berg, C. (2017). *A comparison of three holistic approaches to health: One Health, EcoHealth, and Planetary Health.* Frontieres in Veterinary Science 4(163). doi: 10.3389/fvets.2017.00163

Leyk, D., Hoitz, J., Becker, C., Glitz, K.J., Nestler, K., Piekarski, C. (2019). *Gesundheitsgefahren bei Überhitzung. Risiken und Interventionen bei körperlicher Anstrengung bei Hitze.* Deutsches Ärzteblatt, 19(31/32), 32–35.

Lob-Corzilius, T. & Weimann, E. (2021). *Neonatologie und Pädiatrie.* In: Traidl-Hoffmann, C., Schulz, C., Herrmann, M., Simon, B. (Hrsg.). *Planetary Health. Klima, Umwelt und Gesundheit im Anthropozän* (S. 194–203). Berlin: Medizinisch Wissenschaftliche Verlagsgesellschaft.

Lotto-Batista, M., Behrens, C., Castell, S. (2021). *Der Einfluss des Klimawandels auf die Ausbreitung von Infektionserkrankungen – am Beispiel der Lyme-Borreliose.* In: Günster, C., Klauber, J., Robra, B.-P., Schneider, A. (Hrsg.). *Versorgungs-Report Klima und Gesundheit* (S. 145–155). Berlin: Medizinisch Wissenschaftliche Verlagsgesellschaft.

Ludwig, A., Bayr, D., Pawlitzki, M., Traidl-Hoffmann, C. (2021). *Der Einfluss des Klimawandels auf die Allergenexposition: Herausforderungen für die Versorgung von allergischen Erkrankungen.* In: Günster, C., Klauber, J., Robra, B.-P., Schneider, A. (Hrsg.). *Versorgungs-Report Klima und Gesundheit* (S. 133–143). Berlin: Medizinisch Wissenschaftliche Verlagsgesellschaft.

Luschkova, D., Traidl-Hoffmann, C. (2024). *Klimawandel und Auswirkungen auf Gesundheit aus medizinischer Sicht.* In: Hartung, S., Wihofszky, P. (Hrsg.). *Gesundheit und Nachhaltigkeit* (S. 63–75). Berlin: Springer Reference Pflege – Therapie – Gesundheit.

LZG.NRW (2023). *Einrichtungsbezogener Hitzeschutz in NRW. Arbeitshilfen für Krankenhäuser.* Bochum: Landeszentrum Gesundheit Nordrhein-Westfalen. Zugriff am 15.05.2024 unter: https://www.lzg.nrw.de/_php/login/dl.php?u=/_media/pdf/hitze/Einrichtungsbezogener_Hitzeschutz_in_NRW-Arbeitshilfen_fuer_Krankenhaeuser.pdf

Myers, S.S., Pivor, J.I., Saraiva, A.M. (2021). The São Paulo Declaration on Planetary Health. Lancet. doi: 10.1016/S0140–6736(21)02181–4

Nikendei, C. (2021). *Psychische Belastung und mentale Gesundheit.* In: Traidl-Hoffmann, C., Schulz, C., Herrmann, M., Simon, B. (Hrsg.). *Planetary Health. Klima, Umwelt und Gesundheit im Anthropozän* (S. 234–243). Berlin: Medizinisch Wissenschaftliche Verlagsgesellschaft.

Planetary Health Alliance (2024). *Our health depends on our environment.* Zugriff am 20.03.2024 unter: www.planetaryhealthalliance.org

Prescott, S., Logan, A.C., Albrecht, G., Campbell, D.E., Crane, J., et al. (2018). *The Canmore Declaration: Statement of Principles for Planetary Health.* Challenges, 9(31). doi: 10.3390/challe9020031

Raile, P. (2023). *Klimawandel und psychische Gesundheit – Eco-Emotions von Angst bis Zuversicht.* In: Dullinger, I. (Hrsg.). *Green Nursing. Handlungsfelder der Gesundheitsförderung und Prävention im Kontext des Klimawandels* (S. 67–81). Wien: Facultas.

Reif, A., Heitfeld, M. (2015). *Wandel mit Hand und Fuß. Mit dem German Watch Handprint den Wandel politisch wirksam gestalten. Hintergrundpapier.* Bonn: Germanwatch e.V. Zugriff am 15.12.2024 unter: https://www.germanwatch.org/sites/default/files/publication/15335.pdf

RKI (2024). *FSME-Risikogebiete in Deutschland.* Epidemiologisches Bulletin, 9, 3–21. doi: 10.25646/11965

Schenk, E.C. (2019). *Environmental stewardship in nursing: Introducing the »WE ACT-PLEASE« Framework.* Creative Health Management 25(3). doi: 10.1891/1078–4535.25.3.222

Scheuch, D., Silaghi, C., Kampen, H. (2022). *Vektorübertragbare Krankheiten in Deutschland: Mapping der Akteure und Strukturen.* Greifswald – Insel Riems: Friedrich Loeffler Institut, Bundesforschungsinstitut für Tiergesundheit. Zugriff am 20.03.2024 unter: https://www.bundesgesundheitsministerium.de/fileadmin/Dateien/5_Publikationen/Gesundheit/Berichte/vekkmas_bf.pdf

Schmitz, R., Kuhnert, R., Thamm, M. (2017). *12-Monats-Prävalenz von Allergien in Deutschland.* Journal of Health Monitoring. 2(1), 77–82. Berlin: Robert Koch-Institut. doi: 10.17886/RKI-GBE-2017–011.2

Schneider, C.V., Trautwein, C. (2021). *Hepatologie.* In: Traidl-Hoffmann, C., Schulz, C., Herrmann, M., Simon, B. (Hrsg.). *Planetary Health. Klima, Umwelt und Ge-*

*sundheit im Anthropozän* (S. 149–154). Berlin: Medizinisch Wissenschaftliche Verlagsgesellschaft.

Schoierer, J., Lehmann, H. (2023). *Klimawandel, Hitze, Kindergesundheit.* In: Pflegezeitschrift, 4, 22–24.

Siegmund, , B. (2021). *Gastroenterologie – Intestinale Entzündung.* In: Traidl-Hoffmann, C., Schulz, C., Herrmann, M., Simon, B. (Hrsg.). *Planetary Health. Klima, Umwelt und Gesundheit im Anthropozän* (S. 113–121). Berlin: Medizinisch Wissenschaftliche Verlagsgesellschaft.

SRU (2023). *Umwelt und Gesundheit konsequent zusammendenken.* Sondergutachten. Berlin: Sachverständigenrat für Umweltfragen. Zugriff am 10.05.2024 unter: https://www.umweltrat.de/SharedDocs/Downloads/DE/02_Sondergutachten/2020_2024/2023_06_SG_Umwelt_und_Gesundheit_zusammendenken.pdf?__blob=publicationFile&v=17

SVR (2023). *Resilienz im Gesundheitswesen. Wege zur Bewältigung künftiger Krisen. Gutachten 2023.* Bonn: Sachverständigenrat zur Begutachtung der Entwicklung im Gesundheitswesen. Zugriff am 15.09.2024 unter: https://www.svr-gesundheit.de/publikationen/gutachten-2023/

Traidl-Hoffmann, C. (2021). *Allergologie.* In: Traidl-Hoffmann, C., Schulz, C., Herrmann, M., Simon, B. (Hrsg.). *Planetary Health. Klima, Umwelt und Gesundheit im Anthropozän* (S. 52–59). Berlin: Medizinisch Wissenschaftliche Verlagsgesellschaft.

Traidl-Hoffmann, C., Schulz, C., Herrmann, M., Simon, B. (Hrsg.) (2021). *Planetary Health. Klima, Umwelt und Gesundheit im Anthropozän.* Berlin: Medizinisch Wissenschaftliche Verlagsgesellschaft.

Umweltbundesamt (2024). *Indikator Heiße Tage. Anzahl der Tage mit einem Lufttemperatur-Maximum über 30 Grad Celsius.* Zugriff am 30.12.2024 unter: https://www.umweltbundesamt.de/daten/umweltindikatoren/indikator-heisse-tage#die-wichtigsten-fakten

UNESCO (2019). *Leaving no one behind. The United Nations World Water Development Report 2019. Paris:* United Nations Educational, Scientifics and Cultural Oerganizations. Zugriff am 22.03.2024 unter: https://www.unesco.org/en/wwap/wwdr/2019

Wabnitz, K., Galle, S., Hegge, L., Masztalerz, O., Schwienhorst-Stich, E.-M., Eichinger, M. (2021). *Planetare Gesundheit – transformative Lehr- und Lernformate zur Klima- und Nachhaltigkeitskrise für Gesundheitsberufe.* Bundesgesundheitsblatt – Gesundheitsforschung – Gesundheitsschutz, 64, 378–383. doi: 10.1007/s00103-021-03289-x

Wackernagel, M., Beyers, B. (2019). Ecological Footprint: Managing our biocapacity budget. Global Footprint Network. Canada: New Society Publishers.

WBGU (2023). *Gesund leben auf einer gesunden Erde. Hauptgutachten.* Wissenschaftlicher Beirat der Bundesregierung Globale Umweltveränderungen Berlin: WBGU.

Whitmee, S., Haines, A., Beyrer, C., Boltz, F., Capon, A.G., de Souza Dias, B.F., Ezeh, A., Frumkin, H., Gong, P., Head, P. (2015). *Safeguarding human health in the Anthropcene epoch: report of The Rockefeller Foundation-Lancet Commission on planetary health.* The Lancet, 386, 1973–2028. doi: 10.1016/S0140-6736(15)60901-1

WHO (2013). *Review of evidence on health aspects of air pollution – REVIHAAP. Technical Report.* Copenhagen: HO regional Office for Europe. Zugriff am 30.03.2024 unter : https://www.who.int/europe/publications/i/item/WHO-EURO-2013-4101-43860-61757

Winklmayr, C., Matthies-Wiesler, F., Muthers, S., Buchien, S., Kuch, B., an der Heiden, M., Mücke, H.-G. (2023). *Hitze in Deutschland: Gesundheitliche Risiken und Maßnahmen zur Prävention.* Journal of Health Monitoring 8 (S4), Robert Koch-Institut, Berlin. doi: 10.25646/11645

Witt, C., Liebers, U. (2021). *Pneumologie.* In: Traidl-Hoffmann, C., Schulz, C., Herrmann, M., Simon, B. (Hrsg.). *Planetary Health. Klima, Umwelt und Gesundheit im Anthropozän* (S. 252–260). Berlin: Medizinisch Wissenschaftliche Verlagsgesellschaft.

## 1.9 Zum Weiterlesen


Bunz, M., Mücke, H.G. (2017). *Klimawandel – physische und psychische Folgen.* Bundesgesundheitsblatt-Gesundheitsforschung-Gesundheitsschutz, 6(60), 632–639.

Clayton, S., Karazsia, B. T. (2020). *Development and validation of a measure of climate change anxiety.* Journal of Environmental Psychology, 69, 101434. https://doi.org/10.1016/j.jenvp.2020.101434

Ebi, K., Capon, A., Berry, P., Broderick, C., de Dear, R. et al. (2021). *Hot weather and heat extremes: health risks.* The Lancet, 398, 698–708. Zugriff am 30. 03. 2024 unter: https://www.thelancet.com/action/showPdf?pii=S0140–6736%2821%2901208–3

Hickmann, C., Marks, E., Pihkala, P., Clayton, S., Lewandowski, R.E., Mayall, E.E., Wray, B., Mellor, C., van Susteren, L. (2021). *Climate anxiety in children and young people and their beliefs about government responses to climate change: a global survey.* The Lancet Planetary Health, 5, e863-e873. doi: 10.1016/S2542–5196(21)00278–3

RKI (2024). *Klimawandel und Gesundheit. Sachstandsbericht.* Berlin: Robert Koch Institut. Zugriff am 25.03.204 unter: https://www.rki.de/DE/Content/GesundAZ/K/Klimawandel_Gesundheit/KlimGesundAkt.html

Whitmee, S., Haines, A., Beyrer, C., Boltz, F., Capon, A.G., de Souza Dias, B.F., Ezeh, A., Frumkin, H., Gong, P., Head, P. (2015). *Safeguarding human health in the Anthropcene epoch: report of The Rockefeller Foundation-Lancet Commission on planetary health.* The Lancet, 386, 1973–2028. doi: 10.1016/S0140–6736(15)60901–1

WMO (2024). *State of the Climate 2024. Update for COP29.* Genf: World Meteorological Organization.

Zschachlitz, T., Straff, W., Mücke, H.-G. (2022). *Planetary Health – ein Konzept für Umwelt- und Gesundheitsschutz im Antropozän.* UMID: Umwelt + Mensch – Informationsdienst, 01, 39–47.

# 2 Mandat der Pflege

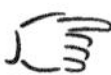

Das Ziel dieses Kapitels besteht darin, den Auftrag von professionell Pflegenden für eine nachhaltige Pflege nachvollziehbar darzustellen. Dazu wird ein Zusammenhang zwischen den Rahmenwerken der Vereinten Nationen, den internationalen und nationalen Berufsorganisationen der Pflege sowie dem Pflegeberufegesetz hergestellt. Ausgangspunkt ist der Ethikkodex des International Council of Nurses (ICN), dem Weltbund der Pflegenden, der auch die globalen Entwicklungsziele der Vereinten Nationen mit einbezieht. Der Ethikkodex richtet sich an alle Pflegefachpersonen weltweit und fordert sie auf, Verantwortung für ein nachhaltiges Pflegehandeln zu übernehmen. Er ist zugleich Grundlage für die Positionen und für das Handeln der europäischen Pflegefachverbände (EFN) sowie des Deutschen Berufsverbandes für Pflegeberufe (DBfK). Ihnen gemeinsam ist der Hinweis auf die Dringlichkeit professionellen Pflegehandelns zum Erhalt und Schutz der Umwelt und die Handlungsoptionen zum Erhalt und zur Förderung der globalen Gesundheit. So betreffen Klimaschutz und Nachhaltigkeit direkt das pflegerische Handeln.

Im aktuellen Pflegeberufegesetz leitet sich aus den dort formulierten Kompetenzen die Anforderung für professionell Pflegende ab, an der ökologischen Gestaltung in Gesundheitseinrichtungen mitzuwirken und in Katastrophensituationen kompetent zu handeln. Die Themen Klimaschutz und Nachhaltigkeit sind bislang nur randständig aufgenommen.

International wird professionell Pflegenden sowohl ein Auftrag im Sinne eines Mandates als auch eine Schlüsselrolle bei den Themen Klimaschutz, Nachhaltigkeit und globale Gesundheit zugeschrieben. Ihnen kommt damit eine hohe gesellschaftliche Verantwortung zu.

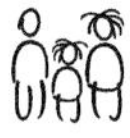

**Praxisbeispiel**

In einer Lehrveranstaltung des Bachelorstudiengangs Pflege geht es um den Ethikkodex des International Council of Nurses (ICN). Die Studierenden erhalten den Arbeitsauftrag, darüber zu diskutieren, welche Bedeutung der Kodex für ihre tägliche Pflegepraxis hat und welche Hilfestellung er bei ethischen Entscheidungsfindungen bietet.

Die vier Studierenden aus der Lerngruppe – Sophie Lohmeier, Anna Kubicki, Azra Çelik und Lukas Herber – beschäftigen sich intensiv mit den im Kodex formulierten ethischen Werten, Verantwortlichkeiten und Pflichten von Pflegefachpersonen. Anhand von Fallbeispielen aus ihren bisherigen Praxiseinsätzen finden sie etliche Anknüpfungspunkte an die berufsethischen Grundsätze. Schwierigkeiten haben sie jedoch mit dem vierten Element des Ethikkodex »Pflegefachpersonen und globale Gesundheit«. Sie fragen sich, inwieweit es Aufgabe von Pflegenden sein kann, sich für den Schutz der Umwelt und für einen gesunden Planeten einzusetzen. Bislang haben sie ihre Rolle vorrangig in der individuellen Versorgung von Menschen mit Pflegebedarf gesehen. Verantwortung für die globale Gesundheit zu übernehmen, gehörte nicht zu ihrem Berufsverständnis. Den vier Studierenden fällt es schwer, die Bedeutung dieses vierten Elements für das konkrete Handeln in der täglichen Pflegepraxis einzuordnen.

Im ICN-Ethikkodex lesen sie außerdem, dass Pflegefachpersonen auf die Erreichung der Nachhaltigen Entwicklungsziele der Vereinten Nationen (SDGs) hinarbeiten sollen. Was sich genau hinter den SDGs verbirgt, wissen die vier Studierenden nicht. Lediglich zum Begriff der Nachhaltigkeit gibt es eine vage Vorstellung. Anna Kubicki erläutert es mit ihren Worten: »Nachhaltigkeit bedeutet, dass wir nicht heute auf Kosten künftiger Generationen leben. Sowohl die Politik als auch jeder einzelne Mensch tragen eine ethische Verantwortung für nachhaltiges Handeln«. Daraufhin entwickelt sich eine Diskussion, inwieweit Nachhaltigkeit in der Pflegepraxis eine Rolle spielen kann. Erste Ideen, u. a. zur Reduzierung des hohen Abfallaufkommens im Krankenhaus, werden geäußert. Angesichts des fehlenden Wissens über die Nachhaltigen Entwicklungsziele beschließen die vier, sich zunächst näher mit den SDGs und ihrer Bedeutung zu beschäftigen.

## 2.1 Klimaschutz und nachhaltiges Handeln in der Pflege – normative Verankerung

Das Mandat der Pflege zur Auseinandersetzung mit den Themen Klimaschutz und Nachhaltigkeit ergibt sich aus verschiedenen internationalen und nationalen Rahmenwerken. Wenngleich der Ethikkodex des International Council of Nurses das maßgeblichste normative Dokument für die berufliche Pflege darstellt, wird im Folgenden zunächst auf die Nachhaltigkeitsziele der Vereinten Nationen einzugehen sein, da diese auch im ICN-Ethikkodex verankert sind. Von Bedeutung für eine normative Verankerung von Klimaschutz und Nachhaltigkeit sind ferner berufspolitische Positionen auf europäischer und bundesdeutscher Ebene.

## 2.1.1 Die Sustainable Development Goals der Vereinten Nationen

Im Jahr 2015 verabschiedeten die Vereinten Nationen (UN) die Resolution *Agenda 2030* mit den *Sustainable Developments Goals (SDGs)*, den 17 Zielen für nachhaltige Entwicklung. Der Weg von der Entwicklung des Nachhaltigkeitsbegriff bis zur Agenda 2030 der UN wird im Folgenden nachgezeichnet.

Bei den Vereinten Nationen (United Nations – UN oder United Nations Organisation – UNO) handelt es sich um einen Zusammenschluss von derzeit 193 Staaten weltweit. Gegründet wurde die Organisation nach dem Ende des zweiten Weltkriegs. Im Juni 1945 unterzeichneten 50 Staaten die *Charta der Vereinten Nationen.* Zentrale Ziele der UN sind die Wahrung des Weltfriedens, der Schutz der Menschenrechte, die Förderung der internationalen Zusammenarbeit und die Lösung globaler Probleme (UN, 2024).

### Entwicklung und Grundverständnis des Nachhaltigkeitsbegriffs

*Nachhaltigkeit* ist der zentrale Begriff in der Resolution und als ethisches Prinzip zu verstehen. Von seiner Herkunft her blickt der Terminus auf eine lange Entwicklungsgeschichte zurück und kommt ursprünglich aus der Forstwirtschaft. Geprägt wurde er durch den Freiberger Oberberghauptmann Hans Carl von Carlowitz im Jahr 1713 angesichts des Problems der Holzknappheit. Auf diesen ›Urvater der Nachhaltigkeit‹ (von Hauff, 2023, S. 2) geht der Grundsatz zurück, nicht mehr Holz in einem Jahr zu schlagen als nachwächst; wirtschaftliches Handeln sollte mit den Erfordernissen der Natur zusammengeführt werden und Holzeinschlag unter Berücksichtigung des Holzbedarfs zukünftiger Generationen erfolgen.

Nachhaltigkeitsbegriff

Die heutige Beschäftigung mit dem Nachhaltigkeitsbegriff geht auf den sogenannten *Brundtland-Bericht* zurück. 1983 setzten die Vereinten Nationen eine ›Weltkommission für Umwelt und Entwicklung‹ ein, die den Auftrag erhielt, angesichts wachsender globaler ökologischer, ökonomischer und sozialer Probleme Handlungsempfehlungen für die Gestaltung der Zukunft zu entwickeln. Unter Leitung der norwegischen Ministerpräsidentin Gro Harlem Brundtland schloss die Kommission ihre Arbeit nach drei Jahren mit dem Bericht »Unsere gemeinsame Zukunft. Der Brundtland-Bericht der Weltkommission für Umwelt und Entwicklung« ab (UN, 1987). In diesem Bericht wird erstmals das Konzept der nachhaltigen Entwicklung formuliert.

Der Begriff »Nachhaltige Entwicklung« wurde von der Weltkommission für Umwelt und Entwicklung wie folgt definiert: »Sustainable development is development that meets the needs of the present without compromising the ability of future generations to meet their own needs« (UN, 1987, S. 15).

Frei übersetzt ist Nachhaltigkeit eine Entwicklung, die den Bedürfnissen der heutigen Generation entspricht, ohne die Möglichkeiten künftiger Generationen zu gefährden, ihre eigenen Bedürfnisse zu befriedigen und ihren Lebensstil zu wählen (Hauff, 1987).

## Dimensionen der Nachhaltigkeit

Grundverständnis von Nachhaltigkeit

Durch die Brundtland-Kommission wurde ein globales Grundverständnis von Nachhaltigkeit auf den Weg gebracht, welches drei Dimensionen umfasst: die *ökologische*, *ökonomische* und *soziale Dimension* (von Hauff, 2023). Für die Sicherstellung einer nachhaltigen Entwicklung sind alle drei Dimensionen gleichrangig zu berücksichtigen (▶ Abb. 2.1).

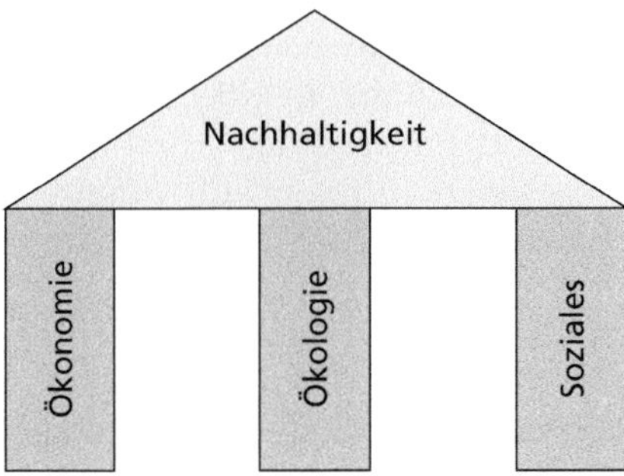


**Abb. 2.1:** Das Drei-Säulen-Modell der Nachhaltigkeit (eigene Darstellung).

### Ökologische Dimension

Die ökologische Dimension betrifft den Schutz und den Erhalt der natürlichen Lebensgrundlagen, um allen Menschen auf der Erde und auch nachfolgenden Generationen ein gutes Leben zu ermöglichen. Dazu gehören u.a. der Artenschutz, der Erhalt von Biodiversität, die schonende Nutzung von Ressourcen sowie die Reduktion von Treibhausgasen (von Hauff, 2023).

### Soziale Dimension

Bei der sozialen Dimension geht es um die Sicherstellung von sozialer Gerechtigkeit und Chancengleichheit heute und in Zukunft. Zentrale Aspekte sind der Zugang zu Bildung, Arbeit und Gesundheitsversorgung für alle Bevölkerungsgruppen, menschenwürdige Arbeitsbedingungen, die Gleichstellung von Mann und Frau, Mitbestimmung und das friedliche Lösen von Konflikten (von Hauff, 2023).

### Ökonomische Dimension

Hier steht das nachhaltige Wirtschaften im Mittelpunkt, welches nicht Natur und Menschen ausbeutet. Nachhaltiges Wirtschaften bewegt sich innerhalb der ökologischen Grenzen, ist umweltfreundlich (z. B. durch die Reduzierung des Energieverbrauchs auf ein Minimum, die Verwendung von nachwachsenden Rohstoffen, die Anwendung innovativer Technologien) und sozial fair (auskömmliche wirtschaftliche Situation von Arbeitnehmenden, Mitsprache. von Hauff, 2023).

### Agenda 21 und Millenniumsentwicklungsziele

Konzept der nachhaltigen Entwicklung

Auf Anregung der Brundtland-Kommission fand im Jahr 1992 die UN-Konferenz für Umwelt und Entwicklung in Rio de Janeiro (›Rio-Konferenz‹) statt. Dort wurde beschlossen, das Konzept der nachhaltigen Entwicklung (*sustainable development*) als internationales Leitbild für eine zukunftsfähige Entwicklung der Menschen anzuerkennen. Auf der Konferenz von Rio de Janeiro wurde auch die *Agenda 21* verabschiedet, ein Aktionsprogramm mit globalen Entwicklungs- und Umweltzielen für das 21. Jahrhundert, insbesondere in Bezug auf Armutsbekämpfung, Frieden und Gerechtigkeit, Bildung, Umweltschutz, Gesundheit und Wohlergehen. Impulse erhielt das Konzept der Agenda 21 unter anderem durch die 1986 beschlossene Ottawa-Charta zur Gesundheitsförderung, in der die Bedeutung der Umwelt für die menschliche Gesundheit in den Fokus gerückt und ein stabiles Öko-System als grundlegende Bedingung und konstituierendes Moment von Gesundheit herausgestellt wurde.

Millenniums-Entwicklungsziele

Im Jahr 2000 verabschiedeten die Vereinten Nationen acht globale Millenniums-Entwicklungsziele (*Millennium Development Goals – MDGs*), die sich mit den Hauptzielen auf die Bekämpfung von extremer Armut und Hunger, die Verbesserung von Schulbildung und die Gleichstellung der Geschlechter bezog. Das siebte Ziel richtete sich auf die ökologische Nachhaltigkeit. Es adressierte die Politik, formulierte den Verlust von Biodiversität, forderte den Zugang zu hygienisch gutem Trinkwasser und eine Verbesserung der Lebensbedingungen der Menschen insbesondere in Armutsgebieten.

### Agenda 2030

17 Ziele für nachhaltige Entwicklung

Angesichts des Nichterreichens der Millenniumsziele und der fortdauernden nicht nachhaltigen Entwicklung verständigten sich die Vereinten Nationen im Jahr 2015 auf dem Weltgipfel der Vereinten Nationen in New York auf eine Konkretisierung ihres bisherigen Aktionsprogramms und verabschiedeten die Resolution *Transformation unserer Welt: Die Agenda 2030 für nachhaltige Entwicklung*, mit darin formulierten 17 Zielen für nachhaltige Entwicklung, den *Sustainable Development Goals (SDGs)* (Abb. 2.2).

**17 Ziele für nachhaltige Entwicklung (https://www.un.org/sustainabledevelopment)**

1. Keine Armut
2. Kein Hunger
3. Gesundheit und Wohlergehen
4. Hochwertige Bildung
5. Geschlechtergerechtigkeit
6. Sauberes Wasser und Sanitäreinrichtungen
7. Bezahlbare und saubere Energie
8. Menschenwürdige Arbeit u. Wirtschaftswachstum
9. Industrie, Innovation und Infrastruktur
10. Weniger Ungleichheiten
11. Nachhaltige Städte und Gemeinden
12. Nachhaltige/r Konsum und Produktion
13. Maßnahmen zum Klimaschutz
14. Leben unter Wasser
15. Leben an Land
16. Frieden, Gerechtigkeit und starke Institutionen
17. Partnerschaften zur Erreichung der Ziele

fünf Kernbotschaften

Den 17 Zielen der Agenda vorangestellt sind fünf Kernbotschaften als handlungsleitende Prinzipien: Mensch, Planet, Wohlstand, Frieden und Partnerschaft (die »5Ps« – people, planet, prosperity, peace, partnership).

### Mensch *(people)*

»Wir sind entschlossen, Armut und Hunger in allen ihren Formen und Dimensionen ein Ende zu setzen und sicherzustellen, dass alle Menschen ihr Potenzial in Würde und Gleichheit und in einer gesunden Umwelt voll entfalten können.«

### Planet (planet)

»Wir sind entschlossen, den Planeten vor Schädigung zu schützen, unter anderem durch nachhaltigen Konsum und nachhaltige Produktion, die nachhaltige Bewirtschaftung seiner natürlichen Ressourcen und umgehende Maßnahmen gegen den Klimawandel, damit die Erde die Bedürfnisse der heutigen und der kommenden Generationen decken kann.«

### Wohlstand (prosperity)

»Wir sind entschlossen, dafür zu sorgen, dass alle Menschen ein von Wohlstand geprägtes und erfülltes Leben genießen können und dass sich der wirtschaftliche, soziale und technische Fortschritt in Harmonie mit der Natur vollzieht.«

### Frieden (peace):

»Wir sind entschlossen, friedliche, gerechte und inklusive Gesellschaften zu fördern, die frei von Furcht und Gewalt sind. Ohne Frieden kann es keine nachhaltige Entwicklung geben und ohne nachhaltige Entwicklung keinen Frieden.«

### Partnerschaft (partnership):

»Wir sind entschlossen, die für die Umsetzung dieser Agenda benötigten Mittel durch ein mit neuem Leben erfüllte Globale Partnerschaft für nachhaltige Entwicklung zu mobilisieren, die auf einem Geist verstärkter globaler Solidarität gründet, insbesondere auf die Bedürfnisse der Ärmsten und Schwächsten ausgerichtet ist und an der sich alle Länder, alle Interessenträger und alle Menschen beteiligen.« (Vereinte Nationen, 2015, S. 2).

Aktionsplan und globaler Rahmen für Nachhaltigkeitspolitik

Die Agenda 2030 versteht sich als Aktionsplan und globaler Rahmen für Nachhaltigkeitspolitik (Vereinte Nationen, 2015). Im Mittelpunkt stehen die Förderung eines nachhaltigen Friedens, die weltweite Bekämpfung von Armut zur Erreichung von globalem Wohlstand, die Reduzierung von Ungleichheit sowie der Schutz des Planeten. Der Weltgemeinschaft soll ein menschenwürdiges Leben unter dauerhafter Beibehaltung der natürlichen Lebensgrundlagen ermöglicht werden. Die Agenda 2030 stellt auch die Wechselbeziehung zwischen den sozialen Determinanten von Gesundheit und unserer Umwelt heraus (Lilienfeld et al., 2018). Die SDGs betonen die Herausforderungen des Klimawandels als entscheidend für die Gesundheit des Planeten und die menschliche Gesundheit. Der Planet soll vor weiteren Schädigungen geschützt werden und es sollen umgehend Maßnahmen gegen den Klimawandel eingeleitet werden, damit die Menschen in einer möglichst gesunden Umwelt leben können. Die Begrenzung des Klimawandels gehört damit zu den zentralen Anliegen der Agenda 2030.

Nur wenige Monate nach Verabschiedung der Agenda 2030 wurde im Dezember 2015 auf der Weltklimakonferenz in der französischen Hauptstadt das ›Pariser Klimaabkommen‹ beschlossen (► Kap. 1.1). Inzwischen mehren sich Stimmen, die eine Überarbeitung der SDGs anmahnen (Kickbusch & Alakija, 2023). Die Kritik richtet sich darauf, dass die Welt nicht mehr die gleiche ist wie im Jahr 2015. Globale Unsicherheiten, vielfältige Krisen und der bislang geringe Zielerreichungsgrad der SDGs erfordern ihre Reform und stärker als bisher müsse die Aufmerksamkeit auf den Zusammenhang zwischen Armut, Gesundheit und Klimawandel gelegt werden.

## Zielerreichungsgrad der SDGs

Fortschritte oder Stagnation

Jährlich legen die Vereinten Nationen einen Bericht zur Zielerreichung in den einzelnen SDGs vor. Beruhend auf globalen Trenddaten wird berechnet, inwieweit die Zielerreichung erfolgreich erfüllt oder auf Kurs ist, mäßige oder unwesentliche Fortschritte oder Stagnation oder gar Rückläufigkeit zu verzeichnen sind.

Im Jahr 2024, d. h. neun Jahre nach der Verabschiedung der 17 SDGs, zeigt sich, dass die Welt Gefahr läuft, das 3. Nachhaltigkeitsziel ›Ein gesundes Leben für alle Menschen jeden Alters gewährleisten und ihr Wohlergehen fördern‹ zu verfehlen (Vereinte Nationen, 2024, S. 12). Die COVID-19-Pandemie hat bis dahin erreichte Fortschritte bei der Lebenserwartung und der Bekämpfung übertragbarer Krankheiten zunichte gemacht. Über 50 % der Weltbevölkerung hat demnach keinen Zugang zu grundlegenden Gesundheitsdiensten, und zugleich muss ein alterndes Gesundheitspersonal dem wachsenden Bedarf einer alternden Bevölkerung gerecht werden.

Das 12. SDG ›Nachhaltige Konsum- und Produktionsmuster sicherstellen‹ ist teilweise auf Kurs, teilweise stagnierend. So sind die Länder bei der Erfüllung ihrer Verpflichtungen aus internationalen Umweltübereinkommen zur Bekämpfung der Umweltzerstörung vorangekommen. Zugleich wurden 2022 weltweit 1,05 Mrd. Tonnen Nahrungsmittel verschwendet, während Hunderte Millionen Menschen hungerten. Weltweit nimmt Elektroschrott rasant zu, mit häufig unkontrollierter Entsorgung und geringen Recyclingquoten. Zugleich wächst der Materialverbrauch weiter, wenngleich nicht mehr so rasch (Vereinte Nationen, 2024, S. 32).

Anders als beim 12. SDG zeigt sich für das 13. Nachhaltigkeitsziel ›Umgehend Maßnahmen zur Bekämpfung des Klimawandels und seiner Auswirkungen ergreifen‹ keine globale positive Entwicklung in den letzten neun Jahren. Die weltweit höchsten je gemessenen Treibhausgasemissionen belegen, dass die Welt ihre Klimaziele nicht erfüllt. Die Klimakrise hat sich sogar beschleunigt, die Treibhausgasemissionen nehmen zu und weltweit leiden die Menschen unter Wetterextremen und -katastrophen, die Lebens- und Existenzgrundlagen zerstören (Vereinte Nationen, 2024, S. 34 f).

Der Grad der jeweiligen Zielerreichung mit teilweise bestehender Stagnation oder Verschlechterung belegt, wie herausfordernd es für die Weltgemeinschaft ist, die nachhaltigen Entwicklungsziele zu erreichen. Dies bedeutet nicht, diese Ziele aufzugeben, sondern die Anstrengungen zu erhöhen.

## Bedeutung der SDGs für die professionelle Pflege

drei SDGs von besonderer Relevanz

Eine klimasensible, nachhaltig ausgerichtete professionelle Pflege muss sich der Auswirkungen der menschengemachten Schädigung unseres Planeten auf die Gesundheit der Menschen sowie der Bedeutung von umwelt-

und ressourcenschonendem Handeln in der täglichen Arbeit bewusst sein. Vor diesem Hintergrund sind drei SDGs von besonderer Relevanz für die professionelle Pflege:

### Ziel 3: ›Ein gesundes Leben für alle Menschen jeden Alters gewährleisten und ihr Wohlergehen fördern‹

Die Gewährleistung eines gesunden Lebens und die Förderung des Wohlergehens für alle Menschen jeden Alters sind für eine nachhaltige Entwicklung von zentraler Bedeutung. Hier sind u. a. Fortschritte in der Erhöhung der Lebenserwartung und der Verringerung der Kinder- und Müttersterblichkeit sowie eine Verringerung vorzeitiger Todesfälle, z. B. durch Tabakrauchen, adressiert. Anhaltende und neu auftretende Gesundheitsprobleme sind weltweit anzugehen. Das Leben von Millionen Menschen ist durch Reduzierung von Luftverschmutzung und eine effiziente Finanzierung der Gesundheitssysteme zu retten (https://unric.org/de/17ziele/sdg-3/). Gesundheit und Wohlergehen für zu betreuende Menschen mit Pflegebedarf gehören zu den selbstverständlichen Zielsetzungen der beruflichen Pflege.

### Ziel 12: ›Nachhaltige Konsum- und Produktionsmuster sicherstellen‹

Im Mittelpunkt dieses Ziels stehen die Förderung von Ressourcen- und Energieeffizienz, die Bereitstellung des Zugangs zur Grundversorgung, menschenwürdige Arbeitsplätze und eine bessere Lebensqualität für alle. Es sollen wirtschaftliche, ökologische und soziale Kosten gesenkt und Armut verringert werden. Nachhaltiger Konsum und nachhaltige Produktion zielen darauf ab, »mit weniger mehr und besser zu werden« (https://unric.org/de/17ziele/sdg-12/). In der Pflege kann dies u. a. bedeuten, auf Abfallvermeidung in der täglichen Praxis zu achten.

### Ziel 13: ›Umgehend Maßnahmen zur Bekämpfung des Klimawandels und seiner Auswirkungen ergreifen‹

Angesichts der Auswirkungen des Klimawandels insbesondere auf die Ärmsten und Schwächsten, richtet sich dieses Ziel auf Emissionsreduktion – zum Beispiel durch die Nutzung erneuerbarer Energien – sowie auf Handlungsoptionen zur Entwicklung widerstandsfähiger Volkswirtschaften. Der Klimawandel wird als globale Herausforderung erachtet, die keine nationalen Grenzen kennt und dessen Lösungen auf internationaler Ebene koordiniert werden müssen (https://unric.org/de/17ziele/sdg-13/). Auch wenn nur dieses 13. Nachhaltigkeitsziel konkret auf den Klimawandel eingeht, ist er als übergreifendes Thema in allen SDGs eingewoben (Lilienfeld et al. 2018). Für die professionelle Pflege bedeutet dies beispielsweise die Ergreifung von Maßnahmen zur Verringerung oder Vermeidung von $CO_2$-Emissionen im Gesundheitswesen.

Mehrere weitere Ziele berühren eine nachhaltig zu gestaltende professionelle Pflege, z. B. *Ziel 4: ›Inklusive, gleichberechtigte und hochwertige Bildung gewährleisten und Möglichkeiten des lebenslangen Lernens für alle fördern‹*. Dazu gehört explizit auch die Förderung von Bildung für eine nachhaltige Entwicklung, z. B. in Bezug auf eine Implementierung von Inhalten zu Klimaschutz und Nachhaltigkeit in pflegerische Curricula.

normative Verpflichtung

Mit der Agenda 2030 sind die unterzeichnenden Länder aufgefordert, die 17 SGDs in ihre Politik als nationale Entwicklungspläne zu überführen. Auch Verbände und Organisationen sind aufgerufen, Maßnahmen zur Erreichung der 17 SDGs in ihre Agenden aufzunehmen und für deren Umsetzung Sorge zu tragen. Die Agenda 2030 stellt somit sowohl eine Grundlage als auch eine normative Verpflichtung für die unterzeichnenden Länder, deren Politik sowie für die nationalen Verbände und Organisationen dar. Dieser normativen Verpflichtung hat sich auch seit 2021 der Weltbund der Pflegenden, der *International Council of Nurses*, in seinem Ethikkodex angenommen.

### 2.1.2 Der ICN-Ethikkodex

International Council of Nurses

Der International Council of Nurses (ICN) repräsentiert aktuell 138 nationale Berufsverbände der Pflege mit ca. 27 Millionen organisierten Mitgliedern (ICN, 2025). Für Deutschland ist der DBfK (Deutscher Berufsverband für Pflegeberufe) Mitglied im ICN.

Berufsethik

Der ICN hat erstmalig im Jahr 1953 eine Berufsethik, den *ICN-Ethikkodex*, formuliert, der für alle Pflegenden weltweit, für alle Settings pflegerischen Handelns und für alle Qualifikationsniveaus Gültigkeit hat. Er kann als Wertekompass verstanden werden, dem sich professionell Pflegende verpflichtet fühlen. Der ICN-Ethikkodex für Pflegefachpersonen stellt eine »Erklärung der ethischen Werte, Verantwortlichkeiten und beruflichen Rechenschaftspflicht von Pflegefachpersonen und Studierenden/Lernenden der Pflege« dar (ICN, 2021, S. 3). Lernende in der Pflege sind somit ausdrücklich mitgemeint.

Der ICN-Ethikkodex versteht sich sowohl als Rahmen für eine ethische Pflegepraxis und Entscheidungsfindung als auch als »ethische Leitlinie in Bezug auf die Rollen, Pflichten, Verantwortlichkeiten, Verhaltensweisen, das professionelle Urteilsvermögen und die Beziehungen von Pflegefachpersonen zu Patientinnen und anderen Menschen mit Pflegebedarf, zu Kolleginnen und zu Fachpersonen anderer Berufe« (ICN, 2021, S. 3). Die im Kodex formulierten Werte und Verpflichtungen wirken zusammen mit den nationalen Gesetzen, Vorschriften und Berufsstandards des jeweiligen Landes (ebd.).

## Globale Gesundheit als neuer Verantwortungsbereich der Pflege

neuer Verantwortungsbereich

Der ICN-Ethikkodex wurde im Verlauf der Zeit mehrfach überarbeitet, zuletzt im Jahr 2021. Als neuer Verantwortungsbereich der Pflege wurde die *globale Gesundheit* hinzugefügt. Der Ethikkodes besteht nun aus den folgenden vier Hauptelementen (ICN, 2021):

1. Pflegefachpersonen und Patient:innen und Menschen mit Pflegebedarf,
2. Pflegefachpersonen und die Praxis,
3. Pflegefachpersonen und der Beruf,
4. Pflegefachpersonen und globale Gesundheit.

Die 17 SDGs der Vereinten Nationen (▶ Kap. 2.1.1) bilden insbesondere für das neu eingefügte vierte Hauptelement eine wesentliche Grundlage. Der ICN-Ethikkodex nimmt die SDGs ausdrücklich mit auf und formuliert auf dieser Basis Werte und Verpflichtungen.

## Aussagen des Hauptelements ›Pflegefachpersonen und globale Gesundheit‹

Pflegefachpersonen und globale Gesundheit

Das vierte Hauptelement ›Pflegefachpersonen und globale Gesundheit‹ weist die folgenden acht Einzelelemente auf (ICN, 2021, S. 20):

> »4. PFLEGEFACHPERSONEN UND GLOBALE GESUNDHEIT
>
> 4.1 **Pflegefachpersonen** erachten die Gesundheitsversorgung als Menschenrecht und bekräftigen das Recht auf universellen Zugang zur Gesundheitsversorgung für alle.
>
> 4.2 **Pflegefachpersonen** wahren die Würde, die Freiheit und den Wert aller Menschen und wenden sich gegen alle Formen der Ausbeutung, wie Menschenhandel und Kinderarbeit.
>
> 4.3 **Pflegefachpersonen** übernehmen eine Führungsrolle oder tragen zu einer soliden gesundheitspolitischen Entwicklung bei.
>
> 4.4 **Pflegefachpersonen** tragen zur Gesundheit der Bevölkerung bei und arbeiten auf die Erreichung der **Nachhaltigen Entwicklungsziele** der Vereinten Nationen (SDG) hin.
>
> 4.5 **Pflegefachpersonen** anerkennen die Bedeutung der sozialen Determinanten von Gesundheit. Sie tragen zu entsprechenden Richtlinien und Programmen bei und setzen sich dafür ein.
>
> 4.6 **Pflegefachpersonen** setzen sich gemeinsam dafür ein, die natürliche Umwelt zu erhalten, zu stärken und zu schützen. Sie sind sich der gesundheitlichen Folgen der Umweltzerstörung, z. B. aufgrund des Klimawandels, bewusst. Sie treten für Initiativen ein, die umweltschädliche Praktiken reduzieren, um Gesundheit und Wohlbefinden zu fördern.
>
> 4.7 **Pflegefachpersonen** arbeiten mit anderen Gesundheits- und Sozialberufen und der Bevölkerung zusammen, um die Grundsätze der Gerechtigkeit zu wahren, indem sie die Verantwortung für **Menschenrechte, Chancengerechtigkeit** und Fairness fördern und sich für das öffentliche Wohl und für einen gesunden Planeten einsetzen.
>
> 4.8 **Pflegefachpersonen** arbeiten länderübergreifend zusammen, um die globale Gesundheit zu entwickeln und zu erhalten, und Richtlinien und Grundsätze dafür sicherzustellen.«

Der ICN-Ethikkodex nimmt hier im vierten neu eingefügten Hauptelement die professionell Pflegenden in die Pflicht, einen Beitrag zur Erreichung der SDGs (Einzelelement 4.4), zum Erhalt der natürlichen Umwelt (Einzelelemente 4.6, 4.7) und zum Umgang mit den gesundheitlichen Folgen des Klimawandels zu leisten (Einzelelemente 4.4, 4.6, 4.7). Pflegefachpersonen werden zudem aufgefordert, sich gesundheitspolitisch einzubringen (Einzelelement 4.3) und sich national wie international zu organisieren (Einzelelement 4.8). Prägnant wird die globale Gesundheit und die Förderung von Wohlbefinden der Bevölkerung adressiert und wie bei den 17 Nachhaltigkeitszielen der Vereinten Nationen in den Kontext von Armutsbekämpfung gestellt. Es wird deutlich, dass ein sich stark veränderndes Klima nicht nur eine Bedrohung für die Umwelt, sondern auch eine humanitäre Herausforderung darstellt und unmittelbar mit Fragen sozialer Gerechtigkeit verknüpft ist (Sorensen & Lemery, 2015).

Beitrag zur Erreichung der SDGs

### Anwendung des Hauptelements ›Pflegefachpersonen und globale Gesundheit‹

Der ICN-Ethikkodex enthält im Weiteren konkrete Empfehlungen für die Anwendung auf der Ebene von a) Pflegefachpersonen und Führungspersonen in der Pflege, b) Lehrenden und Forschenden sowie c) nationalen Pflegeberufsverbänden. Wie mit den SDGs durch die Vereinten Nationen gefordert, operationalisiert der ICN-Ethikkodex die nachhaltigen Entwicklungsziele für die professionelle Pflege weltweit.

Exemplarisch werden nachfolgend einige Handlungsempfehlungen für *Pflegefachpersonen und Führungspersonen in der Pflege* im Kontext von globaler Gesundheit und Klimawandel aufgeführt.

Handlungsempfehlungen

Pflegefachpersonen und Führungspersonen…

> »Informieren sich und ihre Kolleg:innen über globale Gesundheit, einschließlich aktueller und globaler Technologien. […]«
>
> »Erwerben und verbreiten Wissen über die negativen Auswirkungen des Klimawandels auf die Gesundheit der Menschen und den Planeten.«
>
> »Handeln bei lokalen und globalen Themen, die die Gesundheit betreffen, wie Armut, Nahrungsmittelsicherheit, Wohnsituation, Migration, Geschlecht, Klasse, kulturelle und ethnische Zugehörigkeit, Umweltgesundheit, menschenwürdige Arbeit und Bildung.«
>
> (ICN, 2021, S. 21 f).

Pflegefachpersonen werden damit sowohl direkt in die Verantwortung genommen als auch zum Handeln aufgefordert (Lilienfeld et al., 2018). Professionelle Pflege hat hiermit ein unmittelbares Mandat, dem sie sich gemeinsam national und international verpflichtet fühlen sollte. Der ICN schreibt in seinem Positionspapier ›Nurses, climate change and health‹ den Pflegenden als Einzelpersonen und als Gemeinschaft ein besonderes Mandat und die Pflicht zu, unverzüglich Maßnahmen zur Eindämmung des Klimawandels durch Verringerung oder Vermeidung von Treibhausgasemissionen zu ergreifen, zum Aufbau klimaresilienter Gesundheitssys-

Mandat

teme und zum Schutz der Gesundheit der Bevölkerung beizutragen und eine nachhaltige, klimasensible Pflegepraxis sowie Einflussnahme auf die Politik umzusetzen (ICN, 2024).

Der Beitrag von Pflegefachpersonen zur Erreichung der SDGs ist von zentraler Bedeutung, nicht nur für die Förderung des Umweltschutzes im Zusammenhang mit Gesundheit und Wohlbefinden der Bevölkerung, sondern auch im Kontext des Eintretens für Menschenrechte und politische Veränderungen. Dies ist eindeutig an jede lernende Person in der Pflege, jede einzelne Pflegefachperson wie auch an die Pflegegemeinschaft adressiert.

### 2.1.3 Aufforderung zum Handeln – Position des EFN

European Federation of Nurses Associations

Die 1971 geründete European Federation of Nurses Associations (EFN) vertritt die Interessen von ca. 3 Millionen professionell Pflegenden in der Europäischen Union und gegenüber den europäischen Institutionen, wie beispielsweise der Europäischen Kommission. Im EFN sind 36 nationale Berufsverbände der Pflege Mitglied. Die bundesdeutschen Pflegefachpersonen werden durch den DBfK (Deutscher Berufsverband für Pflegeberufe) vertreten.

Analog zum ICN-Ethikkodex benennt auch die EFN die »massive Bedrohung für die globale Gesundheit durch den Klimawandel« (EFN, 2020, S. 1). Die EFN sieht ebenso die Pflegenden in der Pflicht und schreibt allen professionell Pflegenden und den Pflegefachverbänden eine zentrale Rolle als »Akteure des Wandels« (ebd.) zu. Pflegefachpersonen werden als hoch vertrauenswürdige Fachkräfte in einer privilegierten Position erachtet, die wissenschaftliches Arbeiten verstehen und der Bevölkerung diese Erkenntnisse vermitteln können. Sie sind Expert:innen, um die Öffentlichkeit über Krankheiten und die Förderung von Gesundheit zu informieren (ebd.).

#### Appell an die Pflege

aktiv für den Umweltschutz

In diesem Sinne fordert die EFN alle Lernenden in der Pflege, Pflegefachpersonen und Pflegeverbände in Europa dazu auf, sich in ihren jeweiligen Rollen aktiv für den Umweltschutz einzusetzen. Sie benennt verschiedene Ebenen, auf denen Pflegende und ihre Organisationen handeln und sich für Veränderungen einsetzen können: »Sie können sich bei wichtigen Interessengruppen, einschließlich Regierungen, zur Eindämmung und Anpassung an die Folgen des Klimawandels einsetzen und selber Maßnahmen ergreifen: Erstens durch Beeinflussung der Politik, zweitens durch die öffentliche Bekanntmachung der Thematik, drittens durch Veränderungen im Gesundheitssystem und viertens durch ihren persönlichen Lebensstil« (EFN, 2020, S. 2).

Ganz konkret fordert der EFN jede einzelne Pflegefachperson in ihrer jeweiligen Rolle zu folgendem Handeln auf (EFN, 2020, S. 3):

- sich für Richtlinien einzusetzen, die eine Reduzierung von Abfällen im Gesundheitswesen fördern,
- sich aktiv in Ausschüssen für Umweltgesundheit und in der Politikgestaltung für Umweltschutz im Gesundheitswesen einzusetzen,
- sich im Gesundheitswesen für die Nutzung von sauberer Energie und nachhaltigen Ressourceneinsatz zu engagieren,
- sich für ein Reduzierung des Verkehrs, z. B. durch eine bessere Planung von Arbeitswegen in der ambulanten Pflege, zu engagieren,
- Einzelpersonen, Familien und Gemeinschaften für einen gesunden und nachhaltigen Lebensstil zu motivieren, z. B. durch mehr Bewegung zu Fuß und mit dem Fahrrad, durch die Nutzung erneuerbarer Energien oder eine Ernährungsumstellung.

### Appell an die Entscheider auf europäischer Ebene

Die EFN richtet ferner konkrete Forderungen an die Europäische Kommission, das Europäische Parlament und den Rat der Europäischen Union. Die einzelnen Punkte lauten (EFN, 2020, S. 2):

konkrete Forderungen an die Europäische Kommission

- »Priorisieren Sie die Entwicklung von Strategien und Vereinbarungen, die Klimaschutz begünstigen, die öffentliche Gesundheit schützen und die globale Gerechtigkeit fördern.
- Demonstrieren Sie Führungsstärke bei der Festlegung einer Agenda zur Begrenzung der Erwärmung auf 1,5 °C und bei der Erfüllung der Emissionsminderungsverpflichtungen der Länder gemäß dem Pariser Abkommen.
- Beziehen Sie die Ministerien für Gesundheit und Gesundheitsorganisationen der Zivilgesellschaft, insbesondere Pflegeverbände und -organisationen, bei der Entscheidungsfindung in der EU und auf nationaler Ebene ein, um sicherzustellen, dass Klimawandelstrategien darauf abzielen, die Gesundheit maximal zu schützen und die globale Gerechtigkeit zu verbessern.
- Stellen Sie angemessene Mittel zur Finanzierung der Klima- und Gesundheitsforschung, der Resilienz, des Klimaschutzes und der Klimaanpassung sowie der möglichen Beteiligung des Gesundheitssektors an der Entscheidungsfindung und Umsetzung bereit.
- Verstärken Sie Aktivitäten zur Prävention und Gesundheitsförderung und beziehen Sie Gesundheitskompetenz in die Empowerment-Strategien der Bürger/innen ein. Prävention ist der Schlüssel zur Gesundheit der Bevölkerung beizutragen, und impliziert den Einsatz von bürgernahen Ansätzen. Pflegefachpersonen sind in einzigartiger Weise in der Lage, als Gesundheitstrainer/innen zu fungieren und dazu beizutragen die individuellen Emissionen zu reduzieren und einen gesunden Lebensstil zu führen.
- Investieren Sie in Programme für lebenslanges Lernen der Pflegefachpersonen, um die Rolle der Pflegefachpersonen als Akteure des Wandels und deren Weiterentwicklung zu erleichtern. Dabei spielen Kenntnisse, Fähigkeiten und Kompetenzen auf dem Gebiet des Klimawandels und des Klimaschutzes sowie der negativen Auswirkungen steigender Temperaturen eine besondere Rolle.«

Schlüsselrolle der Pflege

In einem *EFN Policy Statement of Planetary Health* während der COVID-19-Pandemie unterstreicht die EFN die o. g. Forderungen an die Entscheidungstragenden der Europäischen Union und betont gleichzeitig die Schlüsselrolle der Pflege bei der Lösung der globalen Probleme (EFN, 2022, S. 1). Sie fordert u.a. die Unterstützung von pflegebezogenen Planetary Health-Aktivitäten, die Schaffung erweiterter Berufsrollen für Pflegende in Bezug auf planetare Gesundheit, die Einbeziehung von Pflegenden in Entscheidungsprozesse sowie die Finanzierung von Forschung. Die Ausbildung von Pflegenden soll sowohl Aspekte des Klimaschutzes (Mitigation) als auch die Anpassung an lokale und globale Klimafolgen (Adaptation) mit aufnehmen (► Kap. 1.4).

### 2.1.4 Berufspolitische Verpflichtung – Position des DBfK

Den nationalen Pflegeverbänden empfiehlt die EFN, mit der jeweiligen Regierung zu den Themen Pflege, Gesundheit und Klimawandel zusammenzuarbeiten. Sie ermutigt sie und fordert sie auf, nationale Aktionspläne, Strategien und Programme zur Bewältigung der Risiken und Folgen des Klimawandels zu entwickeln, Öffentlichkeitsarbeit zu betreiben und Konzepte zur Nachhaltigkeit in die Pflegepraxis einzubringen (EBN 2020, S. 3).

Deutscher Berufsverband für Pflegeberufe

In Deutschland hat sich der Deutsche Berufsverband für Pflegeberufe (DBfK) als hierzulande größter Berufsverband des Themas angenommen und inzwischen wegweisende Positionspapiere zu nachhaltigem Pflegehandeln und zum Umgang mit dem Klimawandel entwickelt und politisch eingebracht (DBfK, 2020; DBfK, 2023). In Zusammenarbeit mit dem Österreichischen Gesundheits- und Krankenpflegeverband (ÖGKV) und Schweizer Berufsverband für Pflegefachfrauen und Pflegefachmänner (SBK/ASI) wurde die ›ICN-Charta für den Wandel‹ übersetzt, in der u. a. die Rolle von Pflege in Bezug auf nachhaltige Entwicklung und globale Gesundheit herausgestellt wird (DBfK et al., 2023). Das Thema Nachhaltigkeit nimmt beim DBfK eine bedeutende berufspolitische Position ein. Der Verband sieht sich unmissverständlich dem ICN-Ethikkodex verpflichtet.

**DBfK-AG Nachhaltigkeit**

Unter dem Dach des DBfK hat sich die Arbeitsgruppe ›Nachhaltigkeit‹ gegründet. Sie möchte professionell Pflegende für den Zusammenhang zwischen dem Klimawandel und der eigenen Pflegepraxis sensibilisieren. Die Mitglieder organisieren Treffen, Vorträge und Fachtagungen, erstellt Informationsmaterialien und Broschüren, Handreichungen und Tipps für nachhaltiges Handeln. Die Arbeitsgruppe ist mit anderen Klima-Akteuren vernetzt, z.B. mit Health for Future. Eine Mitarbeit steht Pflegefachpersonen aus allen Bereichen, Auszubildenden und Studierenden jederzeit offen (https://www.dbfk.de/de/berufspolitik/nachhaltigkeit/).

Positionspapier

Im Jahr 2023 veröffentlichte der DBfK ein Positionspapier mit dem Titel *Nachhaltiges Handeln in der Pflege ist nötig und möglich.* Die Bedeutung von Pflege angesichts von Umweltzerstörung und Klimawandel wird bereits in der Einleitung hervorgehoben: »Pflegefachpersonen sind den Menschen von Anfang bis Ende des Lebens verbunden. Sie üben ihren Beruf in dem ethischen Anspruch aus, zur Gesundheit der Bevölkerung beizutragen und sie vor den gesundheitlichen Folgen der Umweltzerstörung und des Klimawandels zu schützen, so gut sie können. Pflegefachpersonen sind sich aber auch der Tatsache bewusst, dass sie in ihrer Berufsausübung einen wesentlichen Beitrag zum Klimaschutz und zur Einsparung von Ressourcen leisten können.« (DBfK, 2023, S.1). Basierend auf den ICN-Ethikkodex sieht das Positionspapier die Pflege als größte Berufsgruppe im Gesundheitswesen in der Verantwortung, »in allen Pflegesettings einen Beitrag für mehr Klimaschutz und Nachhaltigkeit zu leisten« (ebd., S. 1). In der Konsequenz wird daraus die berufsethische Verantwortung für Pflegefachpersonen abgeleitet, das Fortschreiten und die Auswirkungen des Klimawandels möglichst gering zu halten.

Handlungsoptionen für Pflegende

In dem Positionspapier sind zahlreiche Handlungsoptionen für Pflegende aufgeführt, beispielsweise die Beratung von Menschen mit Pflegebedarf zu umwelt- und klimasensiblem Verhalten, in Bezug auf eine gesunde Lebensweise oder den sinnvollen Umgang mit Arznei- und Heilmitteln. Professionell Pflegende können auch Einfluss ausüben auf Auszubildende, Praktikant:innen oder Pflegehelfer:innen oder Angehörige anderer Berufsgruppen. Weitere Handlungsoptionen werden für professionell Pflegende darin gesehen, Einwegmaterialien und Verpackungen zu vermeiden oder zumindest zu reduzieren sowie eine umweltgerechte Entsorgung von Medikamenten umzusetzen (ebd.).

Bestandteil in Aus-, Fort- und Weiterbildung

Zudem fordert der DBfK, Nachhaltigkeit und Klimawandel zu einem essenziellen Bestandteil in Aus-, Fort- und Weiterbildung zu erheben. Dahingehende Bildungsmodule sind in Curricula und einrichtungsspezifische Ausbildungspläne zu etablieren, anzuwenden und praktisch umzusetzen, um die notwendigen Kompetenzen für eine nachhaltige Veränderung der Praxis zu erwerben (ebd.). Der DBfK spricht sich außerdem für verpflichtende Fort- und Weiterbildungen zum Thema Klimaschutz für bereits examinierte Pflegende aus.

Die Anregungen des Positionspapieres beziehen sich darüber hinaus auf die Etablierung von Nachhaltigkeit in der Gesellschaft in Form eines Kulturwandels, zu den auch Pflegende beitragen können. Des Weiteren werden eine solidarische Gestaltung des Gesundheitssystems angemahnt und unter Bezugnahme auf die SDGs der Vereinten Nationen (▶ Kap. 2.1) die Bedeutung globalen Handelns und Denkens unterstrichen.

ICN und EFN betonen, dass es von immenser Bedeutung ist, das Thema Klimawandel und Nachhaltigkeit bereits in die Pflegeausbildung bzw. in das Pflegestudium zu integrieren. Die maßgeblichen Regelwerke dafür sind in Deutschland das Pflegeberufegesetz und die Ausbildungs- und Prüfungsverordnung. Hierin ist festgelegt, welche Kompetenzen Studierende und Auszubildende in der Pflege erwerben sollen, um professionell pflegen zu können. Welche Bedeutung dabei den Themen Klimaschutz und Nachhaltigkeit zukommt, wird im Folgenden näher betrachtet.

## 2.2 Klimaschutz und Nachhaltigkeit im Berufsgesetz

frühzeitige Sensibilisierung

Die Aufnahme der Themen Klimaschutz, Nachhaltigkeit und globale Gesundheit in die Lehrpläne des Pflegeberufes stellt eine zentrale Maßnahme für eine frühzeitige Sensibilisierung dar. Bildung wird als ›soziale Kipp-Intervention‹ (*Social Tipping Intervention*) zur Stabilisierung des Klimawandels identifiziert und insbesondere Hochschulbildung wird ein positiver Einfluss auf Gesundheit und Nachhaltigkeit zugeschrieben (Alvarez-Nieto et al., 2022, S. 122).

**Social Tipping Interventions**

Das Modell der sozialen Kipp-Interventionen beschreibt ansteckende Prozesse, die zu einer raschen Verbreitung von innovativen Technologien, Verhaltensweisen, sozialen Normen und Umstrukturierungen von Organisationen führen (Otto et al., 2020). »Im Gegensatz zu den physikalischen Kipp-Punkten des Klimas, die den Planeten und unser Leben radikal negativ verändern, haben die sozialen Kipp-Interventionen das Potenzial, eine positive Transformation hin zu einer klimaverträglichen, ressourceneffizienten Welt herbeizuführen« (Deutsche Allianz Klimawandel und Gesundheit, 2023).

Beziehung zur beruflichen Identität

Hochschulen gelten als wichtige Partner für Klimaschutz, Nachhaltigkeit und Gesundheitsförderung, weil sie mit ihren Studienprogrammen und der Kompetenzanbahnung für Pflegende dazu beitragen können, globale Gesundheitsziele zu erreichen, die Gesundheit des Planeten zu erhalten, gesundheitliche Ungleichheiten zu verringern und eine nachhaltige Entwicklung zu fördern (Solheim et al., 2024; López-Medina et al., 2022; Lilienfeld et al., 2018). Hochschulen bilden zukünftige Fachpersonen aus, die ihr berufliches Umfeld durch ihr Wissen, ihre Werte und Haltung sowie durch Wissenstransfer direkt oder indirekt sowie regional oder überregional beeinflussen können (Peer & Stoeglehner, 2013). International wird empfohlen, Klimaschutz und Nachhaltigkeit bereits von Beginn an in die Curricula zu integrieren, damit die Beziehung zur beruflichen Identität frühzeitig unterstrichen wird (Alvarez-Nieto et al., 2022; Huss et al., 2020). Die Auseinandersetzung mit den Folgen des Klimawandels wird perspektivisch für professionell Pflegende ein umfangreiches Handlungsfeld darstellen. Pflegestudierende und jüngere Pflegende werden länger und ausgeprägter mit den Folgen des Klimawandels umgehen müssen als ältere Pflegende.

### Pflegeberufegesetz (PflBG)

2017 wurde das Gesetz zur Reform der Pflegeberufe (Pflegeberufereformgesetz, PflBRefG) als Mantelgesetz verabschiedet (Bundesministerium der Justiz & Bundesamt der Justiz, 2017). Im Jahr 2020 trat das neue Gesetz für die Pflegeberufe (Pflegeberufegesetz – PflBG) in Kraft. Es regelt die berufliche und hochschulische Pflegeausbildung und skizziert damit das Berufsprofil. Im § 5 PflBG sind die Ausbildungsziele formuliert. Im Hinblick auf den Zusammenhang zwischen Klimaschutz, Nachhaltigkeit und Gesundheit gibt es kein eigenes Ausbildungsziel, sondern lässt sich nur indirekt ableiten:

Gesetz für die Pflegeberufe

Ausbildungsziele

> »*Sie* [die Ausbildung] *erfolgt entsprechend dem allgemein anerkannten Stand pflegewissenschaftlicher, medizinischer und weiterer bezugswissenschaftlicher Erkenntnisse auf Grundlage einer professionellen Ethik*« (PflBG, § 5 Absatz 2).

Weitere indirekte Bezugspunkte finden sich im § 5 Absatz 3. Die Ausbildung soll zur Bedarfserhebung und Durchführung präventiver und gesundheitsfördernder Maßnahmen befähigen (PflBG, § 5 Absatz 3, 1.e). sowie zur Durchführung von Maßnahmen in Krisen- und Katastrophensituationen (PflBG, § 5 Absatz 3, 1.h).

indirekte Bezugspunkte

Im dritten Teil des Pflegeberufegesetzes sind die Ausbildungsziele für die *hochschulische Pflegeausbildung* verankert (§§ 37–39). Diese verfolgt dasselbe Ausbildungsziel wie die berufliche Pflegeausbildung, weist jedoch darüber hinaus ein erweitertes Ausbildungsziel auf (PflBG § 37 Absatz 1–3). Auch hier lassen sich indirekt Bezugspunkte zu den Themen Klimaschutz, Nachhaltigkeit und Gesundheit verorten:

Die hochschulische Pflegeausbildung soll u. a. dazu befähigen, »*die Weiterentwicklung der gesundheitlichen und pflegerischen Versorgung … maßgeblich mitzugestalten*« (PflBG, § 37 Absatz 3, 2.).

Sie befähigt ebenso dazu:

> »*…sich Forschungsgebiete der professionellen Pflege auf dem neuesten Stand der gesicherten Erkenntnisse erschließen und forschungsgestützte Problemlösungen wie auch neue Technologien in das berufliche Handeln übertragen zu können sowie berufsbezogene Fort- und Weiterbildungsbedarfe zu erkennen*« (PflBG, § 37 Absatz 3, 3.)

> »*…sich kritisch-reflexiv und analytisch sowohl mit theoretischem als auch praktischem Wissen auseinandersetzen und wissenschaftsbasiert innovative Lösungsansätze zur Verbesserung im eigenen beruflichen Handlungsfeld entwickeln und implementieren zu können*« (PflBG, § 37 Absatz 3, 4.).

Sowohl für das berufliche als auch das hochschulische Ausbildungsziel werden somit Klimaschutz und Nachhaltigkeit nicht ausdrücklich verankert. Zugleich sind grundlegende Inhalte integriert und ableitbar. Dazu gehören insbesondere die professionelle Ethik (die sich aus dem ICN-Ethikkodex ableitet) sowie die Maßgaben, gesundheitsförderlich zu handeln, die gesundheitliche Versorgung wissenschaftsbasiert mitzugestalten, Maßnahmen in Krisen- und Katastrophensituationen durchzuführen und wissenschaftsbasiert innovative Lösungsansätze implementieren zu können. Die dafür erforderlichen speziellen Kompetenzen sind im Studium zu vermitteln.

### Ausbildungs- und Prüfungsverordnung für die Pflegeberufe (PflAPrV)

Ausbildungs- und Prüfungsverordnung für Pflegeberufe

Die Umsetzung des Pflegeberufegesetzes regelt seit 2018 die Ausbildungs- und Prüfungsverordnung für die Pflegeberufe (Pflegeberufe-Ausbildungs- und Prüfungsverordnung, PflAPrV) (Bundesministerium der Justiz und für Verbraucherschutz & Bundesamt der Justiz, 2018). Hier sind die erforderlichen Kompetenzen für die spätere Berufsausübung weiter konkretisiert. In Anlage 2 finden sich die nachstehenden Passagen mit Bezug zum Thema Klimaschutz, Nachhaltigkeit und Gesundheit:

> *»Die Absolventinnen und Absolventen …*
> *wirken an der Umsetzung von Konzepten und Leitlinien zur ökonomischen und ökologischen Gestaltung der Einrichtung mit«* (PflAPrV, Anlage 2, IV, 2.e.).

Für den Katastrophenfall sind ebenfalls Kompetenzanforderungen formuliert:

> *»Die Absolventinnen und Absolventen …*
> *erkennen Notfallsituationen in Pflege- und Gesundheitseinrichtungen und handeln nach den Vorgaben des Notfallplanes und der Notfall-Evakuierung«* (PflAPrV, Anlage 2, I, 4.c).

Des Weiteren findet sich ein indirekter Bezug zu den Nachhaltigkeitszielen der Vereinten Nationen (SDGs):

> *»Die Absolventinnen und Absolventen…*
> *setzen sich für die Verwirklichung von Menschenrechten, Ethikkodizes und die Förderung der spezifischen Bedürfnisse und Gewohnheiten von zu pflegenden Menschen aller Altersstufen und ihren Bezugspersonen ein« (PflAPrV, Anlage 2, II, 3.a).*

Kompetenzanforderungen

Die hier aufgeführten Kompetenzanforderungen begründen für die berufliche und hochschulische Pflegeausbildung einen gewissen Anspruch, zu den Themen Klimaschutz, Nachhaltigkeit und Krisensituationen sowohl Wissen als auch Handlungskompetenzen zu vermitteln. Kritisch ist allerdings festzuhalten, dass sich die Themen nur randständig abbilden. Im Vergleich zu der im ICN-Ethikkodex formulierten weitreichenden Verantwortung von professionell Pflegenden für die globale Gesundheit (► Kap. 2.1.2) spiegeln sich Klimaschutz und Nachhaltigkeit nur marginal im derzeitigen Berufsgesetz wider. Zudem wird lediglich auf die Mitwirkung abgezielt. Eine umfassende Verantwortung und Anwaltschaft professionell Pflegender für Klimaschutz, Nachhaltigkeit und Gesundheitsförderung im Kontext von sozialer Gerechtigkeit fehlt derzeit im Berufsgesetz (Ammende et al., 2023). Allerdings weist das Bundesministeriums für Gesundheit darauf hin, bei der anstehenden Überarbeitung der Rahmenlehr- und Ausbildungspläne für die Pflegeausbildung die bestehenden Empfehlungen zum Thema »Umwelt, Klima und Gesundheit« zu aktualisieren (BMG, 2023, S. 8).

Die Integration von Klimawandel und Gesundheit bzw. Planetary Health in die Curricula von Studium, Aus- und Fortbildungen in den Gesundheitsfachberufen steht erst am Anfang (Lilienfeld et al., 2018). Das Fachgebiet Humanmedizin zeigt sich hier am weitesten fortgeschritten. Andere Fachgebiete, wie Pflege, Psychologie oder Physiotherapie, weisen bislang lediglich vereinzelte Angebote auf (Lancet Countdown on Health and Climate Change, 2021). Verschiedentlich wird daher gefordert, Klimaschutz, Nachhaltigkeit und planetare Gesundheit als Querschnittsthema in die Curricula von Gesundheitsprofessionen zu verankern (Tiitta et al., 2024; Lancet Countdown on Health and Climate Change, 2021; Shaw et al., 2021).

Barrieren

Trotz der zunehmenden Bedeutung des Themas für die professionell Pflegenden existieren derzeit noch Barrieren bei seiner Integration in die Pflegeausbildung. Es mangelt zum einen an Bewusstsein bei Lehrenden, Dozierenden oder Anleitenden für die Bedeutung nachhaltigen Handelns. Zum anderen fehlt es an spezifischem Fachwissen des ausbildenden Personals, an vergleichbaren Modulen in Europa und an einem Austausch untereinander über Nachhaltigkeitsthemen (Siemon et al. 2024; Aronsson et al., 2023; Alvarez-Nieto et al., 2022; López-Medina et al., 2022; Tun, 2019; Lilienfeld et al., 2018; Richardson et al., 2014).

## 2.3 Schlüsselrolle der Pflege

Environment Theory

Historisch betrachtet kommt der Berufsgruppe der Pflegenden eine besondere Bedeutung für Klimaschutz und Nachhaltigkeit zu. Bereits *Florence Nightingale* (1820–1910) hebt in ihrer ersten Veröffentlichung ›Notes on Nursing‹ von 1860 den Zusammenhang Mensch, Umwelt und Gesundheit hervor. Sie entwickelte ihre Environmental Theory und beschrieb zehn die Gesundheit beeinflussende Faktoren, z. B. saubere Luft und sauberes Wasser (McCauley & Hayes, 2021; Lilienfeld et al., 2018). Nightingale verfügte über Fachkenntnisse in Statistik und Epidemiologie und nutzte diese Methoden zur Sammlung und Analyse von Daten zu Krankheiten und zur Sterblichkeit bei Soldaten während des Krimkriegs. Dabei konnte sie u. a. die Bedeutung des Umfelds auf die Gesundheit nachweisen. Die von ihr angeordneten Hygienemaßnahmen – u. a. frische Luft, sauberes Wasser, regelmäßige Reinigung von Bettwäsche, Kleidung und Verbänden – führten schließlich zu einer drastischen Senkung der Sterblichkeitsrate (Mayer, 2018).

Pflegende in den USA als Changemaker

In den 1960er und 1970er Jahren wirkten Pflegende in den USA als Changemaker, wenn Familien oder Gemeinden von Umweltgefahren bedroht waren (McCauley & Hayes, 2021). Umwelt- und Arbeitsschutz waren zu dieser Zeit wenig entwickelt, viele Menschen lebten in prekären Wohnverhältnissen. In den 1960iger Jahren verunreinigten Abwässer, Öl und industrielle Niederschläge die landwirtschaftlichen Böden und Wasservorräte, sodass es zu schweren gesundheitlichen Folgen für die einkommensschwache Bevölkerungsmehrheit von People of Color und First Nations kam. Arbeiter:innen erhielten keinen Schutz vor Asbest, Kohle oder anderen krebserregenden Chemikalien. Auf diese Probleme wurden Pflegende, die in gemeinnützigen Einrichtungen oder großen Firmen arbeiteten, aufmerksam. Sie betreuten die betroffene Bevölkerung und nahmen sich der Probleme und ihren Ursachen an. Ende der 1960iger Jahre wurde gesundheitsbezogener Arbeitsschutz offiziell als Fachgebiet der Pflege in den USA anerkannt und in Curricula aufgenommen. Im weiteren Verlauf wurden Studien durchgeführt, Vorschriften zum Gesundheitsschutz erlassen, überparteiliche Gesetze verabschiedet und lokale Gremien gegründet. Durch ihren Zugang zu den betroffenen Menschen aller Altersgruppen und in allen Lebensbereichen waren die Pflegenden in der Lage, Umweltbedrohungen vor Ort zu erfassen und zu bekämpfen. Sie nahmen in dieser Zeit eine Schlüsselrolle ein (ebd.).

Resolution zum Klimawandel

Im Jahr 2008 ist die American Nurses Association (ANA) eine der ersten Gesundheitsorganisationen weltweit, die mit ihrer an das Repräsentantenhaus der Vereinigten Staaten gerichteten Resolution zum Klimawandel (*House of Delegates Resolution on Climate Change*) eine Vorreiterrolle einnimmt. Bereits zu diesem Zeitpunkt warnt sie davor, dass die Herausforderungen des globalen Klimawandels in der Menschheitsgeschichte beispiellos sind, und verweist auf die prominente Rolle der professionellen Pflege zur Bewältigung der Probleme (ANA, 2023). Aufgaben der Pflege im Klimaschutz sieht die ANA in den Bereichen Pflegepraxis, Forschung, Bildung und öffentliches Engagement.

Historisch betrachtet haben somit seit Nightingales Environmental Theory immer wieder professionell Pflegende die Umwelt miteinbezogen. Bis heute stellt allerdings das eher enge Verständnis von ›Umwelt‹ (► Kap. 1.5) eine Barriere dar, welche es aufzulösen gilt, um eine Weitung der Perspektive hin zu planetarer Gesundheit zu ermöglichen.

Rolle als Hauptakteurin

Sowohl das Berufsethos aus dem ICN-Ethikkodex als auch die Kompetenzanforderungen aus dem Pflegeberufegesetz begründen für professionell Pflegende die Verpflichtung im Sinne eines gesellschaftlichen Auftrags, im beruflichen Handeln Klimaschutz, Nachhaltigkeit und Gesundheit zu fördern, zu erhalten oder wiederherzustellen. Alle großen Organisationen der Pflege weisen ihr diesbezüglich eine *Schlüsselrolle* zu (ICN, EFN, ANA, DBfK). Auch in zahlreichen Publikationen wird ihr eine Rolle als Hauptakteurin bei der Förderung planetarer Gesundheit und der Umsetzung der SDGs zugewiesen (u.a. Solheim et al., 2024; Tiitta et al., 2024; Usher et al., 2023; López-Medina et al., 2022; Lilienfeld et al., 2018; Kurth, 2017). Ihre Rolle ist demzufolge für den Erfolg der SDGs von entscheidender Bedeutung: zum einen ergibt sich diese aus der Perspektive des Wohlbefindens für die Bevölkerung und zum anderen ergibt sie sich im Kontext des Eintretens für Menschenrechte und Umweltschutz sowie der

Forderung nach politischen Veränderungen (Lilienfeld et al., 2018). Besonders für *hochschulisch* ausgebildete Pflegende – sowohl als Einzelpersonen als auch als Gemeinschaft – wird eine bedeutende Führungsrolle im Umgang mit klimabedingten Gesundheitsfolgen und den damit verbundenen gesellschaftlichen Nutzen gesehen (Leffers & Butterfield, 2018; Mitchell, 2021). Ihnen wird die Aufgabe zugetraut, Gesundheit und gesundheitliche Ungleichheit im Kontext globaler, politischer, sozialer und struktureller Bedingungen einordnen zu können (Solheim et al., 2024). Sie werden auf Leadership-Aufgaben in verschiedenen Positionen vorbereitet, in denen sie eine inhaltliche Führung für Klimaschutz, Nachhaltigkeit und globale Gesundheit übernehmen können (ebd.).

bedeutende Führungsrolle

Diese Schlüsselrolle im Kampf gegen den Klimawandel und für die Förderung der öffentlichen Gesundheit der Bevölkerung begründet sich im Kern dadurch, dass professionelle Pflege weltweit als größte Berufsgruppe im Gesundheitswesen agiert und als ›Rückgrat‹ in allen Gesundheitssystemen einen elementaren Beitrag zur globalen Gesundheitsversorgung leistet. Sie arbeitet nah an und mit vom Klimawandel betroffenen Bevölkerungs- und Risikogruppen (Solheim et al., 2024; DBfK, 2023; Kurth & Potter, 2022; Usher et al., 2023).

größte Berufsgruppe im Gesundheitswesen

Die pflegerische Schlüsselrolle ist ferner darin zu sehen, dass professionell Pflegende zur Entwicklung eines resilienten Gesundheitssystems (▶ Kap. 1.2) beitragen können, indem sie strukturelle und politische Veränderungen anregen (ANA, 2023; Flükiger & Schönberg, 2022; Kurth & Potter, 2022). Sie sind befähigt, mit ihrem Wissen um Prävention und Gesundheitsförderung individuelle, klimabedingte Gesundheitsrisiken zu erkennen und entsprechende Gesundheitsinformationen weiterzugeben. Sie können mit einem gut geschulten Klimabewusstsein den Pflegeprozess klimasensibel umsetzen und an die jeweiligen umweltbezogenen Bedingungen (wie z. B. Hitzeperioden) anpassen (Steinhöfel et al., 2023).

**Neue ICN-Definition »Pflege« und »Pflegefachperson«**

Mit der im Jahr 2025 erschienen grundlegend erneuerten Definition von »Pflege« und »Pflegefachperson« hat der International Council of Nurses einen Meilenstein gesetzt. Pflege wird als eigenständige Profession beschrieben, geprägt von wissenschaftlicher Fundierung und Verantwortung für den Einzelnen, die Gesellschaft und das globale Gemeinwohl. Die Rolle von Pflege wird auch in Bezug auf die Förderung eines sicheren und nachhaltigen Lebensumfelds definiert. Zu den Aufgaben von Pflegefachpersonen gehören u. a. der sorgsame Umgang mit Ressourcen, der aktive Schutz der Umwelt und die gemeinsame Lösung globaler Probleme, die direkt oder indirekt Auswirkungen auf die Gesundheit haben, wie der Klimawandel.

Für den deutschsprachigen Raum liegt eine abgestimmte Übersetzung des Deutschen Berufsverbands für Pflegeberufe (DBfK), des Österreichischen Gesundheits- und Krankenpflegeverbands (ÖGKV) und des Schweizer Berufsverbands der Pflegefachfrauen und Pflegefachmänner (SBK-ASI) vor (ICN, 2025).

## 2.4 Gesellschaftliche Verantwortung

Insgesamt zeigt sich, dass professionell Pflegenden eine ethisch begründete und gesellschaftlich wie berufsständisch verankerte Verantwortung für Klimaschutz und Nachhaltigkeit und globale Gesundheit zukommt. Dies ist ausdrücklich in den genannten relevanten Kodizes, Ordnungen, Gesetzen formuliert.

Begründung zum Pflegehandeln

Die Begründung zum Pflegehandeln in Sachen Klimaschutz und Nachhaltigkeit ergibt sich zusammengefasst wie folgt (Solheim et al., 2024; ANA, 2023):

- Pflege ist weltweit die größte Berufsgruppe im Gesundheitswesen und steht in direktem Kontakt mit den Menschen aller Altersgruppen und in allen Lebensbereichen.
- Ihre ethisches Wertegerüst sieht Pflegende in der Verantwortung, sich für Umwelt- und Klimaschutz einzusetzen.
- Pflege verfügt über die notwendigen Kompetenzen, um eine Führungsrolle bei der Förderung planetarer Gesundheit einzunehmen.
- International wird professionell Pflegenden eine zentrale Rolle bei der Erreichung der SDGs der Vereinten Nationen zugeschrieben. Die SDGs stehen im Einklang mit pflegerischen Werten, wie gesundheitliche, soziale und ökologische Gerechtigkeit sowie Erhaltung des Lebens.
- Es ist der richtige Zeitpunkt, um die Schlüsselrolle von Pflege, wie sie auch von nationalen und internationalen Verbänden formuliert wird, bei der Erreichung der SDGs gesamtgesellschaftlich hervorzuheben.

Teil der Bewältigung des Klimawandels

Professionelle Pflege gilt als Teil der Bewältigung des Klimawandels und des Erhalts der globalen Gesundheit (ANA, 2023; Kurth & Potter, 2022). Sie kann zu einer nachhaltigeren, gerechteren und widerstandsfähigen Gesundheit der Menschheit und des Planeten beitragen. Dazu ist eine Gesundheitsversorgung erforderlich, die die Grundsätze von Planetary Health im Handeln aller Gesundheitsberufe, insbesondere jedoch im pflegerischen Handeln, berücksichtigt. Professionell Pflegende sind in allen Handlungsfeldern prädestiniert, Nachhaltigkeit und planetare Gesundheit in ihre Tätigkeit zu integrieren. In der öffentlichen Kommunikation über Nachhaltigkeit und gesundheitliche Auswirkungen des Klimawandels mit verschiedenen Zielgruppen (z. B. Patient:innen, Familien, Gemeinschaften) können sie eine zentrale Rolle einnehmen. In Kooperation mit anderen Gesundheitsberufen, Organisationen und politischen Entscheidungsträgern können sie daran mitarbeiten, die Folgen von Umweltzerstörung, extremen Wetterereignissen und anderen klimabedingten gesundheitlichen Auswirkungen mit evidenzbasierten Maßnahmen, Programmen und Richtlinien anzugehen (ANA, 2023; ENRF, 2022). Aus ihrer Fürsorgepflicht heraus sind sie aufgerufen, gesellschaftspolitisch aktiv zu werden und sich beispielsweise für eine klimasensible und sozial gerechte Politik einzusetzen (Dunger & Schnell, 2024; Catton, 2023).

Abschließend gilt es, die gesellschaftliche Verantwortung *aller* Gesundheitsberufe in Sachen Klimaschutz und Nachhaltigkeit zu betonen. Eine normative Verpflichtung ergibt sich aus den vier grundlegenden Prinzipien der Medizinethik, die auch als Rahmensetzung für alle im Gesundheitswesen tätigen Berufsgruppen Geltung beanspruchen können (Beauchamp & Childress, 2009):

- Selbstbestimmungsrecht des Patienten (respect for autonomy),
- Prinzip der Schadensvermeidung (non-maleficence),
- Patientenwohl (beneficence),
- Soziale Gerechtigkeit (justice).

moralische Verpflichtung für alle Gesundheitsberufe

Unter dem ethischen Prinzip des ›Nicht Schaden wollen‹ kann eine moralische Verpflichtung für alle Gesundheitsberufe dahingehend abgeleitet werden, mit ihrem professionellen Handeln nicht unnötig zu weiteren Treibhausgasemissionen und zum Ressourcenverbrauch beizutragen. Die Logik ist naheliegend, dass ein Unterlassen professionellen Handelns in Sachen Klimaschutz und Nachhaltigkeit auch einer gesellschaftlichen Schädigung gleichkommt. Gesundheitsakteur:innen kann eine Verantwortung dafür zugeschrieben werden, klimasensibel und sozial gerecht zu handeln, sich zum Wohle der Menschen für den Erhalt der Umwelt einzusetzen und zur Eindämmung der Folgen der anthropogenen Schädigung unseres Planeten beitragen.

## 2.5 Fazit

Die Nachhaltigkeitsziele der Vereinten Nationen (2015) erkennen die dringende Notwendigkeit weltweiten Handelns zur Eindämmung des Klimawandels als akute Gesundheitskrise an (Alvarez-Nieto et al., 2022). Professionell Pflegenden kommt dabei eine herausgehobene Bedeutung zu. Die besondere Schlüsselrolle hochschulisch ausgebildeter Pflegender besteht darin, basierend auf dem ICN-Ethikkodex fachlich-inhaltliche Verantwortung zu übernehmen und als Interessensvertretung für die Gesundheit der Bevölkerung und die Zukunft des Planeten zu fungieren (Solheim et al., 2024). Ihre Rolle wird auch in der Einflussnahme auf

Pflegepraxis und Politik sowie in der Umsetzung der SDGs gesehen (ANA, 2023). Dafür sind hochschulisch Pflegende mit entsprechenden Kompetenzen auszustatten.

Die Auswirkungen des Klimawandels sind unmittelbar mit der Gesundheit der Bevölkerung verbunden. Pflegende sind aufgerufen, sich nicht nur dem Schutz der Bevölkerung vor den Auswirkungen des Klimawandels zu widmen, sondern auch durch nachhaltiges Handeln zum Klimaschutz beizutragen, um so die schädlichen Auswirkungen des Klimawandels zu verhindern bzw. abzumildern (Catton, 2023). Als vertrauenswürdige Mitglieder der Gesellschaft sind Pflegefachpersonen in der einzigartigen Position, ihre gemeinsame Stimme zu nutzen, um sich für die vom Klimawandel Betroffenen einzusetzen, die Klimapolitik zu beeinflussen und zum Erfolg der SDGs beizutragen (ANA, 2023; Lilienfeld et al., 2018).

Der Chief Executive Officer des ICN, Howard Catton, fasst die Bedeutung von Pflege wie folgt zusammen:

> »In our recently revised Code of Ethics (ICN, 2021b), ICN included a specific section on climate change that discusses inequalities and social justice, the upholding of human rights, justice and fairness, and the ethical framework of the profession. The Code reinforces the legitimacy of nurses raising their voices on these issues and taking action as part of the frame-work that underpins the nursing profession and our practice, and our obligation to preserve, sustain and protect the natural environment.
>
> Nursing is an intrinsic part of the fabric of our societies, and there is a fundamental relationship between the practice of nursing and the cohesion, solidarity and peacefulness of the societies we live within. Nursing helps to bind us together and is a relentless force for good. People understand this and demonstrate that they value nursing by frequently voting it the most trustworthy profession, and with good reason.« (Catton, 2023, S. 8).

## 2.6 Lernaufgaben

1. Bereits im 19. Jahrhundert hat Florence Nightingale im Krimkrieg die Bedeutung des Umfelds für die Gesundheit nachgewiesen. Lesen Sie nach, welche Aspekte ausschlaggebend für die Senkung der Sterblichkeitsrate unter den Soldaten war.
2. Lesen Sie den aktuellen ICN-Ethikkodex für Pflegefachpersonen und erwerben Sie Wissen über die zentralen Elemente. Diese sind im beruflichen Handeln in zahlreichen Situationen eine Argumentationsgrundlage mit hoher Aussage- und Überzeugungskraft.
3. Welche Lerninhalte zum Thema Klimaschutz und Nachhaltigkeit haben Sie bereits in Ihrem Studium kennengelernt? Welches Wissen dazu konnten Sie erwerben? Konnten Sie dieses Wissen schon praktisch anwenden?

4. Lesen Sie die von der American Nurses Association im Jahr 2023 herausgegebene Positionspapier »Position statement: Nurse's role in adressing climate change, climate justice, and health«. Prüfen Sie, inwieweit die auf Seite 5 empfohlenen Pflegeinterventionen Ihnen bekannt sind und bereits von Ihnen berücksichtigt werden. Welche Pflegeinterventionen möchten Sie zukünftig in Ihr professionelles Handeln integrieren?
5. Um Ihr Wissen zu den 17 Nachhaltigkeitszielen zu testen, besuchen Sie die Homepage culpeer-for-change.eu. Dort finden Sie ein SDG-Quiz in drei Levels (Anfänger:innen, Fortgeschrittene, Expert:innen). Jedes Quiz besteht aus zwölf Fragen mit jeweils drei Antwortmöglichkeiten, von denen nur eine richtig ist. Die richtige Antwort wird jeweils mit einem kurzen Text erläutert.

## 2.7 Reflexionsaufgaben

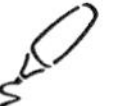

1. Welche privaten, beruflichen, gesundheitlichen und gesamtgesellschaftlichen Erfahrungen zum Klimawandel haben Sie bereits getätigt?
2. Der ICN-Ethikkodex für Pflegefachpersonen wird dann Bedeutung erlangen, wenn er im beruflichen Alltag der Pflege in allen Settings angewendet wird. Er ist ein Leitfaden für Maßnahmen, die auf geteilten gesellschaftlichen Werten basieren. Überlegen Sie, was die einzelnen Standards bedeuten. Identifizieren Sie nun in Ihrer aktuellen Umgebung einen Inhalt, den Sie mit der Bedeutung des ICN-Ethikkodex versehen können. Denken Sie darüber nach, wie Sie den ICN-Ethikkodex in der Pflegepraxis, in der Bildung, in Forschung, Management, Führung oder Politikentwicklung anwenden können. Besprechen Sie beispielsweise mit Praxisanleiter:innen und Kolleg:innen den ICN-Ethikkodex.
3. Berührungspunkte zu den Nachhaltigkeitszielen der Vereinten Nationen (SDGs) gibt es schwerpunktmäßig zur SDG 3 *(Gesundheit und Wohlergehen)*. Prüfen Sie andere SDGs in Bezug auf ihre Bedeutung für die Pflege und Pflegewissenschaft.
4. Haben die SDGs in Ihrem beruflichen und privaten Handeln eine Bedeutung?
5. Ein Argument für die Bedeutung des Pflegeberufes zum Klimaschutz stellt das Vertrauen dar, das die Bevölkerung Pflegefachpersonen entgegenbringt. Haben Sie in Ihrem privaten oder beruflichen Alltag Erfahrungen getätigt, die dieses Vertrauen bestätigen?

## 2.8 Literatur


Álvarez-Nieto, C., Richardson, J., Ángeles Navarro-Perán, M., Tutticci, N., Huss, N., Elf, M., Anåker, A., Aronsson, J., Baid, H., López-Medina, I. (2022). *Nursing students' attitudes towards climate change and sustainability: A cross-sectional multisite study.* Nurse Education Today, 108(3). doi: 10.1016/j.nedt.2021.105185

ANA [American Nurses Association] (2023). *Position statement: Nurse's role in addressing climate change, climate justice, and health.* Zugriff am 10.11.2024 unter: www.nursingworld.org/

Ammende, R., Darmann-Finck, I., Ertel-Schmuck, R., Germeten-Ortmann, v. B., Hundenborn, Gertrud, Machleit, Uwe, Maier, Christine, Muths, S., Walter, A. (2023). *Rahmenpläne der Fachkommission nach §53 PflGB: Rahmenausbildungspläne für die praktische Ausbildung 1. Aktualisierung.* Zugriff am 10.12.2204 unter: https://www.bibb.de/dokumente/pdf/AB26_Rahmenausbildungsplaene_aktualisiert_11-2023.pdf

Aronsson, J., Nichols, A., Warwick, P., Elf, M. (2023). *Nursing students' and educators' perspectives on sustainability and climate change: An integrative review.* Journal of Advanced Nursing. Vorab-Onlinepublikation. https://doi.org/10.1111/jan.15950

Beauchamp, T. L. & Childress, J. F. (2009). *Principles of biomedical ethics.* Oxford: University Press.

BMG (2023). *Hitzeschutzplan für Gesundheit des BMG.* Bonn: Bundesministerium für Gesundheit. Zugriff am 22.11.2024 unter: www.bundesgesundheitsministerium.de/fileadmin/Dateien/3_Downloads/H/Hitzeschutzplan/230727_BMG_Hitzeschutzplan.pdf

Bundesministerium der Justiz und für Verbraucherschutz & Bundesamt für Justiz (2018): *Ausbildungs- und Prüfungsverordnung für die Pflegeberufe (Pflegeberufe-Ausbildungs- und Prüfungsverordnung – PflAPrV).* Zugriff am 11.11.2024 unter: https://www.gesetze-im-internet.de/pflbg/BJNR258110017.html.

Bundesministerium der Justiz & Bundesamt für Justiz (2017). *Gesetz zur Reform der Pflegeberufe. Pflegeberufereformgesetz (PflBRefG).* Zugriff am 09.12.2024 unter: https://www.gesetze-im-internet.de/pflbg/

Catton, H. (2023). *Nursing our planet.* International Nursing Review, 70(7–9). https://doi.org/10.1111/inr.12825

DBfK (2023). Positionspapier – *Nachhaltiges Handeln in der Pflege ist nötig und möglich.* Berlin: Deutscher Berufsverband für Pflegeberufe. Zugriff am 28.10.2024 unter: https://www.dbfk.de/media/docs/newsroom/dbfk-positionen/Positionspapier_Nachhaltiges-Handeln-in-der-Pflege-ist-noetig-und-moeglich.pdf

DBfK, ÖGKV, SBK-ASI (2023). *ICN-Charta für den Wandel.* Deutscher Berufsverband für Pflegeberufe, Österreichischer Gesundheits- und Krankenpflegeverband, Schweizer Berufsverband für Pflegefachfrauen und Pflegefachmänner. Zugriff am 15.01.2025 unter: https://www.dbfk.de/media/docs/newsroom/internationales/Charta_fuer_Wandel-2023.pdf

DBfK (2020). *Pflege im Umgang mit dem Klimawandel. Informationen und Tipps für Pflegende zum Umgang mit Auswirkungen der Wetterextreme.* Berlin: Deutscher Berufsverband für Pflegeberufe. Zugriff am 15.05.2024 unter: https://www.dbfk.de/media/docs/newsroom/publikationen/Broschuere-Pflege-im-Umgang-mit-dem-_Klimawandel_2020-07-fin.pdf

Deutsche Allianz Klimawandel und Gesundheit (KLUG) (2023). *Was, wenn wir die Klimakrise lösen? Soziale Kipp-Interventionen & Wissenschaftskommunikation.* Pressemitteilung vom 12,01,2023. https://www.klimawandel-gesundheit.de/was-wenn-wir-die-klimakrise-loesen-soziale-kipp-interventionen-wissenschaftskommunikation/

Dunger, C., Schnell, M. (2024). *Nachhaltigkeit, Public-Health-Ethik und die Perspektive für die Pflege.* Pflege & Gesellschaft, 29(4), 356–370.

EFN (2020). *EFN Positionspapier zum Beitrag der Pflegenden zur Bewältigung des Klimawandels.* Brüssel: European Federation of Nurses Associations. Zugriff am

10.10.2024 unter: www.dbfk.de/media/docs/newsroom/internationales/EFN-Positionspapier-zum-Beitrag-der-Pflegenden-zur-Bewaeltigung-des-Klimawandels-Oktober-2020.pdf

EFN (2022). *Policy Statement on Nursing Planetary Health.* Brüssel: European Federation of Nurses Associations Zugriff am 28.10.2024 unter: https://efn.eu/wp-content/uploads/2022/11/EFN-Policy-Statement-on-Nursing-Planetary-Health-Oct.-2022.pdf

ENRF (2022). *Nursing Planetary Health. Policy Brief.* Brüssel: European Nursing Research Foundation. Zugriff am 10.12.2024 unter: https://www.enrf.eu/wp-content/uploads/2022/11/ENRF-Policy-Brief-Nursing-Planetary-Health-Nov-2022.pdf

Flükiger, R., Schönberg, S. (2022): *Gesunde Umwelt, gesunde Menschen. Die Rolle von Gesundheitsfachpersonen im Zeitalter des Anthropzäns.* NOVAcura, 5, 26–29.

Grafe, R. (2023). *Umweltgerechtigkeit.* In: Scherenberg, V., Pundt, J. (Hrsg.). *Klima- und Gesundheitsschutz: Planetary Health-Lösungsansätze* (S. 41–67). Bremen: APOLLON University Press.

Hauff, V. (Hrsg.) (1987). *Unsere gemeinsame Zukunft: Der Brundtland-Bericht der Weltkommission für Umwelt und Entwicklung.* Greven: Eggenkamp.

Huss, N., Weinheimer, M. (2024). *Nachhaltige Arbeitsweisen in der Pflege – Pflegeprozesse neu denken und Konsum reduzieren.* In: Hartung, S., Wihofszky, P. (Hrsg.). *Gesundheit und Nachhaltigkeit* (S. 61–369). Berlin: Springer Reference Pflege – Therapie – Gesundheit.

Huss, N., Ikiugu, M.N., Hackett, F., Sheffield, P.E., Palipane, N., Groome, J. (2020) *Education for sustainable health care: From learning to professional practice,* Medical Teacher, 42(10), 1097–1101. doi: 10.1080/0142159X.2020.1797998

Huss, N.M., Huynen, M., Álvrez-Nieto, C., Richardson, J., López-Medina, I.M. (2021). *Embedding Sustainability in the Nursing Curriculum.* In: Darmann-Fink, I./ Reiber, K. (Hrsg.). *Development, Implementation and Evaluation of Curricula in Nursing and Midwifery Education* (S. 193–210). Heidelberg: Springer.

ICN (2025). *ICN around the world.* Genf: International Council of Nurses. Zugriff am 10.12.2025 unter: https://icn.ch

ICN (2021). *Der ICN-Ethikkodex für Pflegefachpersonen.* Genf: International Council of Nurses. Zugriff am 05.05.2024 unter: https://www.dbfk.de/media/docs/download/Allgemein/ICN_Code-of-Ethics_DE_WEB.pdf

ICN (2025). *Die Neudefinition von Pflege und Pflegefachperson.* Deutsche Übersetzung DBfK, ÖGKV, SBK-ASI. Genf: International Council of Nurses. Zugriff am 10.02.2026 unter: https://www.dbfk.de/media/docs/newsroom/publikationen/Broschuere_ICN-Paper_Pflegedefinition_10-2025_WEB.pdf

ICN (2024). *Nurses, climate change and health. Position Statement.* Genf: International Council of Nurses. https://www.icn.ch/sites/default/files/2024-11/Nurses%20climate%20change%20health%20PS_EN.pdf

Karliner, J., Slotterback, S., Boyd, R., Ashby, B., Steele, K. (2019). *Health Care's Climate Footprint. How the health sector contributes to the global climate crisis and opportunities for action.* https://noharm-global.org/sites/default/files/documents-files/5961/HealthCaresClimateFootprint_092319.pdf

Kickbusch, I., Alakija, A. (2023). *The sustainable development goals should be reset to prioritize povertry, health and climate.* Nature Medicine 29, 2399–2401. doi: 10.1038/s41591–023–02546–7

Kurth, A.E. (2017). *Planetary Health and the role of nursing: A call to action.* Journal of Nursing Scholarship, 49(6), 598–605.

Kurth A, Potter T. (2022). *The public health crisis is planetary – and nursing is crucial to addressing it.* American Journal of Public Health, 112(S3), 259–S261.

Leffers, J., Butterfield, P. (2018). *Nurses play essential roles in reducing health problems due to climate change.* Nursing Outlook, 66(2), 210–213. doi:10.1016/j.outlook.2018.02.008

Lilienfeld, E., Nicholas, P.K., Breakey, S., Corless, I.B. (2018). *Adressing climate change through a nursing lens with the framework of the United Nations Sustainable Development Goals.* Nursing Outlook, 66, 482–495.

López-Medina, I. M., Álvarez-García, C., Parra-Anguita, L., Sanz-Martos, S., Álvarez-Nieto, C. (2022). *Perceptions and concerns about sustainable healthcare of nursing students trained in sustainability and health: A cohort study.* Nurse Education in Practice, 65, 103489. https://doi.org/10.1016/j.nepr.2022.103489

Mayer, H. (2018). *Pflegeforschung kennenlernen. Elemente und Basiswissen.* 7., überarbeitete Auflage. Wien: Facultas.

McCauley, L., Hayes, R. (2021): *From Florence to fossil fuels: Nursing has always been about environmental health.* Nursing Outlook, 69(5), 720–731.

Mitchell, P.H. (2021). *Nursing's mandate in climate change.* International Nursing Review, 68, 279–280. https://doi.org/10.1111/inr.12704

Otto, I.M., Donges, J.F., Cremades, R., Bhowmik, A., Hewitt, R.J. et al. (2020). *Social tipping dynamics for stabilizing Earth's climate by 2050.* Proceedings of the National Academy of Sciences (PNAS) 117(5), 2354–2365. doi: 10.1073/pnas.1900577117

Peer, V., Stoeglehner, G. (2013). *Universities as change agents for sustainability – framing the role of knowledge transfer and generation in regional development processes.* Journal of Cleaner Production, 44, 85–95. https://doi.org/10.1016/j.jclepro.2012.12.003

Richardson, J., Grose, J., Doman, M., Kelsey, J. (2014). *The use of evidence-informed sustainability scenarios in the nursing curriculum: development and evaluation of teaching methods.* Nurse Education Today, 34(4), 490–493. doi:10.1016/j.nedt.2013.07.007

Richardson, J., Heidenreich, T., Álvarez-Nieto, C., Fasseur, F., Grose, J., Huss, N., Huynen, M., López-Medina, I. M. & Schweizer, A. (2016). *Including sustainability issues in nurse education: A comparative study of first year student nurses' attitudes in four European countries.* Nurse Education Today, 37, 15–20. Doi:10.1016/j.nedt.2015.11.005

Riedel, A., Lehmeyer, S. (2024). *Facetten der Nachhaltigkeit – Bezugspunkte für den ethisch verantwortlichen Umgang mit Ressourcen im Gesundheitswesen.* In: Hartung, S., Wihofszky, P. (Hrsg.). *Gesundheit und Pflege* (S. 99–111). Berlin: Springer Reference Pflege – Therapie – Gesundheit.

Romanello, M., Di Napoli, C., Green, C., Kennard, H., Lampard, P., et al. (2023). *The 2023 report of the Lancet Countdown on health and climate change: the imperative for a health-centred response in a world facing irreversible harms.* The Lancet, 402(10419), 2346–2394.

Romanello, M., Walawender, M., Hsu, S.-C., Moskeland, A., Palmeiro-Silva, Y., et al. (2024). *The 2024 report of the Lancet Countdown on health and climate change: facing record-breaking threats from delayed action.* The Lancet. Vorab-Onlinepublikation. doi: 10.1016/S0140–6736(24)01822–1

Shaw, E., Walpole, S., McLean, M., Alvarez-Nieto, C., Barna, S., Bazin, K., et al. (2021). *AMEE Consensus Statement: Planetary health and education for sustainable healthcare.* Medical Teacher 43(3), 272–286.

Siemon, M., Diekema, A.R., Amerson Calabria, R. (2024): *Cross sectional survey of attitudes on sustainability and climate change among baccalaureate nursing faculty and students.* Nurse Education Today, 140. doi: 10.106/j.nedt.2024.106268

Solheim, K., LeClair, J., Pinekenstein, B., Zahner, S. J. (2024). *Strategies for academic nursing to advance global and planetary health: A call to action.* Journal of professional nursing: official journal of the American Association of Colleges of Nursing, 53, 147–156. doi: 10.1016/j.profnurs.2024.03.005

Sorensen, C., Lemery, J. (2015). *SDG series: Inconsistent translation from science to practice: SDGs and health impacts of climate change.* Health and Human Rights Journal. Retrieved from http://www.hhrjour nal.org/2015/09/sdg-series-inconsistent-translation-from-science-to-practice-sdgs-and-the-health- impacts-of-climate-change/

Steinhöfel, C., von Croy, K., Vogel, D. (2023). *Klimabezogene Gesundheitskompetenz: eine originäre Aufgabe für Pflegefachpersonen.* In: Scherenberg, V., Pundt, J. (Hrsg.). Klima- und Gesundheitsschutz: Planetary Health-Lösungsansätze (S. 315–330). Bremen: APOLLON University Press.

SVR (2023). *Resilienz im Gesundheitswesen. Wege zur Bewältigung künftiger Krisen. Gutachten 2023.* Sachverständigenrat zur Begutachtung der Entwicklung im Gesundheitswesen. Zugriff am 15.07.2024 unter: https://www.svr-gesundheit.de/fileadmin/Gutachten/Gutachten_2023/Gesamtgutachten_ePDF_Final.pdf

Tiitta, I., Cubelo, F., McDermott-Levy, R., Jaakkola, J., Kuosmanen, L. (2024): *Climate change integration in nursing education: A scoping review.* Nurse Education Today, 139, 106210

Tun, S. (2019). *Fulfilling a new obligation: Teaching and learning of sustainable healthcare in the medical education curriculum.* Medical Teacher, 41(10), 1168–1177. doi: 10.1080/0142159X.2019.1623870

UN (2024). *United Nations Charter.* United Nations. Zugriff am 15.04.2024 unter: https://www.un.org/en/about-us/un-charter/full-text

UN (1987). *Our common future.* Report of the World Commission on Environment and Development [Brundtland-Report]. United Nations. Zugriff am 15.04.2024 unter: https://www.are.admin.ch/dam/are/en/dokumente/nachhaltige_entwicklung/dokumente/bericht/our_common_futurebrundtlandreport1987.pdf.download.pdf/our_common_futurebrundtlandreport1987.pdf

Usher AM, K., Rice, K., Fatema, S. R., Upward, K. L., Jones, R. (2023). *Nurses on the frontline of health care in the escalating context of climate change: Climate-related extreme weather events, injustice, mental health and eco-anxiety.* Journal of Advanced Nursing, 00, 1–4. https://onlinelibrary.wiley.com/doi/full/10.1111/jan.15838

Vereinte Nationen (2024): *Ziele für nachhaltige Entwicklung. Bericht 2024.* New York. Zugriff am 15.05.2024 unter: https://unric.org/de/17ziele/

Vereinte Nationen (2015). *Transformation unserer Welt: die Agenda 2030 für nachhaltige Entwicklung.* Zugriff am 01.04.2024 unter: https://www.un.org/depts/german/gv-70/band1/ar70001.pdf

von Hauff, M. (2023). *Entwicklungsgeschichte des Nachhaltigkeitsbegriffs.* In: Hartung, S., Wihofszky, P. (Hrsg.). *Gesundheit und Nachhaltigkeit.* (S. 21–28). Berlin: Springer Reference Pflege – Therapie – Gesundheit.

## 2.9 Zum Weiterlesen

ICN (2023) *Charta für den Wandel.* Übersetzung vom DBfK, ÖGKV, SBK. Unter www.debfk.de

Martens, J., Obenland, W. (2017). *Die Agenda 2030. Globale Zukunftsziele für nachhaltige Entwicklung.* Bonn: Global Policy Forum und Osnabrück: terre des homes. Zugriff am 10.12.2024 unter: https://www.globalpolicy.org/de/publication/die-agenda-2030

Sachs, J.D., Sorondo, M.S., Flanagan, O., Vendley, W., Annett, A., Thorson, J. (Hrsg.) (2022). *Ethics in Action for Sustainable Development.* New York: Columbia University Press.

*Planetary Health Report Card. Zugriff unter:* https://phreportcard.org/

Wöhlke, S., Riedel, A. (2023). *Pflegeethik und der Auftrag der Pflege – Gegenwärtige Grenzen am Beispiel der stationären Altenpflege.* Bundesgesundheitsblatt – Gesundheitsforschung – Gesundheitsschutz, 66(5), 508–514, doi: 10.1007/s00103-023-03696-2

# 3 Pflegehandeln in der individuellen Versorgung

Ziel dieses dritten Kapitels ist die Beleuchtung des klimasensiblen Pflegehandelns auf der *Mikroebene*, d. h. auf der Ebene der individuellen Versorgung von Menschen mit Pflegebedarf. Dabei richtet sich das Augenmerk auf besonders vulnerable Personengruppen. Sie vor den negativen Auswirkungen des Klimawandels zu schützen, berührt in erster Linie die soziale Dimension von Nachhaltigkeit und ist als Adaptation (► Kap. 1.4) zu verstehen. Da in der direkten Pflegepraxis der Umgang mit Hitzeereignissen eine zentrale Rolle einnimmt, wird in diesem Kapitel zunächst eine Konzentration auf dieses Thema vorgenommen.

In Hitzeperioden verändern sich die Versorgungserfordernisse von Menschen mit Pflegebedarf und der Versorgungsaufwand steigt. Der Vorbeugung von negativen Auswirkungen auf die Gesundheit gilt es dabei besondere Aufmerksamkeit zu schenken. Im Folgenden geht es zunächst um pflegerische Interventionen mit dem Fokus auf Prävention. Neben allgemeinen hitzerelevanten Präventionsmaßnahmen werden die verschiedenen Settings – Krankenhaus, Pflegeheim und ambulante Pflege – mit ihren jeweiligen Gegebenheiten und daraus resultierenden spezifischen Präventionsmaßnahmen betrachtet. Da eine Reihe von Arzneimitteln bei Hitze unerwünschte Nebenwirkungen entfalten können, widmet sich ein eigenes Unterkapitel dem Medikamentenmanagement. Anschließend stehen Interventionen bei akuten und potenziell lebensbedrohlichen Hitzeerkrankungen wie Sonnenstich, Hitzekrampf, Hitzeerschöpfung oder Hitzschlag im Mittelpunkt.

Im letzten Teil des Kapitels wird eine Weitung der Perspektive hin zu Aufgaben von Pflege im Kontext von Gesundheitsförderung durch klimasensible und nachhaltigkeitsbezogene Pflegeberatung vorgenommen. Dabei geht es um weit mehr als die Thematisierung des Umgangs mit Wärmebelastungen. Beratung kann sich u. a. auch auf eine pflanzenbasierte Ernährung, auf die Vorbereitung von Krisensituationen oder den Impfschutz gegen vektorübertragene Erkrankungen beziehen. Indem Pflegefachpersonen sich auch solcher Themen annehmen, erweitern sie ihre Handlungskompetenz und verändern gleichzeitig das Bild von Pflege in der öffentlichen Wahrnehmung.

### Praxisbeispiel

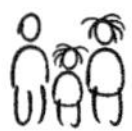

Die vier Studierenden aus der Lerngruppe absolvieren im Sommersemester einen längeren Praxiseinsatz. Azra Çelik ist im Krankenhaus eingesetzt, die Hälfte der Zeit in einer orthopädischen Abteilung, die restlichen Wochen in der Hämatologie. Lukas Herber und Sophie Lohmeier sind in unterschiedlichen ambulanten Pflegediensten und Anna Kubicki in einem Pflegeheim tätig. Nach drei Wochen treffen sie zusammen, um sich über ihre Erfahrungen in den verschiedenen Settings auszutauschen. Rasch kommt das Gespräch auf die bereits seit mehreren Tagen andauernde Hitzewelle mit bis zu 36 Grad Celsius zu sprechen.

Lukas berichtet, dass sich der Sitz seines ambulanten Pflegedienstes in einem sozial benachteiligten Stadtteil mit vielen Hochhäusern und schlecht isolierten Wohnungen befindet. Die zumeist älteren, pflegebedürftigen Menschen seien durch die Hitze sehr erschöpft, da auch in der Nacht die Temperaturen in den Wohnungen kaum absinken. Er sehe kaum pflegerische Möglichkeiten, den Menschen etwas Erleichterung zu verschaffen.

Sophie arbeitet in einem ambulanten Pflegedienst im ländlichen Bereich. Dort leben ihrer Schilderung zufolge die Klient:innen überwiegend in Einfamilienhäusern und in einigen Neubauten gebe es bereits Klimaanlagen. Durch die Mitarbeitenden des Pflegedienstes erhielten die betreuten Personen wertvolle Tipps, z. B. zum richtigen Lüften. Außerdem werde ein Faltblatt mit Hinweisen zum Umgang mit der Hitze verteilt.

Im Krankenhaus sei die Hitze nahezu unerträglich, berichtet Azra. Die Patient:innen leiden ihrer Beobachtung nach sehr unter den hohen Temperaturen, sie liegen müde und erschöpft in den Betten. Lediglich die Oberlichter der großen Fenster lassen sich öffnen, sodass das Lüften in den frühen Morgenstunden kaum Erleichterung bringe. Auch das Schließen der dünnen Vorhänge nütze wenig. In den meisten Zimmern bleiben daher die Türen weit geöffnet, um wenigsten etwas Durchzug zu ermöglichen. Durch das Pflegepersonal werden nasse Waschlappen zur Kühlung von Stirn und Nacken verteilt.

Ganz andere Erfahrungen als ihre Kommiliton:innen berichtet Anna von ihrem Einsatz im Pflegeheim. Bereits zwei Tage vor der angekündigten Hitzewelle wurden in einer Dienstbesprechung präventive Maßnahmen festgelegt. Mehrmals täglich finden seitdem Vitalzeichenkontrollen bei den Heimbewohner:innen statt, um frühzeitig Anzeichen von Hitzeerschöpfung wahrzunehmen. Aktivitäten werden auf die frühen Morgenstunden und in einen kühleren Raum auf der Nordseite des Gebäudes verlegt. Die Speisenversorgung sei umgestellt auf leichte Kost und in allen Räumen und Fluren stehe Fingerfood mit Melonenstückchen und anderen wasserreichen Lebensmitteln zur Verfügung. Außerdem achte das Pflegepersonal sehr auf die notwendige Trinkmenge.

Insbesondere die an Demenz erkrankten Bewohner:innen werden immer wieder motiviert, genug zu trinken.

Diese unterschiedlichen Erfahrungen irritieren die Studierenden. Sie diskutieren, inwieweit das Setting Einfluss auf die Gestaltung der pflegerischen Versorgung bei Hitzeereignissen hat. Besonders verunsichert sind sie, dass seitens der Pflegefachpersonen offensichtlich erhebliche Kompetenzunterschiede im patientenbezogenen Umgang mit Wärmebelastungen festzustellen sind. Sie fragen sich, wie ein professionelles Vorgehen aussehen sollte.

## 3.1 Allgemeine hitzerelevante Präventionsmaßnahmen

Zu den allgemeinen Maßnahmen zum Schutz vor Hitzeerkrankungen gehört in einem ersten Schritt eine *personenbezogene Risikobewertung*, d. h. die Erfassung von besonders gefährdeten Personen. Diese erfolgt bei der Aufnahme im Rahmen der Pflegeanamnese bzw. im weiteren Verlauf der Pflegeprozesssteuerung.

Kriterien für eine erhöhte Vulnerabilität

Kriterien für eine erhöhte Vulnerabilität gegenüber Hitze können sein (LZG.NRW, 2023; Kenny et al., 2010):

- Vorausgegangener Krankenhausaufenthalt,
- Alter (> 65 Jahre, < 4 Jahren),
- Schwangerschaft,
- Pflegebedürftigkeit,
- Kognitive Einschränkungen (z. B. Demenz),
- Körperliche Einschränkungen (z. B. eingeschränkte Mobilität, Sehstörungen),
- Chronische Erkrankung (z. B. cardiovaskuläre Erkrankungen, Atemwegserkrankungen, Stoffwechselerkrankungen, neurologische Erkrankungen, psychische Erkrankungen, Nierenerkrankungen),
- Akute Erkrankungen oder Symptome (z. B. Fieber, Durchfall, Infektionen),
- Adipositas,
- Schwach ausgeprägtes soziales Netz,
- Einnahme bestimmter Medikamente (► Kap. 3.3),
- Vorherige Anfälligkeit für eine hitzeassoziierte Erkrankung.

Die vorausschauende Erhebung dieser Kriterien dient zum einen der Sensibilisierung von Mitarbeitenden in Gesundheits- und Pflegeeinrichtungen für die Auswirkungen von Hitze auf die ihnen anvertrauten Menschen mit Pflegebedarf und die damit verbundenen veränderten Versorgungserfordernisse (DBfK, 2020). Zum anderen werden auch die pflegebedürftigen Personen und ihre Angehörigen bereits *vor* dem Einsetzen der heißen Sommermonate auf mögliche gesundheitliche Risiken sowie vorbeugende Maßnahmen aufmerksam gemacht.

Krankenbeobachtung

Treffen ein oder mehrere der oben genannten Kriterien zu, kann eine Gefährdung vorliegen. Wird diese festgestellt, ist beim Auftreten von Hitzeereignissen die Krankenbeobachtung zu intensivieren. Wichtig ist eine engmaschige Kontrolle der Vitalparameter – Blutdruck, Puls, Temperatur (mittels rektaler Messung!), Atemfrequenz –, um Anzeichen von Hitzeerschöpfung (▶ Kap. 1.2.1) frühzeitig wahrzunehmen; sowie die Kontrolle auf Anzeichen einer Exsikkose.

Zu den zentralen Pflegeinterventionen in Hitzeperioden gehört die Sicherstellung einer ausreichenden Flüssigkeitszufuhr. Die Deutsche Gesellschaft für Ernährung empfiehlt für Menschen ab 65 Jahre grundsätzlich eine tägliche Trinkmenge von ca. 2 Liter, davon mindestens 1,3 Liter über Getränke (besser 1,5 Liter) und 0,7 Liter über die Lebensmittel (DGE, 2024).

Eine Studie von Yamada et al. (2022) kommt zu dem Ergebnis, dass Menschen einen individuellen Bedarf an Flüssigkeit haben, abhängig von Alter, Geschlecht, körperlicher Aktivität und Umgebungsfaktoren, wie beispielsweise Lufttemperatur. Eine allgemeingültige Empfehlung für die tägliche Trinkmenge (»one-size-fits-all policy«) kann es demzufolge nicht geben. Die Untersuchung weist aber auch darauf hin, dass bei älteren Menschen aufgrund des verringerten Durstgefühls ein höheres Risiko für Dehydratation besteht.

Erhöhung des Flüssigkeitsbedarfs

Bei hohen Außentemperaturen kommt es zu einer Erhöhung des Flüssigkeitsbedarfs, sodass zusätzliche Getränke bereitgestellt werden sollten. Geeignet sind insbesondere Saftschorlen, ungesüßte Früchte- und Kräutertees, natriumreiches Mineralwasser oder isotonische Getränke. Bei Menschen mit kognitiven Einschränkungen ist darauf zu achten, dass diese auch getrunken werden. Bei Bedarf ist eine Überwachung der Trinkmenge mittels Trinkprotokoll, ggf. mit Ausscheidungskontrolle (Flüssigkeitsbilanzierung), vorzunehmen. Bei bestimmten Vorerkrankungen, wie z. B. Herz-Kreislauf-Erkrankungen oder Nierenerkrankungen, kann eine verminderte Flüssigkeitsaufnahme angezeigt sein. Hier sollte die erforderliche Trinkmenge ärztlicherseits abgeklärt werden.

Kühlungsmaßnahmen

Um den Alltag bei Hitze angenehmer zu gestalten, empfiehlt es sich, die Körperpflege beim Waschen oder Duschen mit lauwarmem Wasser und bei Bedarf mehrmals täglich – ggf. als Teilwäsche – durchzuführen. Die Wassertemperatur sollte geringer als die Körpertemperatur, jedoch nicht kalt sein. Durch lediglich leichtes Abtrocknen kann Verdunstungskühle entstehen. Für das Eincremen eignen sich feuchtigkeitsspendende Cremes besser als fetthaltige Cremes (LZG.NRW, 2023). Durch das Pflegepersonal können ferner verschiedene Kühlungsmaßnahmen angeboten werden, wie feuchte, kühle Tücher oder Waschlappen auf Stirn und Nacken. Auch in ein Tuch gewickelte Kühlpads oder Eiswürfel, aufgelegt an Pulsstellen von Hand- und Fußgelenken, können Erleichterung bringen, ebenso eine Fußwanne mit kühlem Wasser für Fußbäder.

Bei einer bestehenden Inkontinenz ist zu prüfen, ob auf Einweginkontinenzhosen verzichtet werden kann, da diese zumeist nicht atmungsaktiv sind. Alternativ können ggf. Netzhosen mit saugstarken Einlagen zur Anwendung kommen.

## 3.2 Settingbezogene hitzerelevante Präventionsmaßnahmen

Andere Hitzepräventionsmaßnahmen unterscheiden sich je nach Setting. Die jeweiligen Rahmenbedingungen beeinflussen das diesbezügliche pflegerische Handeln maßgeblich. Im Mittelpunkt stehen nachfolgend die drei großen Versorgungsbereiche der akutstationären Versorgung, der stationären Langzeitversorgung und der ambulanten Pflege. Selbstverständlich sind auch in anderen pflegerischen Einrichtungen, wie beispielsweise Tagespflegeeinrichtungen, Wohngruppen der Eingliederungshilfe oder Hospize, die spezifischen Gegebenheiten zu beachten. Für alle Settings gilt, dass die Beratung durch Pflegefachpersonen einen hohen Stellenwert einnimmt. Sie wird daher anschließend in einem eigenen Unterkapitel behandelt.

### 3.2.1 Präventionsmaßnahmen im Krankenhaus

In Krankenhäusern sind die Patient:innen von Hitzeereignissen besonders betroffen, da die Einrichtungen oftmals keinen baulich angemessenen Schutz bieten. Große Fensterfronten mit unzureichender Verschattung führen zu überhitzten Patientenzimmern. Fenster lassen sich oftmals aus Sicherheitsgründen nicht öffnen oder können nur gekippt werden. Die ohnehin geschwächten Menschen werden durch die Wärme zusätzlich belastet mit möglichen negativen Auswirkungen auf den Krankheitsverlauf, die Gesundung sowie auf die Aufenthaltsdauer im Krankenhaus.

In einem Dissertationsvorhaben wurde der Effekt eines klimatisierten Patientenzimmers auf die Krankenhausverweildauer bei Patient:innen mit einer exazerbierten chronischen Lungenerkrankung (COPD) untersucht (Humbsch, 2022). In die zwischen Juni 2014 und September 2016 durchgeführte prospektive, randomisierte, kontrollierte Studie wurden 116 Patient:innen einbezogen, von denen 63 Personen in einem auf 23 Grad Celsius klimatisierten Krankenhauszimmer (Interventionszimmer) und 53 Personen in einem Standardzimmer (Kontrollzimmer) untergebracht waren. Im Ergebnis zeigte sich bei der Interventionsgruppe eine signifikant kürzere Krankenhausverweildauer (Median: 6 Tage) als bei der Kontrollgruppe (Median: 8 Tage).

Messung der Raumtemperatur

Eine gesetzliche Regelung über die zulässige Maximaltemperatur in Krankenhauszimmern gibt es in Deutschland nicht. Da die Patientenzimmer jedoch zugleich Arbeitsräume sind, können Kriterien aus dem Bereich der Arbeitssicherheit herangezogen werden (vgl. Kap 6.3). Entsprechend der Technischen Regeln für Arbeitsstätten sollten 26 Grad Celsius nach Möglichkeit nicht überschritten werden. Allerdings liegt an heißen Sommertagen die Temperatur teils jenseits von 30 Grad Celsius. Regelmäßige Messungen der Raumtemperatur, z. B. durch digitale Thermometer, ermöglichen es, Schwellenwerte zu erkennen und Gegenmaßnahmen zu ergreifen. Zu prüfen ist, ob besonders vulnerable Patient:innen in kühlere Zimmer verlegt werden können.

richtiges Lüften

Können sich die Patient:innen in den Zimmern selbst nicht helfen, gehört regelmäßiges und richtiges Lüften zu den Aufgaben des Pflegepersonals. Um die Hitze in den Patientenzimmern erträglich zu halten, ist auf den richtigen Zeitpunkt des Lüftens zu achten. Solange am Morgen die Außentemperatur unter der Innenraumtemperatur liegt, können Fenster weit geöffnet werden (falls eine Öffnung möglich ist). Durch kurze Quer- bzw. Stoßlüftung – Öffnung gegenüberliegender Türen oder Fenster – kommt besonders schnell frische Luft herein. Tagsüber sind Verschattungen (Rollos, Jalousien, Vorhänge) geschlossen zu halten. Ggf. können Ventilatoren oder mobile Klimageräte zum Einsatz kommen. Hat es sich zum Abend abgekühlt, können verdunkelte Räume und Fenster wieder geöffnet werden, die Fenster können in der Nacht offenbleiben.

Ein *Ventilator* kühlt nicht den Raum, sondern verwirbelt lediglich die warme Luft. Er beschleunigt jedoch die Verdunstung von Schweiß, da er die feuchte Luft auf der Haut fortbläst. So entsteht ein gewisser kühlender Effekt. Dieser kann verstärkt werden, indem ein Gefäß mit Eiswürfeln vor das Gerät gestellt wird. Beim Einsatz von Ventilatoren ist darauf zu achten, dass ausreichend Abstand zu den Personen im Raum gegeben und der Luftstrom nicht direkt auf den Körper gerichtet ist. *Mobile Klimageräte* enthalten ein Kühlmittel. Die warme Luft aus dem Raum wird in den Verdampfer des Geräts gesogen, an der Kühlflüssigkeit vorbeigeführt und wieder an die Umgebung als kalte Luft abgegeben.

Die Verwendung von Ventilatoren und Klimageräten wird zum einen aufgrund des Risikos der Keimverwirbelung, zum anderen angesichts ihres hohen Energieverbrauchs und der Produktion von Abwärme kritisch betrachtet. Sie bringen zwar subjektiv Erleichterung, tragen jedoch zum Klimawandel bei. Vor einem Einsatz sollten alle Möglichkeiten der Abkühlung ausgeschöpft werden.

Thermokomfort

Eine weitere Maßnahme ist die Bereitstellung von leichter Bettwäsche für die Patient:innen. Einer AWMF-Leitlinie zufolge muss grundsätzlich der Thermokomfort gewährleistet sein, d. h. es sollte atmungsaktive Überzüge und atmungsaktive, angenehme Bettwäsche verwendet werden (Arbeitskreis »Krankenhaus- und Praxishygiene« der AWMF, 2016). Anstelle einer dicken Bettdecke genügt ggf. ein Bettlaken als Zudecke. Auch Kopfkissen sollten aus atmungsaktivem Material bestehen. Ein Handtuch auf dem Kopfkissen hilft, den Schweiß aufzusaugen. Alle nicht benötigten (Lagerungs-) Materialien sollten aus dem Bett entfernt werden, da diese die Hitze stauen können.

Unterstützend kann die Einbindung von An- und Zugehörigen wirken. Sie kennen die Gewohnheiten und Vorlieben von Patient:innen und können gebeten werden, beispielsweise das Lieblingsgetränk und leichte Nachtwäsche mitzubringen oder bei ihren Besuchen im Krankenhaus die Patient:innen zum Trinken zu motivieren (LZG.NRW, 2023).

### 3.2.2 Präventionsmaßnahmen in stationären Langzeitpflegeeinrichtungen

besondere Vulnerabilität

Bei Bewohner:innen von stationären Langzeitpflegeeinrichtungen besteht eine besondere Vulnerabilität für hitzebedingte Gesundheitsgefahren, da sie in hohem Maße von Multimorbidität und Mobilitätseinschränkungen betroffen sind. Bei einer Demenzerkrankung oder anderen kognitiven Einschränkung sind die Betroffenen unter Umständen nicht in der Lage, sich zu äußern, wenn sie Durst haben, schwitzen oder sich hitzebedingt unwohl fühlen. Von Vorteil für die Gestaltung präventiver Maßnahmen ist allerdings die über längere Zeit bestehende Betreuungsbeziehung und Vertrautheit der Mitarbeitenden mit den individuellen Vorlieben und Bedürfnissen der in einer Pflegeeinrichtung lebenden Menschen (Grundel et al., 2024).

Neben den bereits genannten allgemeinen pflegerischen Maßnahmen zum Hitzeschutz (▶ Kap. 3.1) ist in stationären Pflegeeinrichtungen auf eine regelmäßige Kontrolle des Raumklimas in den Zimmern der Bewohner:innen zu achten, d. h. systematische Messungen der Raumtemperatur, korrektes Lüften und die Kühlung der Räume durch Verschattung oder ggf. Ventilatoren. Dies gilt insbesondere bei bettlägerigen Personen, die sich ganztägig in ihrem Zimmer aufhalten. Bei durchschwitzter Bettwäsche und Kleidung wird diese gewechselt.

Eine Übersicht bewährter Maßnahmen zum Hitzeschutz in Pflege- und Betreuungseinrichtungen findet sich auf der Homepage www.klima-mensch-gesundheit.de. Die Bundeszentrale für gesundheitliche Aufklärung (BZgA) bzw. das Bundesinstitut für Öffentliche Gesundheit (BIÖG) stellt dort umfangreiches Material in Form von Tipps, Flyern, Broschüren, Erklärvideos und Infografiken zur Verfügung.

Kälte-Inseln

Auch Speiseraum und andere Gemeinschaftsräume sind möglichst kühl zu halten; 26 Grad Celsius sollten tagsüber nicht überschritten werden. Die WHO und auch der Qualitätsausschuss Pflege empfehlen, mindestens einen kühlen Raum in Pflegeeinrichtungen bereit zu halten, etwa einen klimatisierten Raum mit einer Temperatur unter 25 Grad Celsius (Qualitätsausschuss Pflege, 2024; WHO, 2019). In diesen »Kälte-Inseln« können sich dann die Bewohner:innen aufhalten und von der Hitze erholen.

Aktivitäten sollten möglichst auf die frühen Morgenstunden verlegt werden, körperliche Belastungen sind zu vermeiden. Bei Aufenthalten im Freien gilt es, schattige Orte aufzusuchen, Sonnencreme und ggf. einen Sonnenhut zu benutzen. Anzuraten ist leichte und luftige Kleidung, die gemeinsam mit den Bewohnenden ausgesucht wird.

leichte Kost mit wasserhaltigen Nahrungsmitteln

Empfohlen wird eine leichte Kost mit wasserhaltigen Nahrungsmitteln (z. B. Kaltschalen, Wassereis, frisches Obst und Gemüse). Wichtig ist eine häufige Trinkmotivation. Bei Besuchen von Angehörigen im Pflegeheim können diese gebeten werden, ebenfalls die Flüssigkeitsaufnahme zu unterstützen und so die professionell Pflegenden zu entlasten. Angehörigen sind ebenfalls Getränke anzubieten.

Monitoring von Körpertemperatur und Flüssigkeitsbilanzierung

Bei extremen Hitzeereignissen und besonders gefährdeten pflegebedürftigen Personen bedarf es (wie bereits aufgezeigt ▶ Kap. 3.1) einer engmaschigen Beobachtung hinsichtlich hitzebedingter Symptome, z. B. durch regelmäßiges Monitoring von Körpertemperatur und Flüssigkeitsbilanzierung. Bei Auffälligkeit sind unverzüglich kühlende Pflegemaßnahmen einzuleiten, bei akuten Gesundheitsgefahren Erste-Hilfe-Maßnahmen zu ergreifen (▶ Kap. 3.4) und der hausärztliche Dienst bzw. der Rettungsdienst einzuschalten (BZgA, 2024; Qualitätsausschuss Pflege, 2024; Aktionsbündnis Hitzeschutz Berlin, 2022).

### 3.2.3 Präventionsmaßnahmen in der ambulanten Pflege

Im Setting der ambulanten Pflege stellt die Prävention hitzebedingter Risiken eine besondere Herausforderung dar (Eggert et al., 2024). Anders als im Krankenhaus oder in stationärer Langzeitpflege können keine baulichen Maßnahmen zum Hitzeschutz ergriffen oder klimatisierte Räumlichkeiten zur Verfügung gestellt werden. Vielmehr handelt es sich beim Arbeitsort der Pflegenden um die private Lebenswelt der pflegebedürftigen Person, in der den Mitarbeitenden des ambulanten Pflegedienstes nur ein Gaststatus zukommt und kaum Einfluss auf die Gestaltung der Wohnumgebung genommen werden kann.

wenige und kurze Kontaktzeiten

Typisch für dieses Pflegesetting sind ferner wenige und kurze Kontaktzeiten am Tag, während in stationären Einrichtungen eine Versorgung rund um die Uhr erfolgt und damit auch ein Monitoring bei Hitzegefährdung gewährleistet werden kann. Zudem ist der ambulante Dienst nur für bestimmte Aufgaben vor Ort, die mit der pflegebedürftigen Person vereinbart und im Pflegevertrag sowie in der Pflegedokumentation schriftlich niedergelegt werden. Die Abrechnung erfolgt über festgelegte Leistungspauschalen. Eine Definition und leistungsrechtliche Zuordnung von Hitzeschutzinterventionen in der ambulanten Pflege existieren bislang nicht. Dennoch kommt ambulanten Pflegediensten eine zentrale Rolle beim Schutz vor Hitzeereignissen in der Häuslichkeit zu. Im Mittelpunkt steht dabei die Beratung der pflegebedürftigen Person und ihrer Angehörigen (► Kap. 3.5).

Hitzetelefon

Eine besondere Problematik besteht, wenn die pflegebedürftigen Menschen allein leben, keine Unterstützung durch Angehörige erhalten oder kognitiv eingeschränkt sind. Zu prüfen ist in diesen Fällen, inwieweit andere Personen aus dem sozialen Umfeld (z.B. Nachbar:innen) in die Betreuung einbezogen werden können oder ob es kommunale Serviceangebote, wie ein Hitzetelefon, gibt. Letzteres gibt es inzwischen in zahlreichen Städten und Gemeinden. Über das Hitzetelefon werden in den Sommermonaten ältere Menschen kostenfrei vor anstehenden Hitzewellen informiert und erhalten Tipps, wie sie sich schützen können. Erforderlich ist lediglich eine Anmeldung beim Hitzetelefon. Die täglichen Anrufe werden in der Regel von Mitarbeitenden des Gesundheitsamtes oder von Ehrenamtlichen durchgeführt, die sich nach dem aktuellen Befinden erkundigen und auf Hinweise für mögliche gesundheitliche Beeinträchtigungen achten. Indem ambulante Pflegedienste diese Angebote kennen und ihrer Klientel empfehlen, leisten sie einen wertvollen Beitrag zum Hitzeschutz älterer, pflegebedürftiger Menschen.

Darüber hinaus bedarf es weitergehender Maßnahmen zum Hitze- und Gesundheitsschutz älterer, alleinlebender Menschen auf lokaler Ebene, wie der Aufbau von regionalen oder kommunalen Hitzeschutznetzwerken und der Implementierung wirksamer Präventionsstrukturen und -maßnahmen (Eggert et al., 2024) (► Kap. 5.2).

## 3.3 Medikamentenmanagement bei Hitzeereignissen

gefährliche Nebenwirkungen bei Hitze

Fast alle älteren und chronisch kranken Menschen nehmen Medikamente ein; nicht selten werden fünf oder mehr verschiedene Arzneimittel eingenommen (Polypharmazie). Das RKI warnt davor, dass eine Reihe an Medikamenten gefährliche Nebenwirkungen bei Hitze entfalten können

(Winklmayr et al., 2023). Dazu gehören insbesondere die folgenden großen Arzneimittelgruppen: Antihypertensiva, Anticholinergika, Diuretika, Psychopharmaka, Antidepressiva, Antidiabetika, Analgetika (▶ Tab. 3.1).

In Hitzeperioden ist daher dem Medikamentenmanagement besondere Aufmerksamkeit zu schenken. Erwünschte Wirkungen von Medikamenten werden bei Hitze mitunter zu unerwünschten Wirkungen, wenn beispielsweise Arzneien wie Antiparkinsonmittel oder Anticholinergika die Schweißbildung reduzieren. Zahlreiche Medikamente – darunter Neuroleptika, Sartane und Carbamazepin – hemmen das Durstgefühl mit der Gefahr, dass die Betroffenen das Trinken vernachlässigen. Abführmittel verändern den Wasser- und Elektrolythaushalt und können eine Dekompensation des Stoffwechsels oder Herz-Kreislauf-Systems begünstigen. Bei der Anwendung von arzneimittelhaltigen Pflastern kann es unter Umständen zu einer erhöhten Wirkstofffreigabe kommen, da bei Hitze die Durchblutung der Haut steigt. Bestimmte Substanzen können unter Einwirkung von Sonnenlicht phototoxische Hautreaktionen hervorrufen, darunter Antibiotika, Antimykotika und Antihistaminika. Die Einnahme von Sedativa kann die Erkennung körpereigener Warnsymptome erschweren oder verhindern (LZG.NRW, 2023; Šlkebar et al., 2022).

Besonders gefährdet sind beispielsweise Personen mit Herz-Kreislauf-Erkrankungen, die blutdrucksenkende Mittel in Kombination mit entwässernden Medikamenten einnehmen. Bei großer Hitze kommt es zu einer Erweiterung der Blutgefäße, wodurch die Wirkung der Antihypertensiva verstärkt werden kann. Die Folge sind Blutdruckabfälle. Diuretika verstärken die Blutdrucksenkung zusätzlich, außerdem besteht die Gefahr der Dehydration.

**Tab. 3.1:** Nebenwirkungen von Medikamenten in Hitzeperioden (übernommen aus WHO, 2019, S. 11).

| Arzneimittel | Auswirkungen |
|---|---|
| Anticholinerge Arzneimittel | können die zentrale Temperaturregierung hemmen, die kognitive Wachsamkeit einschränken und das Schwitzen verhindern oder verringern (viele der hier genannten Arzneimittel besitzen anticholinerge Wirkung) |
| Antipsychotika | können das Schwitzen hemmen sowie den systolischen Blutdruck senken, die zentrale Temperaturregulierung hemmen, die kognitive Wachsamkeit und die Gefäßerweiterung einschränken |
| Antihistaminika | können das Schwitzen hemmen und den systolischen Blutdruck senken |
| Mittel gegen Parkinson | können das Schwitzen hemmen, den systolischen Blutdruck senken und Benommenheit sowie Verwirrung verursachen |
| Antidepressiva | hemmen das Schwitzen und einige können die zentrale Temperaturregierung hemmen und die kognitive Wachsamkeit einschränken |

**Tab. 3.1:** Nebenwirkungen von Medikamenten in Hitzeperioden (übernommen aus WHO, 2019, S. 11). – Fortsetzung

| Arzneimittel | Auswirkungen |
|---|---|
| Anxiolytika und Mittel zur Muskelentspannung | hemmen das Schwitzen und verstärken die Benommenheit, senken das Herzminutenvolumen und damit die Kühlung durch Gefäßerweiterung und verschlechtern die Atmung |
| Antiadrenertika und Betablocker | können eine Erweiterung (Dilatation) der Blutgefäße in der Haut verhindern und so die Fähigkeit zur Hitzeableitung durch Konvektion verringern |
| Sympathomimetika | Vasodilatatoren einschließlich Nitraten und Kalziumkanalblockern können Hypotonie bei gefährdeten Patienten verschlechtern |
| Antihypertensiva und Diuretika | können zu Dehydrierung und Hyponatriämie führen und den Blutdruck senken. Hyponatriämie kann als häufige Nebenwirkung durch exzessive Flüssigkeitsaufnahme verschärft werden |
| Antiepileptika | können die kognitive Wachsamkeit einschränken und Benommenheit verstärken |
| Weitere Arzneimittelgruppen wie Antiemetika, Medikamente gegen Schwindel und gegen Urininkontinenz sowie Magen-Darm-Medikamente | haben ebenfalls anticholinerge Eigenschaften |

frühzeitige Beratung

Für professionell Pflegende ist fachliches Wissen zu den Auswirkungen von Hitze auf die Medikamenteneinnahme erforderlich. Eine frühzeitige Beratung von pflegebedürftigen Personen und ihren Angehörigen bereits *vor* der heißen Jahreszeit ist anzuraten. Beim Eintreten von Hitzeereignissen bedarf es in der direkten Versorgung einer verstärkten Krankenbeobachtung mit Überwachung von Blutdruck, Gewicht, Urin, Trinkmenge und ggf. Blutzucker. Möglicherweise ist eine Dosisanpassung von bestimmten Medikamenten erforderlich. Eine diesbezügliche Prüfung und Entscheidung liegt in ärztlicher Hand und sollte abgesprochen werden.

Viele Menschen nehmen in Eigenregie nicht verschreibungspflichtige Medikamente ein, wie Analgetika oder Laxantien, die hitzerelevante Nebenwirkungen haben können. Pflegefachpersonen sollten daher erfragen, ob außer den verordneten Arzneimitteln weitere Substanzen eingenommen werden und dann ggf. den hausärztlichen Dienst darüber informieren. Eine Beratung zu freiverkäuflichen Arzneimitteln leisten auch die Apotheken.

Lagerung von Medikamenten

Erhöhte Aufmerksamkeit bei Hitzeereignissen ist auch in Bezug auf die Lagerung von Medikamenten geboten (LZG.NRW, 2023; BMG, 2022). Hohe Temperaturen und intensive Sonneneinstrahlung können die Stabilität und die Wirksamkeit von Medikamenten beeinflussen. Hinweise zur Lagerung finden sich auf der Umverpackung der Arzneimittel sowie auf dem Beipackzettel.

Für die meisten Medikamente gilt, dass sie bei Raumtemperatur, d. h. bei 15–25 Grad Celsius, gelagert werden (in besonders vermerkten Fällen bis zu 30 Grad Celsius). Kurzzeitige, geringfügige Schwankungen sind unproblematisch. Jedoch sollten Medikamente niemals großer Hitze ausgesetzt werden und auch nicht im geparkten Auto gelassen werden. Von einer Lagerung im Badezimmer wird aufgrund schwankender Temperaturen und erhöhter Luftfeuchtigkeit abgeraten. Ist eine Lagerung im Kühlschrank angegeben, sollte die Temperatur zwischen 2–8 Grad Celsius liegen. Bei einem versehentlichen Einfrieren sind die Arzneimittel nicht mehr zu verwenden.

Viele Medikamente sind nicht nur hitze-, sondern auch lichtempfindlich; intensive Sonneneinstrahlung kann ihre Wirkung verändern. Arzneimittel sollten daher nicht dem direkten Sonnenlicht ausgesetzt werden. Eine Aufbewahrung in der Originalverpackung schützt vor Licht.

## 3.4 Interventionen bei akuten Hitzeerkrankungen

Pflegediagnose Hyperthermie

Krankheitsbilder in Verbindung mit Hitzebelastungen – Sonnenstich, Hitzekrampf, Hitzeerschöpfung, Hitzschlag – sind potenziell lebensbedrohlich (► Kap. 1.2.1). Wichtig ist die Aufmerksamkeit gegenüber den ersten Anzeichen für eine akute Hitzeerkrankung wie Muskelkrämpfe, starker Durst, roter Kopf, Schwäche, Unwohlsein, Schwindel und Kopfschmerzen. Werden solche Symptome erkennbar, ist die Pflegediagnose Hyperthermie zu prüfen.

Die *Pflegediagnose Hyperthermie* wird wie folgt definiert: »Körperkerntemperatur über dem tageszyklischen Normbereich aufgrund von Versagen der Thermoregulation« (Doenges et al., 2018, S. 528). Zu den Einflussfaktoren gehören u. a. eine hohe Umgebungstemperatur, Dehydratation und eine reduzierte Schweißsekretion. Bestimmende Merkmale oder Symptome sind: abnorme Körperhaltung, Krampfanfälle, gerötete Haut, fühlbare Überwärmung, Vasodilation, Hypotonie, Tachykardie, Tachypnoe, Apnoe, Reizbarkeit, Lethargie, Stupor, Koma (ebd.).

Die Person sollte so rasch wie möglich an einen kühleren Ort gebracht, die Kleidung gelockert und für Kühlung durch feuchte Tücher auf Kopf und Körper gesorgt werden. Falls greifbar, eignen sich auch Eis-Pads, vor allem in der Leiste und unter der Achsel. Anzuraten ist eine Rückenlage mit Hochlagerung der Beine, um den venösen Rückfluss zu fördern. Wichtig ist eine rasche Flüssigkeitszufuhr, falls möglich mit elektrolythaltigen Getränken, jedoch nur, wenn die Person ansprechbar ist. Bei Bewusstlosigkeit ist der Versuch einer oralen Flüssigkeitszufuhr lebensgefährlich (WHO, 2019; Bulechek et al., 2016).

Bei stärkeren Beschwerden wie Erbrechen, schnellem Puls, Blutdruckabfall, stark erhöhter Körpertemperatur (über 40 Grad), Verwirrtheit oder Benommenheit bis hin zur Bewusstlosigkeit besteht die Gefahr eines lebensbedrohlichen Hitzschlags (▶ Kap. 1.2.1). Werden solche Körpersignale wahrgenommen, ist schnelles Handeln erforderlich.

Erste-Hilfe-Maßnahmen

**Erste-Hilfe-Maßnahmen bei akuten Hitzeerkrankungen:**

- Rettungsdienst rufen
- Betroffene umgehend in eine kühlere Umgebung bringen
- Bei Bewusstlosigkeit stabile Seitenlage
- Prüfung der Atmung, ggf. Wiederbelebungsmaßnahmen

Anzustreben ist eine rasche Kühlung des Körpers; je früher mit Kühlungsmaßnahmen begonnen wird, um so günstiger ist die Prognose. Die weiteren Maßnahmen – Volumengabe, Basis-Monitoring (u. a. EKG, Blutdruck, Temperatur, Elektrolyt- und Blutzuckermessung) – veranlasst dann das Rettungsteam und entscheidet über eine stationäre Aufnahme mit ggf. intensivmedizinischer Behandlung (Bein, 2023). Bei der Temperaturmessung ist eine rektale Messung vorzunehmen, da diese am genauesten der Körperkerntemperatur entspricht.

## 3.5 Klimasensible Pflegeberatung

spontane Beratung und geplante Beratung

In allen pflegerischen Settings gehört die Beratung zu den zentralen pflegerischen Interventionen. Häufig findet sie als handlungsbegleitende und spontane Beratung statt, beispielsweise im Rahmen der Körperpflege, bei einem Verbandswechsel oder bei der Medikamentengabe. Beratung in diesem Kontext ist oftmals gekennzeichnet durch Zeitdruck, Störungen oder fehlende Privatsphäre. Gleichwohl sind solche kurzen Interaktionen wertvoll und eine professionelle Gestaltung möglich (Schieron et al., 2021). Eine geplante Beratung hat demgegenüber den Vorteil, dass sie in Ruhe stattfinden kann und eine volle Konzentration auf die Person ermöglicht.

In Bezug auf Klimaschutz und klimasensibles Handeln sind sowohl spontane als auch geplante Beratungen denkbar. So können beispielsweise in der ambulanten Pflege bei Durchführung eines Verbandswechsels Informationen über angepasstes Verhalten bei Hitzeereignissen vermittelt werden. Pflegende Angehörige von Menschen mit Demenz können dazu beraten werden, wie an heißen Sommertagen eine ausreichende Flüssigkeitszufuhr sichergestellt werden kann. Durch die Beratung von chronisch kranken Menschen und ihren Angehörigen wird das Bewusstsein für hitzebedingte Gesundheitsrisiken geschärft, Gesundheitskompetenz und Selbstmanagement gefördert sowie Hitzestress vorgebeugt. Symptome einer Hitzeerschöpfung werden so im besten Fall von den Betroffenen selbst erkannt und frühzeitig Gegenmaßnahmen ergriffen.

Beratung zum Umgang mit Wärmebelastung

Beratung zum Umgang mit Wärmebelastung kann unterschiedliche Aspekte thematisieren:

- Information über hitzebedingte Risiken und Symptome sowie Notfallmaßnahmen,
- Notwendigkeit einer ausreichenden Flüssigkeitsaufnahme,
- Umstellung der Ernährung auf leichte Kost,
- Möglichkeiten zur Kühlung des Körpers,
- Maßnahmen zur räumlichen Kühlung, sachgemäßes Lüften,
- Änderungen im Tagesablauf, optimale Zeit für Aktivitäten,
- Hitzeangepasste Bekleidung und Bettwäsche,
- Umgang mit Medikamenten,
- Sicherstellung einer täglichen Kontaktaufnahme durch das soziale Umfeld.

Informationsmaterialien

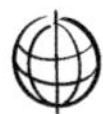

**Eine Unterstützung der Beratung kann durch geeignete Informationsmaterialien erfolgen**

Die Bundeszentrale für gesundheitliche Aufklärung (BZgA) gibt diverse Broschüren, Flyer und Plakate heraus, die über das Internetportal »klima-mensch-gesundheit.de« zum Download bereitstehen oder als Printversion bezogen werden können. Die qualitätsgeprüften und gut verständlichen Informationen mit praxisnahen Handlungsempfehlungen richten sich an die Allgemeinbevölkerung sowie an besonders vulnerable Gruppen, wie beispielsweise ältere Menschen. Zu empfehlen sind ferner die Erklärvideos zu verschiedenen Themen, die ebenfalls in der Mediathek abgerufen werden können.

Eine weitere, allgemeinverständliche Online-Broschüre ist der »Hitzeknigge« des Umweltbundesamtes. Er benennt Hitzegefahren, gibt Empfehlungen zum Hitzeschutz sowie Hinweise zur Beobachtung der eigenen Verhaltensweisen und Anregungen zur Veränderung (Umweltbundesamt, 2021).

Vielfältige Informationen zum Thema Hitze und Pflege finden sich auf der Homepage des Zentrums für Qualität in der Pflege (www.zqp.de).

Kurze und leicht verständliche Videos zu den gesundheitlichen Auswirkungen von Hitze bietet die Stiftung Gesundheitswissen (https://www.stiftung-gesundheitswissen.de/mediathek/videos/klima).

Älteren Menschen und Angehörigen kann empfohlen werden, bei Interesse die Online-Schulungen »Pflege bei Hitze« zu besuchen, die – gefördert vom Bayerischen Staatsministerium für Gesundheit, Pflege und Prävention – im Projekt KlapP (Klimaanpassung in der Pflege) entwickelt wurden. Im Mittelpunkt stehen Informationen über hitzebedingte Gesundheitsprobleme, Risikofaktoren und Tipps zur Prävention. Die Teilnahme an den kostenfreien Online-Schulungen ist jederzeit und eigenständig möglich (www.lgl.bayern.de).

Pflegerische klimasensible und nachhaltigkeitsbezogene Beratung kann jedoch weit mehr leisten als »nur« die Thematisierung des Umgangs mit Hitzeereignissen. Steinhöfel et al. (2023, S. 320) führen eine Reihe von weiteren Aspekten einer Pflegeberatung an, die sowohl Strategien der Adaptation und Mitigation als auch Resilienzförderung berühren:

- Pflanzenbasierte Ernährung,
- Vermeidung von Lebensmittelverschwendung,
- Balance zwischen Bewegungs- und Ruhephasen,
- Reduzierung von Einwegprodukten,
- Energie-Einsparungen,
- Individuelle Warn- und Notrufsysteme,
- Wasser- und Nahrungsbevorratung,
- Vorbereitung auf Notfälle/Naturkatastrophen/Evakuierungen,
- Informationen zu Notfallversorgungsplänen und Kommunikationsketten,
- Barrierefreies Wohnen,
- Erhaltung von sozialen Kontakten und sinnstiftender Teilhabe.

Etliche weitere Beratungsthemen sind denkbar, wie beispielsweise die Beratung zum Medikamentenmanagement bei Hitzeereignissen (► Kap. 3.3), zum Impfschutz gegen vektorübertragene Erkrankungen, zum Verhalten bei hohen Ozonwerten, bei Feinstaubbelastung oder zu erwartendem Pollenflug. Pflegefachpersonen können so dazu beitragen, umwelt- und klimabewusstes Handeln auf verschiedenen Ebenen zu fördern.

Vielfalt der Themen einer klimasensiblen Beratung

Angesichts der Vielfalt an Themen einer klimasensiblen Beratung und ihrer hohen Relevanz empfiehlt sich die Durchführung von geplanten Beratungsgesprächen, z. B. in Pflegeberatungsstellen/Pflegestützpunkten oder in der Häuslichkeit. Über die Pflegeversicherung (SGB XI) bieten sich verschiedene Möglichkeiten für eine vertiefte und kostenfreie Beratung: über den § 7a SGB XI (Pflegeberatung), den § 37 Absatz 3 SGB XI (Beratungsbesuch bei Bezug von Pflegegeld) sowie über den § 45 SGB XI (Pflegekurse).

### *Pflegeberatung nach § 7a SGB XI*

*Alle Personen mit einem anerkannten Pflegegrad haben Anspruch auf eine individuelle Beratung und Hilfestellung durch eine:n Pflegeberater:in. Die Beratung kann in der Beratungsstelle oder in der Häuslichkeit durchgeführt werden.*

### *Beratungsbesuch nach § 37 Absatz 3 SGB XI*

Pflegebedürftige Personen, die anstelle einer häuslichen Pflegehilfe Pflegegeld beziehen, sind verpflichtet, in regelmäßigen Abständen eine Beratung in der eigenen Häuslichkeit abzurufen, bei den Pflegegraden 2 und 3 halbjährlich, bei den Pflegegraden 4 und 5 vierteljährlich. Diese Beratungsbesuche werden zumeist durch Pflegefachpersonen aus ambulanten Diensten durchgeführt.

### *Häusliche Einzelschulung nach § 45 SGB XI*

Im § 45 SGB XI (Pflegeversicherungsgesetz) ist geregelt, dass die Pflegekassen für pflegende Angehörige unentgeltlich Schulungskurse anbieten müssen, in denen Fertigkeiten für eine eigenständige Durchführung der Pflege zu Hause vermittelt werden. Auf Wunsch der Pflegeperson und der pflegebedürftigen Person findet die Schulung auch in der häuslichen Umgebung statt. Die Durchführung von Schulungskursen und häuslichen Einzelschulungen erfolgt in der Regel durch ambulante Pflegedienste.

Welche Rolle Klimaschutz und klimasensibles Handeln bei diesen Beratungsangeboten bislang spielen, ist nicht bekannt. Für die professionellen Akteur:innen in dem Feld empfiehlt es sich, auf die Themen vorbereitet zu sein und sie in Beratungssituationen aktiv anzusprechen. Politische Aktivitäten stützen diese Aussage: So wünscht das Bundesministerium für Gesundheit, dass der Hitzeschutz künftig in der Pflegeberatung und in Pflegekursen berücksichtigt wird (BMG, 2024b). Voraussetzung ist allerdings, dass Pflegeberater:innen über umfassendes Wissen zum Zusammenhang zwischen Klimawandel und Gesundheit sowie über klimasensibles Handeln verfügen. Ferner bedarf es der Kenntnis über regionale Strukturen und Angebote, um entsprechende Empfehlungen in der individuellen Beratungssituation weitergeben zu können (DPR, 2023).

Klimasprechstunde

Waren die bislang genannten Beratungsmöglichkeiten auf die Pflegeversicherung und damit auf Menschen mit bereits anerkannter Pflegebedürftigkeit und ihre Angehörigen bezogen, sollte klimasensible und nachhaltigkeitsbezogene Beratung auch für eine breite Bevölkerung angeboten werden, beispielsweise in Form einer »Klimasprechstunde«. Wichtig sind multiple und passende Kommunikationswege je nach Zielgruppe. Um beispielsweise ältere Menschen zu erreichen, eignen sich als Zugangswege

Medien (Radio, Fernsehen, Lokalpresse), kommunale Seniorenbüros, Arztpraxen, Apotheken oder Kirchengemeinden. Tipps für Multiplikator:-innen zur Erreichung dieser Zielgruppe bietet ein Kommunikationsleitfaden des Bundesministeriums für Gesundheit (BMG, 2024c). Für jüngere Menschen sind eher Social-Media-Aktivitäten anzudenken.

Community Health Nurses

Prädestiniert für eine klimasensible Beratung von verschiedenen Zielgruppen sind Community Health Nurses, deren Etablierung in Deutschland allerdings erst am Anfang steht.

Beim ***Community Health Nursing*** handelt es sich um ein erweitertes Qualifikationsprofil von Pflege mit erweiterten Kompetenzen und Befugnissen, größerer Verantwortung und vielseitigen Aufgaben. Im Mittelpunkt der Tätigkeit stehen:

- Gesundheitsförderung, Prävention und Gesundheitsschutz in verschiedenen Settings,
- Gesundheitsbildung und Beratung,
- Begleitung und Unterstützung von Einzelnen und Familien im Krankheitsfall und in Pflegesituationen,
- die Erfassung des spezifischen Bedarfs der in einer Kommune oder Region lebenden Bevölkerung unter besonderer Beachtung von Personengruppen mit besonderen Gesundheitsrisiken, z. B. ältere und chronisch kranke Menschen, Kinder aus sozial benachteiligten Familien, geflüchtete Personen, ethnische Gruppen.

Community Health Nurses verfügen in aller Regel über ein Masterstudium. In Deutschland sind erste Studiengänge dieser Art inzwischen eingerichtet (DBfK, 2022).

Zur Unterstützung bei der Anpassung an die gesundheitlichen Auswirkungen des Klimawandels sind Community Health Nurses besonders geeignet. Die gemeindenah tätigen, akademisierten Pflegefachpersonen »können durch ein erweitertes Pflegeverständnis die lebensweltorientierte Gesundheitsversorgung in einem interdisziplinären Versorgungssystem effektiv ergänzen und proaktiv für ein klimaresilientes Gesundheitswesen eintreten« (Steinhöfel et al., 2023, S. 323). Mit ihren Kompetenzen und ihrem niedrigschwelligen Zugang zu vulnerablen Gruppen empfehlen sie sich unter anderem für die Erstellung und Verbreitung von zielgruppenspezifischen Handlungsempfehlungen, die Kommunikation von hitzebedingten Gesundheitsinformationen an die allgemeine Bevölkerung oder für die Beteiligung an der Erstellung von Hitzeaktionsplänen (► Kap. 5.2). Damit dieses neue Berufsbild nicht nur in Bezug auf Hitzeschutz wirksam werden kann, bedarf es letztlich politischer Beschlussfassung zur Etablierung von Community Health Nursing.

## 3.6 Fazit

Der Klimawandel führt zu veränderten und neuen Versorgungserfordernissen von Menschen mit Pflegebedarf. Die in diesem Kapitel vorgestellten, diesbezüglichen pflegerischen Interventionen sind überwiegend der Adaptation (▶ Kap. 1.2), also der Anpassung an den Klimawandel, zuzuordnen. Es geht um die bestmögliche Bewältigung der mit dem Klimawandel verbundenen gesundheitlichen Auswirkungen auf der Mikroebene, d. h. der Ebene der individuellen Versorgung von Patientinnen und Patienten. Zuvorderst sollten dabei Maßnahmen der Prävention ergriffen werden, um Gesundheitsbeschwerden möglichst vorzubeugen. Aber auch der Umgang mit akuten Hitzeerkrankungen gehört zu den Aufgaben von Pflege. An dieser Stelle soll schon einmal darauf hingewiesen werden, dass nicht nur die zu Pflegenden, sondern auch die Pflegenden selbst vor den gesundheitlichen Auswirkungen von Hitzeereignissen geschützt werden müssen. Doch dazu mehr an anderer Stelle (▶ Kap. 6).

Auf der Ebene der individuellen Versorgung kann nicht nur die Strategie der Adaptation, sondern auch der Mitigation verfolgt werden, zum Beispiel durch eine pflegebezogene Beratung zur klimasensiblen Ernährung. Für die professionelle Pflege bedeutet dies, notwendiges Wissen und Handlungskompetenzen zu erwerben, um sich diesen Aufgaben stellen zu können. An die Gesundheitspolitik ergeht die Forderung, die Kompetenzen von akademisierten Pflegenden zu nutzen und neue Handlungsfelder, z. B. Community Health Nursing, auf den Weg zu bringen, um die Gesundheitskompetenz der Bevölkerung in Sachen Klimaschutz und Nachhaltigkeit zu erhöhen.

Während in diesem Kapitel die Mikroebene der direkten pflegerischen Versorgung im Mittelpunkt stand, geht es im nachfolgenden Kapitel um Pflegehandeln auf der Mesoebene, d. h. auf der Ebene der Institution. Auch dort gibt es zahlreiche Ansatzpunkte für Klimaschutz und Nachhaltigkeit und auch dort kann die professionelle Pflege eine prominente Rolle einnehmen.

## 3.7 Lernaufgaben

1. Testen Sie Ihr Wissen zum Hitzeschutz. Auf der Homepage der BzgA unter www.klima-mensch-gesundheit.de finden Sie ein Hitzeschutz-Quiz (»Quiz – Sind Sie auf die nächste Hitzewelle vorbereitet?«) mit zehn Fragen.
2. In Hitzeperioden ist die personenbezogene Risikobewertung ein wichtiger Schritt zur Erfassung besonders gefährdeter Personen. Rekapitulieren Sie die Kriterien für eine erhöhte Anfälligkeit gegenüber Hitze!

3. In Hitzeperioden ist dem Medikamentenmanagement besondere Aufmerksamkeit zu schenken. Viele Menschen nehmen blutdrucksenkende Arzneimittel ein. Recherchieren Sie, welche unerwünschten Wirkungen bei der Einnahme von Antihypertensiva in Hitzeperioden auftreten können.
4. Welche Anzeichen sprechen für eine akute Hitzeerkrankung und welche Erste-Hilfe-Maßnahmen sind bei starken Beschwerden einzuleiten?
5. Der Qualitätsausschuss Pflege hat bundeseinheitliche Empfehlungen zum Hitzeschutz in Pflegeeinrichtungen entwickelt. Informieren Sie sich im Internet über diesen Ausschuss. Wie setzt sich das Gremium zusammen? Welchen Auftrag hat es? Welche Projekte wurden bisher durchgeführt?

## 3.8 Reflexionsaufgaben

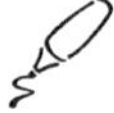

1. Lesen Sie noch einmal das Praxisbeispiel zu Beginn des Kapitels. Welche Erfahrungen haben Sie in Ihren Praxiseinsätzen in Bezug auf den Umgang mit Hitzeereignissen gemacht?
2. Stellen Sie sich vor, Sie führen ein Beratungsgespräch mit einer pflegebedürftigen, älteren Person und ihren Angehörigen in der Häuslichkeit zum Thema Hitzeschutz. Welche zehn Kernbotschaften möchten Sie vermitteln?
3. Im ▶ Kap. 3.5 werden verschiedene Beispiele für eine pflegerische klimasensible und nachhaltigkeitsbezogene Beratung genannt. Überlegen Sie weitere Beratungsthemen mit Bezug zu Klimaschutz und Nachhaltigkeit.

## 3.9 Literaturangaben


Aktionsbündnis Hitzeschutz Berlin (2022). *Musterhitzeschutzplan für stationäre Pflegeeinrichtungen, Tages- und Kurzzeitpflegeeinrichtungen und Pflege-Wohngemeinschaften.* Zugriff am 10.06.2024 unter: https://hitzeschutz-berlin.de/wp-content/uploads/2022/06/Musterhitzeschutzplan-Pflege-stationaer.pdf

Arbeitskreis Krankenhaus- und Praxishygiene der AWMF (2016). *Hygienische Aufbereitung von Patientenbetten.* Berlin: Arbeitsgemeinschaft der Wissenschaftlichen Medizinischen Fachgesellschaften e.V. (Leitlinie wird zurzeit überarbeitet). Zugriff am 15.05.2024 unter: https://register.awmf.org/assets/guidelines/029-023l_S1_Hygienische_Aufbereitung_Patientenbetten_2016-01-abgelaufen.pdf

Bein, T. (2023). *Pathophysiologie und Management der Hitzeerkrankung.* Medizinische Klinik der Intensivmedizin und Notfallmedizin. doi: 10.1007/s0063–023–01072–1

BMG (2024a). *Musterhitzeschutzplan für Krankenhäuser. Bundesempfehlung.* Berlin: Bundesministerium für Gesundheit. Zugriff am 10.06.2024 unter: https://www.bundesgesundheitsministerium.de/fileadmin/Dateien/3_Downloads/H/Hitzeschutzplan/Musterhitzeschutzplan_Krankenhaeuser_BF.pdf

BMG (2024b). *Roadmap zur weiteren Umsetzung, Verstetigung und Weiterentwicklung des Hitzeschutzplans für Gesundheit für den Sommer 2024.* Bonn: Bundesministerium für Gesundheit. Zugriff am 10.05.2024 unter: www.bundesgesundheitsministerium.de/fileadmin/Dateien/3_Downloads/H/Hitzeschutzplan/BMG_Roadmap_Hitzeschutzplanung_Sommer_2024.pdf

BMG (Hrsg.) (2024c). *Menschen im höheren Lebensalter vor Hitze schützen. Kommunikationsleitfaden.* Bonn: Bundesministerium für Gesundheit. Zugriff am 10.05.2024 unter: https://www.klimawandel-gesundheit.de/wp-content/uploads/2024/06/BMG_Hitze_Leitfaden_Senioren.pdf

BMG (2022). *Arzneimittel richtig aufbewahren und entsorgen.* Berlin: Bundesministerium für Gesundheit. Zugriff am 30.05.2024 unter: https://www.bundesgesundheitsministerium.de/arzneimittelentsorgung-und-aufbewahrung.html

Bulechek, G.M., Butcher, H.K., Dochtermann, J.M., Wagner, C.N. (Hrsg.) (2016). *Pflegeinterventionsklassifikation (NIC). Hyperthermiebehandlung.* Bern: Hogrefe.

BZgA (2024). *Tipps für Pflege- und Betreuungseinrichtungen. Hitze- und Hitzeschutz.* Berlin: Bundeszentrale für gesundheitliche Aufklärung. Zugriff am 10.06.2024 unter: https://www.klima-mensch-gesundheit.de/hitzeschutz/pflege-und-betreuungseinrichtungen/

DBfK (2022). *Community Health Nursing. Aufgaben und Praxisprofile.* Berlin: Deutscher Berufsverband für Pflegeberufe und Agnes-Karll-Gesellschaft für Gesundheitsbildung und Pflegeforschung mbh. Zugriff am 15.08.2024 unter: https://www.dbfk.de/media/docs/newsroom/publikationen/CHN_Broschuere_2022-Aufgaben-und-Praxisprofile.pdf

DBfK (2020). *Pflege im Umgang mit dem Klimawandel. Informationen und Tipps für Pflegende zum Umgang mit Auswirkungen der Wetterextreme.* Berlin: Deutscher Berufsverband für Pflegeberufe. Zugriff am 15.05.2024 unter: https://www.dbfk.de/media/docs/newsroom/publikationen/Broschuere-Pflege-im-Umgang-mit-dem-_Klimawandel_2020-07-fin.pdf

DGE (2024). *Die DGE-Empfehlungen. Gut essen und trinken.* Bonn: Deutsche Gesellschaft für Ernährung. Zugriff am 10.06.2024 unter: https://www.dge.de/gesunde-ernaehrung/gut-essen-und-trinken/dge-empfehlungen/

Doenges, M.E., Moorhouse, M.F., Murr, A.C. (2018). *Pflegediagnosen und Pflegemaßnahmen.* 6., vollständig überarbeitete und erweiterte Auflage. Bern: Hogrefe.

DPR (2023). *Stellungnahme des Deutschen Pflegerates e.V. (DPR) zur Ergänzung der Pflegeberatungs-Richtlinien nach § 17 SGB XI des GKV-Spitzenverbandes um das Thema »Hitzeschutz in der Pflege«.* Berlin: Deutscher Pflegerat e.V. Zugriff am 20.12.2024 unter: https://deutscher-pflegerat.de/download/dpr_gkv_stellungnahme_pflegeberatungs-rl_hitzeschutz_231201.pdf

Eggert, S., Haeger, M., Sulmann, D., Teubner, C. (2024). *Hitzeschutz in der ambulanten Pflege – eine deutschlandweite Befragung in Pflegediensten. ZQP-Analyse.* Berlin: Zentrum für Qualität in der Pflege. Zugriff am 10.05.2024 unter: https://www.zqp.de/wp-content/uploads/ZQP_Analyse_Hitzeschutz_ambulant.pdf

Grundel, A., Grewe, H.A., Janson, D. (2024). *Hitzeaktionspläne für stationäre Pflegeeinrichtungen und Krankenhäuser.* In: Grewe, H. A., Blättner, B. (Hrsg.). *Vor Hitze schützen. Ein Handbuch für Pflege- und Gesundheitseinrichtungen* (S. 116–129). Stuttgart: Kohlhammer.

Humbsch, P. (2022). *Eine innovative Patientenzimmer-Klimatisierung beeinflusst den Hospitalisierungsverlauf von Patienten mit exazerbierten chronischen Lungenerkrankungen.* Dissertation. Berlin: Medizinische Fakultät Charité – Universitätsmedizin Berlin. Zugriff am 15.05.2024 unter: https://refubium.fu-berlin.de/bitstream/handle/fub188/34030/diss_p.humbsch.pdf?sequence=1&isAllowed=y

Kenny, G.P., Yardley, J., Brown, C., Sigal, R.J., Jay, O. (2010). *Heat stress in older individuals and patients with common chronic diseases.* Canadian Medical Association or its licensors, 182(10), 1053–60. doi: 10.1503/cmaj.081050

LZG.NRW (2023). *Einrichtungsbezogener Hitzeschutz in NRW. Arbeitshilfen für Krankenhäuser.* Bochum: Landeszentrum Gesundheit Nordrhein-Westfalen. Zugriff am 15.05.2024 unter: https://www.lzg.nrw.de/_php/login/dl.php?u=/_media/pdf/hitze/Einrichtungsbezogener_Hitzeschutz_in_NRW-Arbeitshilfen_fuer_Krankenhaeuser.pdf

Qualitätsausschuss Pflege (2024). *Bundeseinheitliche Empfehlungen des Qualitätsausschusses Pflege zum Einsatz von Hitzeschutzplänen in Pflegeeinrichtungen und -diensten vom 28.03.2024.* Berlin: Verein Geschäftsstelle Qualitätsausschuss Pflege e.V. Zugriff am 10.06.2024 unter: https://www.gs-qsa-pflege.de/wp-content/uploads/2024/05/Bundeseinheitliche-Empfehlung-zum-Einsatz-von-Hitzeschutzplaenen-gem.-§113b-Abs.-4-Satz-3-SGB-XI.pdf

Schieron, M., Büker, C., Zegelin, A. (Hrsg.). *Patientenedukation und Familienedukation in der Pflege. Praxishandbuch zu Information, Schulung und Beratung.* Bern: Hogrefe.

Šlkebar, T., Rudež, K.D., Rudež, L.K., Likic, R. (2022). *Global warming and prescribing: A review on medicines' effects and precautions.* Psychiatria Danubina, 34(10), 5–12.

Steinhöfel, C., von Croy, K., Vogel, D. (2023). *Klimabezogene Gesundheitskompetenz: eine originäre Aufgabe für Pflegefachpersonen.* In: Scherenberg, V., Pundt, J. (Hrsg.). *Klima- und Gesundheitsschutz: Planetary Health-Lösungsansätze* (S. 315–330). Bremen: APOLLON University Press.

Umweltbundesamt (2021). *Hitzeknigge. Tipps für das richtige Verhalten bei Hitze.* Dessau-Roßlau: Umweltbundesamt. Zugriff am 15.06.2024 unter: https://www.umweltbundesamt.de/en/publikationen/hitzeknigge

Winklmayr, C., Matthies-Wiesler, F., Muthers, S., Buchien, S., Kuch, B., an der Heiden, M., Mücke, H.-G. (2023). *Hitze in Deutschland: Gesundheitliche Risiken und Maßnahmen zur Prävention.* Journal of Health Monitoring 8 (S4), Robert Koch-Institut, Berlin. doi: 10.25646/11645

WHO (2019). *Gesundheitshinweise zur Prävention hitzebedingter Gesundheitsschäden. Neue und aktualisierte Hinweise für unterschiedliche Zielgruppen.* Kopenhagen: Weltgesundheitsorganisation. Zugriff am 10.05.2024 unter: https://iris.who.int/bitstream/handle/10665/341625/WHO-EURO-2021-2510-42266-58732-ger.pdf

YamadaY., Zhang, X., Hendersen, M.E., Sagayama, H., Pontzer, H. et al. (2022). *Variation in human water turnover associated with environmental and lifestyle factors.* In: Science, 378(662), 909–915.

## 3.10 Zum Weiterlesen

DBfK (2020). *Pflege im Umgang mit dem Klimawandel. Informationen und Tipps für Pflegende zum Umgang mit Auswirkungen der Wetterextreme.* Berlin: Deutscher Berufsverband für Pflegeberufe. Zugriff am 15.05.2024 unter: https://www.dbfk.de/media/docs/newsroom/publikationen/Broschuere-Pflege-im-Umgang-mit-dem-_Klimawandel_2020-07-fin.pdf

DeGroot, D.W., O'Connor, F.G., Roberts, W.O. (2022). *Exertional heat stroke: A evidence based approach to clinical assessment and management.* Experimental Physiology, 107(10), 1172–1183. doi: 10.1113/EP090488

Umweltbundesamt (2021). *Hitzeknigge. Tipps für das richtige Verhalten bei Hitze.* Dessau-Roßlau: Umweltbundesamt. Zugriff am 15.06.2024 unter: https://www.umweltbundesamt.de/en/publikationen/hitzeknigge

# 4 Pflegehandeln auf institutioneller Ebene

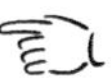

Der Gesundheitssektor mit seinem hohen Ressourcen- und Energieverbrauch ist entscheidend mitbeteiligt an der Klimakrise. Krankenhäuser und Rehakliniken, Pflegeheime und ambulante Pflegedienste sind vor die Herausforderung gestellt, ihren Beitrag zur Verringerung der $CO_2$-Emmission zu leisten. Im Folgenden geht es darum, wie ein solcher Beitrag in den verschiedenen Unternehmensbereichen aussehen könnte. Ziel dieses vierten Kapitels ist es, sowohl den Handlungsbedarf in Gesundheitseinrichtungen darzulegen als auch Lösungsmöglichkeiten aufzuzeigen. Maßnahmen der Mitigation treten dabei in den Vordergrund. Im Idealfall durchziehen Klimaschutz und Nachhaltigkeit die gesamte Institution und sind als Unternehmensstrategie verankert. Dabei steht auch die Pflegeprofession in der Verantwortung.

Nachdem im dritten Kapitel die Mikroebene pflegerischen Handelns zu Klimaschutz und Nachhaltigkeit im Mittelpunkt stand, geht es nun um die *Mesoebene*, indem die Rolle der professionellen Pflege als Impulsgeber für Veränderungen und Transformation im Gesundheitsbereich herausgestellt wird. Hier sind akademisch qualifizierte Pflegende mit ihren vielfältigen Kompetenzen prädestiniert, sich an entsprechenden Maßnahmen zu beteiligen, beispielsweise an der Erstellung von Hitzeschutzplänen und Krisenkonzepten in Gesundheitseinrichtungen.

Die bislang unzureichende Vorbereitung des deutschen Gesundheitssystems auf Krisen und Katastrophen wird unter anderem vom Sachverständigenrat zur Begutachtung der Entwicklung im Gesundheitswesen in seinem Gutachten »Resilienz im Gesundheitswesen. Wege zur Bewältigung künftiger Krisen« (SVR, 2023) festgestellt; auch an dieser Stelle können Pflegende in Institutionen einen wertvollen Beitrag leisten. Dabei kommen alle drei Dimensionen von Nachhaltigkeit – die ökologische, ökonomische und soziale Dimension – zum Tragen.

**Praxisbeispiel**

Die vier Studierenden aus der Lerngruppe haben ihren Praxiseinsatz im Sommersemester beendet und treffen an der Hochschule mit den anderen Kommiliton:innen zusammen, um gemeinsam die letzten Wochen an den verschiedenen Einsatzorten zu reflektieren.

Noch einmal ist die überstandene Hitzeperiode ein großes Thema. Anna Kubicki, die in einem Pflegeheim eingesetzt war, berichtet über ihre positiven Erfahrungen im Umgang mit der Wärmebelastung. Die professionellen und systematischen pflegerischen Interventionen haben sie beeindruckt. Von den Kolleg:innen im Haus hat sie gehört, dass es für das Pflegeheim einen Hitzeschutzplan gibt, der im Auftrag der Leitungsebene von einer Arbeitsgruppe entwickelt wurde.

Von einem Hitzeschutzplan haben die anderen Kommiliton:innen noch nie etwas gehört. Sie berichten eher negative Erlebnisse mit der Hitzewelle. Schließlich könne man wenig bewirken, um die Hitzebelastung bei den Patient:innen zu reduzieren, wenn Gebäude mit großen Fensterfronten sich im Sommer aufheizen, wenn Fenster im Krankenhaus sich nicht öffnen lassen oder kaum Verdunklungsmöglichkeiten vorhanden sind. Hier sei nach Meinung der Studierenden die Unternehmensebene gefragt, um Änderungen vorzunehmen.

Aus der Gruppe kommen weitere Beispiele für unternehmensbezogenen Handlungsbedarf in Sachen Klimaschutz und Nachhaltigkeit. Einige Studierende, die sich vegan ernähren, bemängeln die fleischlastige Kost in Krankenhäusern. Anderen ist aufgefallen, dass in vielen Räumen auch tagsüber ständig das Licht eingeschaltet ist, obwohl es nicht nötig sei. Azra Çelik beklagt die großen Abfallmengen, die täglich im Krankenhaus entstehen. Sie hat nachgelesen, dass Krankenhäuser zu den größten Müllproduzenten in Deutschland gehören und pro Krankenhauspatient:in täglich 6 Kilogramm Abfall anfallen, mehr als dreimal so viel wie bei einer Privatperson. Viele Materialien seien ihrer Beobachtung nach aufwändig verpackt; sterile Tupfer gebe es beispielsweise nur in Großpackungen. Wenn nur wenige Tupfer für einen Wundverband benötigt werden, müssen die anderen ungenutzt entsorgt werden. Sie fragt sich, ob dies im Einkauf bekannt ist und ob nicht kleinere Gebinde bestellt werden können. Aufgefallen ist ihr ferner, dass einige Pflegende einen hohen Verbrauch an Einmalhandschuhen haben und oftmals Handschuhe für pflegerische Verrichtungen anziehen, für die es nicht erforderlich wäre.

Es gibt aber auch positive Beispiele für unternehmerisches Handeln in Sachen Klimaschutz, wie Anna Kubicki einwirft, die bereits seit einigen Jahren im BUND (Bund für Umwelt und Naturschutz Deutschland) engagiert ist. Sie hat in der Mitgliederzeitschrift vom BUND-Gütesiegel »Energie sparendes Krankenhaus« gelesen. Dabei wurden bundesweit rund 50 Krankenhäuser und Reha-Kliniken für besondere Leistungen beim Klimaschutz ausgezeichnet.

Einen ganz anderen Aspekt bringen Lukas Herber und Sophie Lohmeier ein, die ihren Einsatz im ambulanten Pflegedienst absolviert haben. Dort haben sie gehört, dass ambulante Dienste – aber auch Pflegeheime – angehalten sind, ein Konzept für akute Krisensituationen zu entwickeln. Auf ihre Nachfrage, was darunter zu verstehen sei, haben sie die Antwort erhalten, dass es um die Bewältigung z. B. von Extremwetterereignissen wie Unwetter oder Überschwemmungen geht, die aufgrund des Klimawandels bereits jetzt und in Zukunft wahrscheinlich häufiger auftreten werden. Auf Unternehmensebene müsse ein Plan für ein strategisches Vorgehen in solchen Situationen erarbeitet werden.

Die Studierenden sehen bei allen aufgekommenen Themen zu Klimaschutz und Nachhaltigkeit vorrangig die Leitungsebene von Unternehmen in der Pflicht, zu handeln. Sie diskutieren, ob auch sie selbst als zukünftig akademisch qualifizierte Pflegende einen Beitrag dazu leisten könnten.

## 4.1 Nachhaltigkeit und Ressourcenschonung in Unternehmen

Der Gesundheitssektor ist durch seinen hohen Ressourcen- und Energieverbrauch ein bedeutender Verursacher negativer Umweltwirkungen. Mit einem Anteil von 4,4 % der globalen Nettoemissionen von $CO_2$ ist er entscheidend mitbeteiligt an der Klimakrise. In Deutschland ist der Gesundheitssektor sogar für 5,2 % der Treibhausgasemissionen verantwortlich (Karliner et al., 2019); seine $CO_2$-Emissionen liegen bei ca. 68 Millionen Tonnen pro Jahr (Pichler, 2023). Die Weltgesundheitsorganisation sieht ein großes Potenzial, durch sinnvolle Ressourcennutzung im Gesundheitsbereich dem Klimawandel entgegenzuwirken (WHO, 2020). Akteur:innen in Krankenhäusern, Rehakliniken, Pflege- und Gesundheitseinrichtungen sind aufgerufen, im Sinne von Mitigation eine konsequente Ausrichtung der gesamten Unternehmensstrategie hin zur Verringerung des $CO_2$-Fußabdrucks vorzunehmen (Leveringhaus & Wibbeling, 2023). Alle Einrichtungen sind damit vor große Herausforderungen gestellt.

Forderung nach mehr Nachhaltigkeit im Gesundheitsbereich

Verstärkt wird die Forderung nach mehr Nachhaltigkeit im Gesundheitsbereich durch verschiedene, die Unternehmen betreffende Gesetze und Regelungen:

- Eine Richtlinie der Europäischen Union (EU) verpflichtet alle großen Unternehmen zur *Nachhaltigkeitsberichterstattung* (englisch: Corporate Sustainability Reporting Directive – CSRD). Dies gilt ab 2025 auch für Krankenhäuser, wenn sie mehr als 500 Mitarbeitende haben und wenn die Umsatzerlöse über 40 Millionen Euro bzw. die Bilanzsumme über 20 Millionen Euro liegt. In dem Nachhaltigkeitsbericht müssen Informationen über ihre Risiken und Chancen, die sich aus sozialen und ökologischen Belangen ergeben, sowie über die Auswirkungen ihrer Aktivitäten auf Menschen und Umwelt offenlegt werden. Dadurch sollen Unternehmen zur schrittweisen Umsteuerung in Richtung Nachhaltigkeit angeregt werden.

- Eine Rolle spielt eine weitere EU-Richtlinie, das *Lieferkettensorgfaltspflichtengesetz* (kurz »Lieferkettengesetz« genannt). Unter dem Begriff »Lieferkette« wird der gesamte Prozess von der Herstellung eines Produkts inclusive Rohstoffgewinnung bis zum fertigen Verkaufsprodukt verstanden. Das Gesetz regelt die unternehmerische Verantwortung über die Einhaltung von Menschenrechten – wie dem Schutz vor Kinderarbeit und dem Recht auf faire Löhne – und den Schutz der Umwelt in globalen Lieferketten. Unternehmen mit mehr als 5.000 Mitarbeitenden – zu denen allerdings nur selten Kliniken gehören werden – müssen sich an das Gesetz halten und stehen in der Verantwortung für eine nachhaltige Lieferkette.

Unternehmen im Gesundheitswesen sind gut beraten, sich nicht allein auf den Weg zu mehr Nachhaltigkeit zu begeben, sondern sich mit anderen zu vernetzen. Über das Pflegenetzwerk Deutschland – eine Initiative des Bundesministeriums für Gesundheit – stehen für Pflegeeinrichtungen Informationen und Forschungserkenntnisse, u. a. zum Thema Hitzeschutz in der Pflege, zur Verfügung (pflegenetzwerk-deutschland.de). Weitere wichtige Akteure sind KLUG (www.klimawandel-gesundheit.de) sowie Health for Future-Gruppierungen (healthforfuture.de). In diesen einschlägigen Netzwerken existieren bereits Strukturen, um die Transformation zu unterstützen.

Durch KLUG wurde ein an Gesundheitseinrichtungen gerichtetes Rahmenwerk »Klimagerechte Gesundheitseinrichtungen« veröffentlicht (Dickhoff et al., 2021). Darin sind die wichtigsten Handlungsfelder für eine Transformation hin zu mehr Nachhaltigkeit zusammengefasst und mit praxisorientierten, kurz-, mittel- und langfristig umzusetzenden Maßnahmen erläutert. Konkrete und umsetzungsorientierte Hinweise, wie sich Krankenhäuser auf den Weg zu Klimaneutralität machen können, liefert die Publikation »Zielbild: Klimaneutrales Krankenhaus« des Wuppertal Institut für die Krankenhausgesellschaft Nordrhein-Westfalen e.V. (Wagner et al., 2022). Die Weltgesundheitsorganisation hat Leitlinien für klimaresiliente und ökologisch nachhaltige Gesundheitseinrichtungen veröffentlicht (WHO, 2020). Diese ist um Checklisten zur Einschätzung des Vorbereitungsgrades von Gesundheitseinrichtungen, u.a. in Bezug auf Hitzeereignisse, Stürme und Überschwemmungen ergänzt (WHO, 2021). Die Assessments ermöglichen Hinweise auf eine hohe, mittlere oder geringe Vulnerabilität der Einrichtungen.

## 4.2 Nachhaltigkeit als Unternehmensstrategie

Nachhaltigkeitsbestrebungen in einer Gesundheitseinrichtung sollten sich nicht nur auf einen Aspekt – wie beispielsweise Hitzeschutz – fokussieren, sondern das gesamte Unternehmen durchziehen und planmäßig als Unternehmensstrategie entwickelt werden. Unter einer Strategie werden »grundsätzliche, langfristige Maßnahmenkombinationen eines Unternehmens zur Verwirklichung der definierten langfristigen Ziele« verstanden (Schmitz & Schleuß, 2023, S. 45). Auf Grundlage einer Bestandsaufnahme werden aus der Strategie- und Zielformulierung konkrete Handlungsmaßnahmen für verschiedene Bereiche und Unternehmensebenen abgeleitet. In den nachfolgenden Unterkapiteln wird dies näher für die Bereiche Gebäude, Energie, Beschaffung, Abfall/Entsorgung und Verpflegung betrachtet.

Transformation einer Institution

Das Bekenntnis zum nachhaltigen Handeln kann nach außen durch die Verankerung im Leitbild der Einrichtung sichtbar gemacht werden. Der Umbau bzw. die Transformation einer Institution hin zu mehr Nachhaltigkeit bedarf eines langen Atems und ist als Daueraufgabe zu verstehen. Zu empfehlen ist eine schrittweise Implementierung der geplanten Maßnahmen und eine regelmäßige Überwachung ihrer Ergebnisse. Unerlässlich ist es, die Beschäftigten aller Bereiche und Abteilungen auf dem Weg mitzunehmen (Loh & Reddemann, 2023). Hier ist die Leitungsebene gefordert, durch umfassende Information Transparenz herzustellen und die Mitarbeitenden für das Thema zu sensibilisieren. In Betriebsversammlungen kann die Absicht des Unternehmens dargelegt und für Unterstützung geworben werden. Indem konkrete Nachhaltigkeitsziele formuliert werden (z. B. Reduzierung der $CO_2$-Emissionen durch Energieeinsparung), wird die Ernsthaftigkeit des Vorhabens sichtbar und greifbar.

aktives Engagement der Beschäftigten

Da vielen Menschen die Bedeutung des Klimawandels bereits bewusst ist, stößt das Anliegen der Leitungsebene im besten Fall auf eine breite Zustimmung. Verschiedene Maßnahmen sind denkbar, um aktives Engagement der Beschäftigten zu fördern:

- Für die verschiedenen Bereiche und zu unterschiedlichen Themen empfiehlt sich die Durchführung hausinterner Fortbildungsmaßnahmen. Für das Pflegepersonal empfehlen sich beispielsweise Schulungen zum Zusammenhang zwischen Hitze und Gesundheit, zur Prävention von Hitzeerkrankungen, zum adäquaten Handeln bei hitzebedingten Notfällen oder zum Medikamentenmanagement in Hitzeperioden.
- Denkbar ist auch die Bildung von freiwilligen Green Teams, die sich in Form eines systematischen Projektmanagements bestimmter Themen annehmen, wie beispielsweise die Umstellung der Speisenversorgung hin zu den Empfehlungen der Planetary Health Diet (▶ vgl. Kap. 4.2.4). Da hier mehrere Bereiche von einer Änderung betroffen sind, bedarf es eines interprofessionell zusammengesetzten Teams aus Klinikküche, Pflege, Medizin und Einkauf. Durch die Projektgruppe werden der Ist-

Green Teams

Stand analysiert, relevante Nachhaltigkeitskriterien festgelegt (u.a. Bio-Zertifizierung, Regionalität, Saisonalität, Fair-Trade, Klimafreundlichkeit, Naturschutz, Tierwohl, ökologische Landwirtschaft, Verpackung, Mehrwegsysteme, Transport), Arbeitspakete und Meilensteine festgelegt, die Umsetzung auf den Weg gebracht und die Ergebnisse überwacht. Erfolgreich durchgeführte Projekte mit positiven Auswirkungen motivieren zu weiteren Aktivitäten und führen im besten Fall dazu, dass Nachhaltigkeit langfristig in den Berufsalltag aller Mitarbeitenden einfließt.

Potenzial der Mitarbeitenden

- Durch die Implementierung eines betrieblichen Vorschlagswesens oder die Durchführung von Ideenwettbewerben können Beschäftigte motiviert werden, eigene Anregungen zu mehr Nachhaltigkeit im Unternehmen einzubringen. Das Potenzial der Mitarbeitenden wird genutzt und zugleich die Identifikation mit dem Unternehmen gesteigert. Erfolgt nach einer Überprüfung eines Vorschlags eine Umsetzung, erleben sich die Beschäftigten als wirksam und aktiv Handelnde, sodass dadurch auch der Klimaangst (▶ Kap. 1.7) entgegengewirkt werden kann. Jede noch so kleine Maßnahme kann einen Beitrag zum Umwelt- und Klimaschutz leisten. Vorstellbar ist eine Prämienregelung für gute Ideen, z.B. in Form einer Bonuszahlung, einer öffentlichen Ehrung oder einem zusätzlichen Urlaubstag.

nachhaltigkeitsbeauftrage Person

- Eine weitere Maßnahme ist die Benennung von verantwortlichen Personen für Nachhaltigkeit in den verschiedenen Bereichen und Abteilungen (z.B. als Nachhaltigkeitsbeauftragte oder durch die Einrichtung einer Stabsstelle für das Nachhaltigkeitsmanagement). Sie können beispielsweise die Umsetzung des Hitzeaktionsplans überwachen und die Wirksamkeit des Konzepts evaluieren. Im Idealfall kann im Unternehmen eine Stelle für speziell ausgebildete Klimaschutzmanager:innen geschaffen werden. Regelmäßig durchgeführte Umweltaudits helfen, den Erfolg der getroffenen Maßnahmen zu überwachen.
- Ein sichtbares Zeichen für Nachhaltigkeit kann auch im Bereich der Förderung autofreier Mobilität der Beschäftigten geschaffen werden. Hier sind ebenfalls verschiedene Maßnahmen denkbar, wie vergünstige Jahrestickets für den Öffentlichen Personennahverkehr (Jobticket), Sonderkonditionen für E-Bike-Leasing, Einrichtung von Fahrradparkplätzen und Duschmöglichkeiten für Radfahrende oder die Durchführung von Fahrradaktionstagen.

Vorbildfunktion der Führungsebene

Die Information, Motivation und Einbeziehung der Beschäftigten ist ein zentraler Faktor für das Gelingen von mehr Nachhaltigkeit in einem Unternehmen. Dabei spielt auch die Vorbildfunktion der Führungsebene eine große Rolle. Nicht zuletzt soll die gemeinsame, lösungsorientierte Arbeit am strategischen Ziel Nachhaltigkeit auch Spaß machen: »If it's not fun, it's not sustainable« (Abshagen, 2023, S. 75). Ein jährlich stattfindendes »Nachhaltigkeitsfest«, bei dem die Erfolge gefeiert werden, kann den Spaßfaktor erhöhen.

Pflegefachpersonen haben in ihrem beruflichen Kontext Einfluss auf nachhaltiges und klimasensibles Handeln und Entscheiden (Huss & Weinheimer, 2024; Riedel & Lehmeyer, 2024). Sie können sich in verschiedenen Bereichen aktiv einbringen, indem sie sich – wie nachfolgend aufgezeigt wird – beispielsweise für bauliche Veränderungen einsetzen, an Energiesparmaßnahmen beteiligen oder sie gar initiieren, sich für ein nachhaltiges Beschaffungsmanagement sowie klimasensibles Ernährungsmanagement stark machen und auf Abfallreduzierung achten. Nicht nur die Führungsebene ist gefragt, sondern jede und jeder einzelne Beschäftigte.

### 4.2.1 Bauliche Maßnahmen

Anpassung der Immobilien

Auf Einrichtungen des Gesundheitswesens kommen hohe Herausforderungen in Bezug auf die Bewältigung des Klimawandels zu. Zum einen müssen Treibhausgasemissionen in Bau und Betrieb reduziert werden, zum anderen bedarf es einer Anpassung der Immobilien an die Auswirkungen des Klimawandels (Pelzeter, 2023; Nickl-Weller et al., 2022). Erschwert wird dies durch den oftmals historisch gewachsenen Gebäudebestand älteren Datums.

Gebäudebezogene Maßnahmen haben großen Einfluss auf das Innenraumklima und den Schutz der sich darin aufhaltenden Personen vor hohen Temperaturen. Bei Planung und Neubau einer Gesundheitseinrichtung können von Beginn an Nachhaltigkeitsaspekte mit einfließen. Schwieriger wird dies bei einem älteren Gebäudebestand. Aber auch hier bestehen Möglichkeiten für nachhaltige bauliche Maßnahmen. Dazu sollten zunächst der Gebäudezustand erfasst und ein energetisches Gesamtkonzept erarbeitet werden. Sinnvoll ist die Hinzuziehung einer Energieberatungsstelle. Schließlich gilt es auch, Finanzierungs- und Fördermöglichkeiten zu prüfen. Zwingend zu beachten bei allen Maßnahmen sind die gesetzlichen Vorgaben für die jeweilige Einrichtungsart (LZG.NRW, 2023a; LZG.NRW, 2023b).

Gestaltungsmaßnahmen an Gebäuden

Mittelfristig durchzuführende Gestaltungsmaßnahmen an Gebäuden sowie der unmittelbaren Umgebung können sein:

- die Nachrüstung von Verschattungselementen wie Jalousien, Rollläden oder Markisen,
- Einbau wärmedämmender Fenster,
- die Dämmung der Außenfassade oder des Dachbodens,
- Beschattung durch Dachüberstände,
- Fassaden- und Dachbegrünung,
- Entsiegelungsmaßnahmen, Begrünung von Außenflächen, Anlage einer Wildblumenwiese, Anpflanzung von Bäumen,
- Regenwasserbewirtschaftung,
- Schaffung offener Wasserflächen (kleine Teiche, Springbrunnen, Wasserspiele).

All diese Maßnahmen reduzieren die Aufheizung der Gebäude im Sommer und sorgen für einen kühlenden Effekt. Zugleich kosten sie sehr viel Geld und lassen sich bei der angespannten ökonomischen Situation vieler Gesundheitseinrichtungen häufig nicht finanzieren. Förderprogramme von Bund und Ländern, z. B. für bauliche Investitionen in Gesundheitseinrichtungen, können hier ggf. unterstützen.

### 4.2.2 Energiemanagement

Krankenhäuser und Pflegeheime sind oft wenig energieeffizient. Sie zeichnen sich durch einen hohen Verbrauch an Elektrizität, Wärme und Wasser auf. Träger (2023) stellt fest: »Der Betrieb eines Bettes in deutschen Kliniken verbraucht durchschnittlich 300 bis 600 l Wasser am Tag und mehr Energie als drei Einfamilienhäuser« (ebd., S. 152). Bei rund 480.000 Krankenhausbetten in Deutschland (Statistisches Bundesamt, 2024) wird rasch deutlich, welch hohe Bedeutung Energiesparmaßnahmen haben können.

Einsparpotenzial

Eine Ursache für den enormen Energieverbrauch liegt in veralteten Anlagen und einer überholten Technik. Dadurch entstehen nicht nur hohe Kosten, sondern auch große Mengen an Treibhausgasen. Moderne, intelligente Technologien können helfen, sowohl den Energieverbrauch und die damit verbundenen Kosten als auch die $CO_2$-Emissionen zu senken. Eine wichtige Maßnahme ist die Erneuerung veralteter Systeme, wie Heizung oder Belüftung. Zu prüfen sind u. a. Möglichkeiten der Wärmedämmung, die Nutzung erneuerbarer Energien (Solarthermie, Photovoltaik, Windkraft), die Gewinnung von Strom und Wärme durch ein Blockheizkraftwerk oder die Nutzung von Abwärme. Erhebliches Einsparpotenzial liegt auch in der Umrüstung der Beleuchtung auf energieeffiziente LED-Technologie oder in der Nutzung von Bewegungssensoren zur Lichtsteuerung (Epping, 2023; Schmidt & Dahm, 2023).

Der Bund für Umwelt- und Naturschutz Deutschland (BUND e.V.) hat zwischen 2001 und 2022 ein Gütesiegel »Energie sparendes Krankenhaus« an Kliniken verliehen, die sich in besonderer Weise für Energieeffizienz und Klimaschutz engagieren. Die Einrichtungen mussten ein Energiemanagement nachweisen und ihren Energieverbrauch nachweislich deutlich gesenkt haben. Rund 50 Kliniken in Deutschland haben die Auszeichnung erhalten (BUND, 2024).

klimafreundliches Nutzungsverhalten

Neben den großen technischen Maßnahmen kann klimafreundliches Nutzungsverhalten jedes einzelnen Mitarbeitenden im Krankenhaus oder Pflegeheim maßgebliche Wirkung erzielen, beispielsweise durch:

- das Ausschalten von nicht benutzten Geräten,
- die Vermeidung von Standby-Modus bei elektrischen Geräten (PC, Monitor, etc.) außerhalb der Kernarbeitszeiten,

- das Ausschalten der Beleuchtung,
- die Vermeidung von Dauerlüften durch gekippte Fenster,
- die Drosselung der Heizung,
- die Nutzung der Treppe statt des Aufzugs,
- die unverzügliche Meldung tropfender Wasserhähne oder nachlaufender Toilettenspülung an den Technischen Dienst.

Zahlreiche andere Maßnahmen sind denkbar. Der Beitrag des Nutzerverhaltens zu Klimaschutzmaßnahmen wird auf ca. zehn Prozent geschätzt (Dickhoff & Protze, 2016). Unternehmensseitige kleinere Maßnahmen könnten im Anbringen von Aufklebern an Lichtschaltern zur Erinnerung an das Ausschalten beim Verlassen des Raumes, in der Ausstattung der Duschen in den Patient:innenzimmern mit Durchflussbegrenzern oder in der Veröffentlichung von Energiespartipps (›Energiespar-Guide‹) im Intranet liegen.

### 4.2.3 Nachhaltiges Beschaffungsmanagement

Ein weiterer Hebel, um Gesundheitseinrichtungen im Sinne der Nachhaltigkeit auszurichten, liegt im Beschaffungsmanagement. Unter diesem Begriff wird die zielorientierte Planung, Steuerung und Kontrolle des Einkaufs eines Unternehmens verstanden. Während bislang Effizienz (Kostensenkung) und Effektivität (Optimierung des Bestellprozesses) im Vordergrund standen, ist nun ein Umdenken hin zu mehr Nachhaltigkeit gefordert (Moreth et al., 2023; Krojer & Meerstedt, 2022).

Heben für Nachhaltigkeitsbestrebungen

Im Beschaffungsmanagement lassen sich viele Hebel für Nachhaltigkeitsbestrebungen identifizieren. Dazu gehören z. B.:

- die Auswahl der Lieferanten (Bevorzugung nachhaltig agierender Lieferanten),
- kurze Transportwege von Warenlieferungen,
- Recyclingfähigkeit von Verpackungen,
- Reduzierung von Plastik und Einmalprodukten, Umstellung auf Mehrweg,
- Nachhaltigkeit von Produkten (in Bezug auf Herstellung, Lebensdauer, Wiederaufbereitung, Reparaturfähigkeit, Recyclingfähigkeit),
- Einkauf nachhaltig produzierter, regionaler und saisonaler Lebensmittel,
- Prüfung von Warengruppen in Bezug auf Treibhausgasemissionen und Wasserverbrauch,
- Umweltfreundlichkeit von Reinigungs- und Desinfektionsmittel,
- Einkauf nachhaltig erzeugter Textilien (Wäsche, Schutz- und Dienstkleidung).

Seit 2017 gibt es einen von der Internationalen Organisation für Normung (ISO) herausgegebenen ISO-Standard für nachhaltige Beschaffung. Damit sollen Organisationen dabei unterstützt werden, die Beschaffung bzw. den Einkauf nachhaltiger zu gestalten. Neben ökologischen Aspekten werden auch soziale und ökonomische Aspekte von Nachhaltigkeit adressiert (ISO, 2017).

Von Bedeutung im Zusammenhang mit dem Beschaffungsmanagement ist auch das bereits erwähnte *Lieferkettensorgfaltspflichtengesetz (LkSG)* – kurz Lieferkettengesetz genannt (► Kap. 4.1).

### 4.2.4 Klimasensibles Verpflegungsmanagement

Planetary Health Diet

Eine wirkungsvolle Maßnahme zum Klimaschutz ist die Umstellung der Ernährung in Gesundheitseinrichtungen auf die sogenannte »Planetary Health Diet«. Hintergrund ist zum einen die Art und Weise der derzeitigen globalen Lebensmittelproduktion, die zu hohen Treibhausgasemissionen führt und einen großen Wasser- und Flächenverbrauch sowie Düngemitteleinsatz erfordert. Insbesondere tierische Lebensmittel tragen durch einen hohen $CO_2$-Ausstoß zum Klimawandel bei. Zum anderen ist eine Zunahme weltweit ernährungsbedingter Erkrankungen, wie Adipositas, Diabetes oder Herz-Kreislauferkrankungen, festzustellen. Beide Aspekte erfordern in Zukunft eine Wende hin zu einer nachhaltigen und gesundheitsfördernden Ernährung.

Die Bezeichnung ›Planetary Health Diet‹ wurde von der EAT-Lancet-Kommission entwickelt. Dieser Kommission gehören Wissenschaftler:innen aus unterschiedlichen Ländern und Disziplinen (Gesundheit, Ernährung, Nachhaltigkeit, Wirtschaft, Politik, Landwirtschaft) an, die es sich zum Ziel gesetzt haben, eine wissenschaftliche Grundlage für eine Transformation des globalen Ernährungssystems zu schaffen. Sie beschäftigen sich mit der Frage, wie es möglich ist, bis 2050 alle der dann rund 10 Milliarden Menschen gesund zu ernähren, ohne die Belastungsgrenzen der Erde zu überschreiten. Der Kommission kommt der Verdienst zu, erstmalig gesundheitliche und ökologische Aspekte zusammenzuführen und in einen globalen Rahmen zu stellen (Willett et al., 2019).

Ernährungsempfehlungen

Die Ernährungsempfehlungen der Planetary Health Diet basieren vorwiegend auf pflanzlichen Lebensmitteln, d. h. auf Gemüse, Obst, Vollkornprodukten, Hülsenfrüchten, Nüssen und hochwertigen Pflanzenölen. Milch und Milchprodukte, Fisch und Eier sollten nur in geringen Mengen verzehrt werden. Zu vermeiden sind Fleisch – insbesondere rotes Fleisch –, Zucker und raffiniertes Getreide. Die EAT-Lancet-Kommission geht davon aus, dass durch eine solche Ernährungsform pro Jahr ca. elf Millionen Todesfälle weltweit durch ernährungsbedingte Erkrankungen vermieden werden können (Willet et al., 2019).

Die Empfehlungen der EAT-Lancet-Kommission decken sich zu einem hohen Anteil mit den evidenzbasiert abgeleiteten Ernährungsempfehlungen der Deutschen Gesellschaft für Ernährung (DGE, 2023). Ein Unterschied zeigt sich in Bezug auf die tägliche Menge an Milch und Milchprodukten, hier sehen die Orientierungswerte der DGE höhere Mengen vor (Breidenassel et al., 2022). Ferner weist die DGE darauf hin, dass eine allgemeingültige, globale Empfehlung angesichts weltweit unterschiedlicher Ernährungsgewohnheiten kaum ableitbar ist. Für Deutschland stellt die DGE fest, dass die Ernährungswirklichkeit in der Bevölkerung im deutlichen Kontrast sowohl zu ihren eigenen Empfehlungen als auch zu den Empfehlungen der Planetary Health Diet steht.

Umstellung der Speisenversorgung

Auch die derzeitige Verpflegung von Patient:innen in Gesundheitseinrichtungen, insbesondere in deutschen Krankenhäusern, entspricht nicht den Empfehlungen von DGE und EAT-Lancet-Kommission. Festzustellen ist ein hoher Einsatz von Lebensmitteln mit schlechtem $CO_2$-Fußabdruck (Hünninghaus et al., 2022). In vielen Kliniken werden zu allen drei Hauptmahlzeiten Fleisch- und Wurstwaren angeboten; vegetarische oder vegane Kost führen eher ein Nischendasein. Eine große weltweite Studie, in der ein internationales Forschungsteam untersucht hat, wie gesund und umweltfreundlich das Nahrungsangebot in Gesundheitseinrichtungen ist – darunter auch Einrichtungen aus Deutschland – kommt zu dem Ergebnis, dass eine Umstellung der Speisenversorgung sowohl den Heilungsprozess fördern als auch einen wesentlichen Beitrag zur Reduzierung der negativen Umweltwirkungen von Krankenhäusern leisten könnte. (Pörtner et al., 2025).

Eine Berechnung zur Emissionseinsparung bei der Vollverpflegung nehmen Hünninghaus et al. (2022) vor:

> »Wenn in einem Krankenhaus mit 1.000 Vollverpflegungen 15 % mehr Patient:innen als zuvor eine vegetarische und 25 % eine rein-pflanzliche Vollverpflegung bestellen würden, könnten über 300 T $CO_2$e jährlich eingespart werden« (ebd., S. 92 f).

Weitere Maßnahmen einer klimasensiblen Ernährung können sein: Verwendung von Bio-Lebensmitteln, Beachtung guter Haltungsformen bei der Erzeugung, Einsatz saisonaler und regionaler Produkte, Einführung eines Veggie-Days oder einer Klima-Gourmetwoche, Platzierung des vegetarischen Gerichts oben auf der Auswahlliste oder die Vermeidung von Lebensmittelabfällen durch die Möglichkeit für Patient:innen, kleinere Portionen zu bestellen.

Kosten einer Umstellung der Speisenversorgung

Einige der genannten Maßnahmen sind kostenneutral umzusetzen. Gleichwohl können die Kosten einer Umstellung der Speisenversorgung zunächst höher ausfallen, wie Hötzer & Faltlhauser (2023) konstatieren, da nachhaltig produzierte Lebensmittel in aller Regel teurer sind. Auf längere Sicht ist jedoch eine Kostensenkung möglich, z. B. durch die Reduzierung von Lebensmittelresten oder einen geringeren Fleischverbrauch.

Wertvolle Unterstützung im Prozess der Umstellung der Gemeinschaftsverpflegung leistet ein *DGE-Qualitätsstandard für die Verpflegung in Kliniken* (DGE, 2023). Die Broschüre gibt vielfältige praktische Tipps und Informationen, wie eine gesundheitsfördernde und nachhaltige Verpflegung aussehen kann.

### 4.2.5 Abfall- und Entsorgungsmanagement

riesige Mengen an unterschiedlichen Abfällen

In Krankenhäusern fallen täglich riesige Mengen an unterschiedlichen Abfällen an: Einwegverpackungen, gebrauchte Spritzen und Kanülen, Skalpelle, Medikamentenreste, chemische Abfälle, leere Blutkonserven, Desinfektionsbehälter, Inkontinenzmaterialien, Einwegschutzkleidung, sterile und unsterile Handschuhe, Verbandsmaterialien, Altbatterien, Papier und Pappe, Glas, Küchen- und Kantinenabfälle, etc. Neben eher unproblematischen, hausmüllähnlichen Abfällen fallen spezielle Abfälle (z. B. infektiöse, spitze, scharfe, ethisch bedenkliche Abfälle) an, die einer gesonderten Entsorgung bedürfen.

Schätzungen zufolge produzieren allein die Krankenhäuser in Deutschland jährlich 4,8 Millionen Tonnen Müll und sind damit – nach Baubranche, Handel, Gewerbe und Bergbau – der fünftgrößte Abfallproduzent (Hankeln, 2022, S. 113). Pro Krankenhauspatient:in fallen täglich 6 Kilogramm Abfall an, mehr als dreimal so viel wie bei einem Normalbürger mit 1,7 Kilogramm Abfall pro Tag (Hankeln, 2022). Einer Untersuchung des Deutschen Krankenhausinstituts zufolge, fielen im Jahr 2019 pro Krankenhausbett im Durchschnitt 1.430 Kilogramm Abfall an (DKI, 2022), dreimal so viel wie das jährliche Abfallaufkommen einer Person im privaten Haushalt (457 Kilogramm) (Statistisches Bundesamt, 2019).

Besonders viel Müll ist während der Corona-Pandemie angefallen, wie eine Analyse der Weltgesundheitsorganisation zeigt (WHO, 2022). Die Hauptabfallarten waren Masken, Handschuhe, Schutzkittel, Corona-Testkassetten, Ampullen, Spritzen, Nadeln sowie Entsorgungsboxen. Hinzu kamen weitere Materialien, wie Desinfektionsmittel, Tupfer, Kopfbedeckungen und Schuhüberzieher. Schätzungen der WHO zufolge wurden im Jahr 2020 weltweit jeden Tag ca. 3,4 Milliarden Einwegmasken inclusive Plastikverpackung weggeworfen. Bis November 2021 wurden durch die WHO 87.000 Tonnen Schutzkleidung für Mitarbeitende im Gesundheitsbereich an Mitgliedsländer ausgeliefert. Die ersten acht Milliarden Impfdosen verursachten einen Müllberg von 144.000 Tonnen, bestehend aus gläsernen Ampullen, Spritzen, Nadeln und Entsorgungsboxen. Ein besonderes Problem liegt darin, dass viele Länder der Welt nicht über ein adäquates System zur Entsorgung medizinischer Abfälle verfügen und ein großer Teil des Mülls in den Meeren landet.

Gemäß dem bundesweit geltenden Kreislaufwirtschaftsgesetz (KrWG) sind eine Schonung natürlicher Ressourcen und eine umweltverträgliche Entsorgung von Abfällen sicherzustellen. An erster Stelle steht dabei die *Vermeidung von Abfällen, gefolgt von Vorbereitung zur Wiederverwertung* (z.B. Reinigung, Reparatur), *Recycling, sonstige Verwendung* (z.B. energetische Nutzung) und *Beseitigung* (z.B. Deponierung) (▶ Abb. 4.1). Diese Zielhierarchie gilt auch für Gesundheitseinrichtungen (Hankeln, 2022).

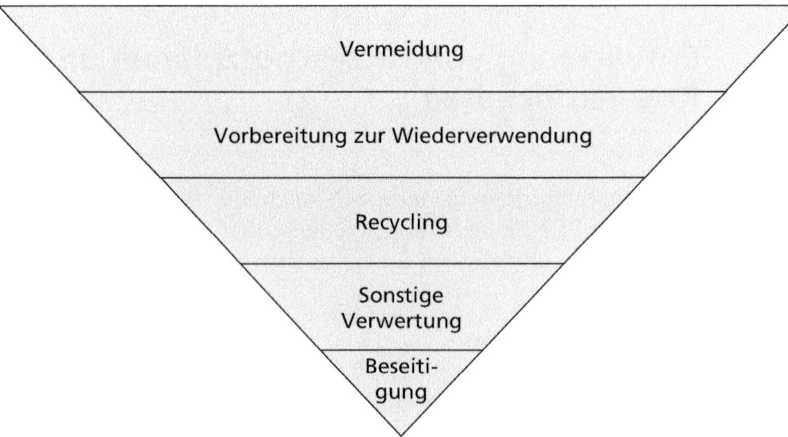


**Abb. 4.1:** Abfallhierarchie gemäß § 6 Kreislaufwirtschaftsgesetz (eigene Darstellung).

3-R-Regel

Abfallvermeidung in Gesundheitseinrichtungen ist jedoch kein leichtes Unterfangen, da hohe Anforderungen an Qualität, Sicherheit und Infektionsschutz bestehen. Im Bemühen, das Müllaufkommen zu senken und den Verbrauch an Ressourcen zu senken, kann die »3-R-Regel« herangezogen werden: **R**educe, **R**euse, **R**ecycling. Beispiele hierfür sind:

- *Reduce/Reduzieren:* Reduzierung von Lebensmittelabfällen durch optimiertes Speisebestellsystem; Ersatz von Einwegmaterialien durch recyclingfähige Mehrwegmaterialien; Verwendung von Mehrwegkaffeebechern in der Kantine; Bereitstellung von Wasserspendern zum Nachfüllen eigener Trinkflaschen; Reduzierung von Verpackungsmüll durch Einkauf von Großgebinden statt Klein- und Kleinstverpackungen.
- *Reuse/Wiederverwenden:* Wiederverwendung von OP-Besteck, Pinzetten und Scheren; defekte Geräte reparieren, statt wegzuwerfen; Rückgabe von elektronischen Altgeräten an den Hersteller bzw. Vertreiber; Aufbereitung von Chemikalien.
- *Recycling/Wiederverwerten:* sorgfältige und konsequente Mülltrennung; Nutzung von Produkten aus Recyclingmaterial, z.B. Recyclingpapier.

Fischer (2024) schlägt eine Erweiterung der »3-R-Regel« um die Begriffe »*Rethink/Neu denken*« und »*Research/Weiterentwicklung durch Forschung und Entwicklung*« *vor.* Mit innovativem Denken und wissenschaftlichen Erkenntnissen kann der Vision einer nachhaltigen Abfallwirtschaft möglicherweise nähergekommen werden.

## 4.3 Entwicklung von Hitzeschutzplänen und Krisenkonzepten

Zum Schutz vulnerabler Personengruppen sowie der Beschäftigten sind Krankenhäuser und Pflegeeinrichtungen aufgefordert, einrichtungsindividuelle *Hitzeschutzpläne* und *Krisenkonzepte* zu entwickeln.

### 4.3.1 Hitzeschutzpläne

Musterhitzeschutzplan für Krankenhäuser

Durch das Bundesministerium für Gesundheit wurden Leitfäden für die verschiedenen Settings entwickelt bzw. ihre Erarbeitung initiiert. Für *Krankenhäuser* soll der »Musterhitzeschutzplan für Krankenhäuser« (BMG, 2024) dazu dienen, hitzebedingte Gesundheitsrisiken von Patient:innen und Beschäftigten zu reduzieren. Er enthält Empfehlungen

a) zur Vorbereitung auf den Sommer,
b) während der Sommermonate und
c) bei den Hitzewarnstufen 1 und 2 des Deutschen Wetterdienstes (DWD).

In *Vorbereitung auf den Sommer* ist die Benennung einer verantwortlichen Person für den Hitzeschutz und die Entwicklung eines Hitzeschutzplans vorzunehmen. Darin werden die Arbeitsabläufe der einzelnen Abteilungen während der Hitzeperioden festgelegt, die allen Mitarbeitenden bekannt sein sollten. Für die Zeit *während der Sommermonate* enthält der Hitzeschutzplan Empfehlungen zur Erfassung individueller Risiken für hitzebedingte Gesundheitsbeeinträchtigungen, zur Aufklärung und Beratung von Patient:innen und Angehörigen, zur Lagerung von Medikamenten sowie zum Arbeitsschutz und zur Personalplanung. Ferner werden erweiterte Maßnahmen zur Versorgung und Behandlung von Patient:innen bei *Hitze-Warnstufe 1 sowie bei Hitze-Warnstufe 2 des DWD* aufgeführt (► Kap. 1.2.1). Dazu gehören u. a. eine Anpassung der Speise- und Getränkeversorgung, die verstärkte Beobachtung vulnerabler Personen oder deren Verlegung in kühlere Zimmer. Je nach Gebäudezustand werden verschiedene technische Maßnahmen zum Hitzeschutz empfohlen (z. B. Sonnenschutzkonzept, Lüftungskonzept, Begrünungskonzept).

Einsatz von Hitzeschutzplänen in Pflegeeinrichtungen und -diensten

Für *ambulante, teilstationäre und stationäre Pflegeeinrichtungen* wurde »Bundeseinheitliche Empfehlung des Qualitätsausschusses Pflege zum Einsatz von Hitzeschutzplänen in Pflegeeinrichtungen und -diensten« entwickelt (Qualitätsausschuss Pflege, 2024). Auch hier stehen Anregungen zur Vorbereitung auf Hitzeereignisse bzw. zur Unterstützung im Fall eines eingetretenen Hitzeereignisses im Mittelpunkt.

> »Ziel der in den Hitzeschutzplänen aufgeführten Maßnahmen ist der Schutz der pflegebedürftigen Personen und im Rahmen des Arbeitsschutzes der Mitarbeiterinnen und Mitarbeiter vor den gesundheitlichen Folgen von Wärmebelastungen vor allem in den Monaten von Juni bis September, in denen grundsätzlich mit dem Auftreten von Hitzeereignissen und daraus resultierenden starken/extremen Wärmebelastungen für pflegebedürftige Personen gerechnet werden muss« (Qualitätsausschuss Pflege, 2024, S. 2).

frühzeitige Klärung der personellen Zuständigkeit

Die Empfehlungen sehen die frühzeitige Klärung der personellen Zuständigkeit für Fragen im Zusammenhang mit dem Auftreten von Hitzeereignissen vor. Die Verantwortung sollte bei der Einrichtungsleitung liegen, die ggf. eine hitzeschutzbeauftragte Person benennt. Um in den Sommermonaten regelmäßig aktuelle Informationen über die Wettersituation zu erhalten, wird die Anmeldung zum Newsletter des Hitzewarnsystem des Deutschen Wetterdienstes (DWD) empfohlen (► Kap. 1.2.1).

Bereits im Vorfeld der warmen Jahreszeit sind pflegebedürftige Personen und Mitarbeitende für das Thema Hitze zu sensibilisieren und mithilfe geeigneter Informationsmaterialien auf gesundheitliche Risiken sowie Präventionsmaßnahmen hinzuweisen. Der Hitzeschutzplan sollte Aussagen zur personenbezogenen Risikobewertung enthalten, um gefährdete Personen frühzeitig zu identifizieren.

Kommunikationskette

Bei einem bevorstehenden oder eingetretenen Hitzeereignis ist die Information und Kommunikation mit allen relevanten Kommunikationspartner:innen innerhalb und außerhalb der Einrichtung sicherzustellen. Die Festlegung einer Kommunikationskette (›Kommunikationskaskade‹ – Wer leitet die Hitzewarnung an wen weiter?) mit spezifischen Maßnahmen je nach Hitzewarnstufe ist ein wichtiges Element eines Hitzeschutzplans. Auch Mitarbeitende und die zu versorgenden Menschen mit Pflegebedarf müssen rechtzeitig über bevorstehende Hitzeereignisse informiert und beraten werden. Bei starker bzw. extremer Wärmebelastung bedürfen gefährdete Personen einer erhöhten Aufmerksamkeit hinsichtlich hitzebedingter Symptome.

Erarbeitung eines einrichtungsindividuellen Hitzeschutzplans

Bei der Erarbeitung eines einrichtungsspezifischen Hitzeschutzplans ist es ratsam, die Mitarbeitenden einzubeziehen, um den Sinn und Nutzen des Vorhabens zu vermitteln. Grundel & Grewe (2024, S. 116 ff) zeigen auf, wie dieser Prozess erfolgreich gestaltet werden kann:

- Bildung einer Steuerungsgruppe, die sich für den gesamten Prozess verantwortlich zeigt, und in der alle relevanten Entscheidenden und auch das Qualitätsmanagement der Einrichtung vertreten sind.

- Beteiligung aller Organisationsbereiche und Hierarchieebenen am Diskussionsprozess, Einbeziehung auch von Vertretungen der Klientel (z. B. Heimbeirat).
- Ermittlung der Relevanz des Themas Hitzeschutz und der diesbezüglichen Bedarfe bei Mitarbeitenden und pflegebedürftigen Personen (z. B. durch Befragungen oder Qualitätszirkel).
- Verbindliche Integration der entwickelten Maßnahmen, Formulare und Checklisten in das Qualitätsmanagement der Einrichtung.
- Regelmäßige Durchführung von Schulungen zum Hitzeschutz und sachgerechtem Handeln bei Hitzeereignissen.

Letztlich handelt es sich bei dem Hitzeschutzplan um einen Rahmenplan, der die Gegebenheiten des Settings und der jeweiligen Institution berücksichtigen, aber nicht jede Besonderheit abbilden kann. Um so wichtiger sind flexibles Handeln je nach Situation. Empfohlen wird ein Monitoring während des Sommers auf Grundlage von messbaren Indikatoren (z. B. Anzahl der aufgetretenen Hitzebeschwerden) sowie die Evaluation der Wirksamkeit der festgelegten Interventionen in regelmäßigen Abständen (Grundel & Grewe, 2024; Niebuhr & Grewe, 2024).

### 4.3.2 Krisenkonzepte

Pflicht zur Vorhaltung von Krisenkonzepten

Die Flutkatastrophe im Ahrtal im Jahr 2021 hat gezeigt, dass Pflegeeinrichtungen nicht hinreichend auf Krisen- und Katastrophensituationen vorbereitet sind und diese im Akutfall kaum aus eigener Kraft bewältigen können. Vor dem Hintergrund dieses und anderer Ereignisse (wie die Corona-Pandemie, großflächige Stromausfälle) gilt für vollstationäre Pflegeeinrichtungen, Kurzzeit- und Tagespflegeeinrichtungen sowie Ambulante Pflegedienste seit 2023 die Pflicht zur Vorhaltung von Krisenkonzepten. Als Krisensituationen bezeichnet werden, neben länger andauernden Stromausfällen, Bränden, Bombenfunden oder Pandemien, auch Unwetter bzw. Naturkatastrophen. In den jeweiligen Bestimmungen zu den Qualitätsgrundsätzen nach dem Pflegeversicherungsgesetz (SGB XI) ist dies näher geregelt.

**Qualitätsgrundsätze für vollstationäre Pflegeeinrichtungen – Maßnahmen in Krisensituationen**

»Für den Fall akuter Krisensituationen, wie anhaltende Stromausfälle, Brände, Bombenfunde, Unwetter/Naturkatastrophen oder Pandemien, die Einfluss auf die Versorgung haben können, hält der Träger der vollstationären Pflegeeinrichtung in Absprache mit den Gefahrenabwehrbehörden seiner Kommune ein Krisenkonzept vor. Der Träger hält einen Pandemieplan entsprechen den Vorgaben der Gesundheitsbehörden vor.

Der Träger ist im Rahmen des internen Qualitätsmanagements dafür verantwortlich, Maßnahmen zur Bewältigung von Krisensituationen festzulegen. … Die Maßnahmen sind darauf auszurichten, dass im Fall einer Krise elementare körperliche und psychische Grundbedürfnisse der pflegebedürftigen Menschen bestmöglich erfüllt werden können« (MD-Bund, 2023a, S. 15).

Ähnlich lautende Qualitätsgrundsätze sind auch für ambulante Pflegedienste festgelegt (MD-Bund, 2023b, S. 16).

Bestandteile eines Krisenkonzepts

Bestandteile eines Krisenkonzepts für vollstationären Pflegeeinrichtungen und ambulante Pflegedienste sind (MD-Bund, 2023a, S.15f; MD-Bund, 2023b, S. 16):

- die Festlegung einer Person, die das Krisenmanagement steuert,
- die Festlegung der innerbetrieblichen Maßnahmen für die jeweilige Krisensituation,
- die Festlegung der innerbetrieblichen Kommunikation für alle Mitarbeitenden,
- die Festlegung der Kommunikation mit Angehörigen und gesetzlichen Vertreter:innen,
- die Festlegung der Zusammenarbeit mit den zuständigen Behörden und relevanten Akteur:innen im Gesundheitswesen,
- die Festlegung zur Beschaffung und Bevorratung von sächlichen Ressourcen (z. B. Schutzausrüstung, Notstromversorgung, Trinkwasser und Nahrung, Materialien zum Schutz vor Kälte im Falle einer Evakuierung).

Alle Mitarbeitenden der Einrichtungen müssen über das Krisenkonzept informiert sein. Es empfiehlt sich, regelmäßige Schulungen zum Umgang mit Krisensituationen durchzuführen, um Unsicherheiten und planloses Handeln bei auftretenden Ausnahmesituationen möglichst zu vermeiden.

Im Förderprojekt *AUPIK* (Aufrechterhaltung der ambulanten Pflegeinfrastrukturen in Krisensituationen) des Bundesministeriums für Bildung und Forschung (BMBF) widmeten sich verschiedene Beteiligte (Internationales Zentrum für Ethik in den Wissenschaften an der Universität Tübingen, Deutsches Rotes Kreuz, Vincentz Network sowie Institut für Gesundheits- und Pflegewissenschaft der Charité-Universitätsmedizin Berlin) den Herausforderungen der Versorgung pflegebedürftiger Menschen im Katastrophenfall. In vier miteinander verknüpften Teilprojekten wurde erforscht, wie die Widerstandsfähigkeit (Resilienz) häuslicher Pflegearrangements und die Sicherheit von Pflegebedürftigen in Krisen- und Katastrophenfällen erhöht werden kann, wie sich ambulante Pflegedienste für den Umgang mit Notfällen Krisen und Katastrophen stärken können und wie sich Pflegestrukturen in Krisenzeiten aufrechterhalten lassen (Ewers & Köhler, 2023). Im Mittelpunkt stehen dabei die Erstellung eines Katastrophenschutzplans/Krisenkonzepts für ambulante Pflegedienste sowie von Bildungsmaterialien für die unterschiedlichen Mitarbeitenden der Dienste. Im Projekt *AUPIK* wurden Checklisten zur Erstellung eines Katastrophenschutzplans sowie vier »Schnell-Lern-Lektionen« mit einem zeitlichen Umfang von jeweils ca. 20 Minuten entwickelt, die in dem Arbeitspapier von Ewers & Köhler (2023) zur Verfügung stehen.

Zahlreiche Hinweise und Empfehlungen für stationäre Pflegeeinrichtungen und Tagespflegeeinrichtungen zur Vorbereitung auf und Bewältigung von Krisen und Katastrophen enthält eine Handreichung der Bundesarbeitsgemeinschaft der Freien Wohlfahrtspflege (BAGFW, 2023). Ergänzend zur Handreichung werden Praxismaterialien, wie Checklisten, Notfallpläne und Musteranschreiben, zur Verfügung gestellt, die auf die Bedarfe der Träger vor Ort angepasst werden können.

Vernetzung mit der Katastrophenschutzbehörde

Zur Vorbereitung auf potenzielle Krisen gehört auch die Vernetzung mit der Katastrophenschutzbehörde auf kommunaler bzw. Kreisebene. Zu empfehlen ist ferner ein Austausch mit Feuerwehr, Rettungsdienst, Technischem Hilfsdienst (THW) und Hilfsorganisationen, wie Deutsches Rotes Kreuz (DRK), Malteser Hilfsdienst (MHD), etc. Im besten Fall kann ein »Runder Tisch« mit allen relevanten Akteur:innen und unter Beteiligung aller ambulanten, teilstationären und stationären Pflegeeinrichtungen in der Region einberufen werden.

## 4.4 Rolle der Pflege bei der Transformation von Unternehmen

Einsparpotenziale identifizieren

Als größte Berufsgruppe im Gesundheitswesen kommt der Pflege eine Schlüsselposition beim Umbau eines Unternehmens hin zu mehr Nachhaltigkeit zu. Hier steht in erster Linie das Pflegemanagement in der Verantwortung, aber auch jede einzelne Pflegefachperson kann ihren Beitrag leisten (Loh & Reddemann, 2023; Schmidt-Rumposch & Hosters, 2022; DBfK, 2020). Auf allen Unternehmensebenen sind Pflegende prädestiniert, transformative Veränderungsprozesse zur $CO_2$-Reduzierung anzustoßen, indem sie sich in institutionelle Aktivitäten und Projekte einbringen, z. B. in Bezug auf Energiesparmaßnahmen, klimasensibles Verpflegungsmanagement oder ein nachhaltiges Beschaffungsmanagement. Hier können Pflegende Einsparpotenziale identifizieren und an den Einkauf zurückmelden oder Produkte mit einem geringeren Verpackungsvolumen empfehlen.

Beitrag zur Müllreduzierung

Vor dem Hintergrund des hohen Abfallaufkommens in Gesundheitseinrichtungen (► Kap. 4.2.5) können Pflegenden einen wichtigen Beitrag zur Müllreduzierung leisten, indem sie auf einen schonenden Umgang mit

Materialressourcen achten. Am Beispiel der *Verwendung von medizinischen Einmalhandschuhen* soll dies im Folgenden aufgezeigt werden.

### Exkurs: Die Nutzung von Einmalhandschuhen

Medizinische Einmalhandschuhe zum Selbst- und Fremdschutz werden nach Angaben der Weltgesundheitsorganisation oftmals übermäßig und falsch verwendet (WHO, 2022). Diese Problematik besteht demzufolge bereits seit langer Zeit, unabhängig von der Corona-Pandemie; sie verursacht hohe Kosten und negative Umweltauswirkungen durch die Herstellung und die häufig fehlende biologische Abbaubarkeit der Handschuhe.

Indikationen für den Einsatz von Einmalhandschuhen

Auch die Kommission für Krankenhaushygiene und Infektionsprävention (KRINKO) weist darauf hin, dass die Indikationen für den Einsatz von Einmalhandschuhen nicht immer klar sind und diese in allen Bereichen der Medizin und Pflege z.B. auch dann getragen werden, wenn es für den Schutz der Patient:innen und/oder den Selbstschutz nicht erforderlich wäre (KRINKO, 2024). Dies wird von der KRINKO sowohl aus ökologischer als auch aus infektionspräventiver Sicht kritisch betrachtet. Durch einen übermäßigen, unangebrachten Handschuhgebrauch ergeben sich zum einen belastende Auswirkungen auf Klima und Umwelt, zum anderen können sich Infektionsrisiken durch die Vernachlässigung einer adäquaten Händehygiene ergeben.

Die Ursachen für die unsachgemäße Verwendung von Einmalhandschuhen sieht die KRINKO in Unkenntnis, einer fälschlicherweise wahrgenommenen Indikation, einem besonderen Bedürfnis zum Selbstschutz, in Gruppendynamik und/oder Gewohnheit des Personals (»Das haben wir immer schon so gemacht«). Mit ihrer Veröffentlichung möchte die KRINKO Beschäftigte im Gesundheitswesen zu einem bewussteren Umgang mit Einmalhandschuhen sensibilisieren. Sie gibt Beispiele für Indikationen zum Tragen medizinischer Einmalhandschuhe und Beispiele für Situationen, in denen das Tragen medizinischer Einmalhandschuhe nicht indiziert ist.

**Tab. 4.1:** Beispiele für Indikationen zum Tragen medizinischer Einmalhandschuhe (übernommen aus: KRINKO, 2024, S. 6).

| Risiko hoher Exposition gegenüber Blut, Körperflüssigkeiten, Sekreten, Ausscheidungen und sichtbar mit Körperflüssigkeiten verschmutzter Ausrüstung/Instrumente | |
|---|---|
| Direkter Patientenkontakt | • Kontakt mit Blut, Schleimhäuten oder nicht intakter Haut (z.B. Versorgung blutender Wunden, Intubation, Untersuchung der Anogenitalregion)<br>• *Blutentnahme (auch bei Lanzettenblutentnahme)**<br>• *Einsetzen von Gefäßzugängen*/periphervenösen Verweilkanülen (PVK)*/Verabreichung von intravenösen (i.v.) Injektionen**<br>• Manipulation an einem Gefäßzugang (in Anwesenheit von Blut)<br>• Endotracheales Absaugen (CAVE: für offene Systeme sterile Handschuhe) |

**Tab. 4.1:**
Beispiele für Indikationen zum Tragen medizinischer Einmalhandschuhe (übernommen aus: KRINKO, 2024, S. 6). – Fortsetzung

| | |
|---|---|
| | • Notfallbehandlung (in »unklaren/ungeordneten Situationen«) in zentralen Notaufnahmen oder dem Rettungsdienst |
| Indirekter Patientenkontakt | • Umgang mit Ausscheidungen und Erbrochenem<br>• Untersuchung von nicht dekontaminierten Biomaterialien<br>• *Umgang mit Medikamentenverneblern**<br>• Beim Verwenden von Instrumenten, die potenziell mit Blut, Sekreten und Exkreten verschmutzt werden können (z. B. vaginale Ultraschallsonden, Endoskope)<br>• Bei der Aufbereitung von Instrumenten, die mit Blut, Sekreten oder Exkrementen verschmutzt wurden (ggf. ist hier der Einsatz besonderer chemikalienbeständiger Handschuhe indiziert) |
| Andere medizinische Tätigkeiten | • Labortätigkeiten, z. B. mit *potenziell infektiösen** und/oder mit gentechnisch veränderten Materialien |
| Sonstige Tätigkeiten | • Reinigung/Desinfektion von mit Körperflüssigkeiten verschmutzten/kontaminierten Oberflächen und/oder Gegenständen<br>• Umgang mit medizinischen Abfällen, die mit Blut, Sekreten, Exkreten oder Erbrochenem verschmutzt sind<br>• *Entsorgung von Abfallsäcken** |

* Die in dieser Tabelle kursiv gedruckten Indikationen zum Tragen medizinischer Einmalhandschuhe könnten zukünftig nach einrichtungsindividueller Risikoanalyse reevaluiert werden.

**Tab. 4.2.:** Beispiele für Situationen, in denen das Tragen medizinischer Einmalhandschuhe nicht indiziert ist (übernommen aus: KRINKO, 2024, S. 8).

| Kein Risiko einer hohen Exposition gegenüber Blut, Körperflüssigkeiten oder einer kontaminierten Umgebung | |
|---|---|
| Direkter Patientenkontakt | • Verabreichung von intradermalen, subkutanen und intramuskulären Injektionen (z. B. Impfen)<br>• Ausgewählte Notfallbehandlungen (gem. Risikobewertung) in zentralen Notaufnahmen oder dem Rettungsdienst<br>• Blutzuckermessung (außer bei Lanzettenblutentnahme)<br>• Jegliche Manipulation an Gefäßzugängen bei fehlendem Blutfluss/Entfernen von Gefäßzugängen<br>• Untersuchungen *ohne* Kontakt mit Schleimhaut, Blut oder Wunde, z. B. Blutdruck-, Temperatur- und Pulsmessung, Auskultieren, Otoskopieren<br>• Platzieren nicht invasiver Beatmungsgeräte und der Sauerstoffkanüle<br>• Patientenpositionierung (z. B. Dekubitusprophylaxe oder Positionierung bei bildgebenden Verfahren wie Röntgen)<br>• Körperpflege von Patienten<br>• Aus- und Ankleiden<br>• Waschen (außer Anogenitalregion) |

**Tab. 4.2.:**
Beispiele für Situationen, in denen das Tragen medizinischer Einmalhandschuhe nicht indiziert ist (übernommen aus: KRINKO, 2024, S. 8). – Fortsetzung

| | |
|---|---|
| | • Eincremen (außer Anogenitalregion)<br>• Kämmen/Rasieren<br>• Begleitung und Transport von Patienten |
| Indirekter Patientenkontakt | • Vorbereiten/Bereitstellen/Verteilen/Verabreichung von Nicht-Parenteralia (Herstellerangaben beachten)<br>• Tätigkeiten im Patientenzimmer wie<br>• Bettenrichten/Bettwäschewechsel/Bettenbeziehen bei Patientenneuaufnahme<br>• Verteilung oder Abholung von Essentabletts<br>• Anreichung von Essen/Getränken<br>• Verschieben von Möbelstücken<br>• Reinigung von patientenfernen Bereichen (ggf. ist hier der Einsatz mechanisch belastbarer oder chemikalienbeständiger Handschuhe indiziert) |
| Sonstige Tätigkeiten | • Tätigkeiten ohne Patientenkontakt, wie Telefonieren, Dokumentationsaufgaben<br>• Umgang mit Lebensmitteln, z. B. Transport, Verteilung von Lebensmitteln, Zubereiten von Heißgetränken |

Die KRINKO sieht einen indikationsgerechten Einsatz medizinischer Einmalhandschuhe »mit mindestens vier Vorteilen verbunden:

1. Steigerung der Durchführung der indikationsgerechten Händedesinfektion
2. Verbesserung des Arbeitsschutzes (Verringerung der Hautbelastung der Beschäftigten)
3. Empathische Wahrnehmung medizinischer und pflegerischer Versorgung durch direkten Hautkontakt. [….]
4. Steigerung der Nachhaltigkeit im Gesundheitswesen durch geringeren Verbrauch und reduziertes Abfallaufkommen.«

(KRINKO, 2024, S. 5).

Auch die *Desinfektion der behandschuhten Hand* wird von der KRINKO u. a. aus Sicht des Ressourceneinsatzes diskutiert und bei mehreren Indikationen zur Händedesinfektion hintereinander in kurzer Folge als mögliche Lösung angesehen. Unterstützung erhält dieser Hinweis durch die S2k-Leitlinie »Händedesinfektion und Händehygiene« der Deutschen Gesellschaft für Krankenhaushygiene (DKI, 2024). Sie weist darauf hin, dass die Desinfektion der behandschuhten Hände unter bestimmten Voraussetzungen erwogen werden kann, wenn dadurch der Arbeitsablauf erleichtert wird und wenn Wechsel von unreinen zu reinen Tätigkeiten am selben Patient/derselben Patientin stattfindet (ebd., S. 17). Als einer der Gründe für ein solches Vorgehen wird explizit die Abfallreduktion als Beitrag zur Nachhaltigkeit genannt.

Abfallreduktion als Beitrag zur Nachhaltigkeit

Bewertung der Verhältnismäßigkeit

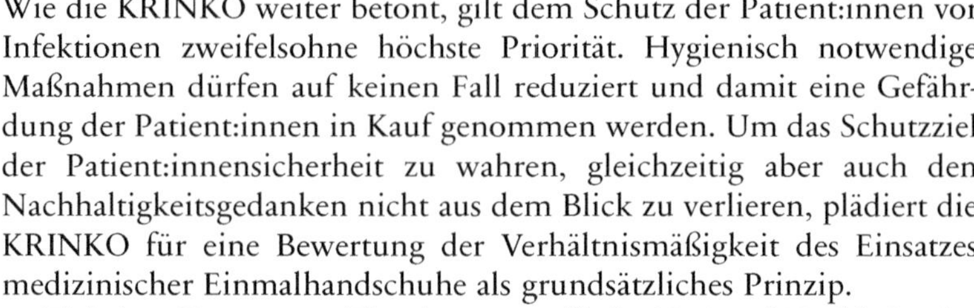

Wie die KRINKO weiter betont, gilt dem Schutz der Patient:innen vor Infektionen zweifelsohne höchste Priorität. Hygienisch notwendige Maßnahmen dürfen auf keinen Fall reduziert und damit eine Gefährdung der Patient:innen in Kauf genommen werden. Um das Schutzziel der Patient:innensicherheit zu wahren, gleichzeitig aber auch den Nachhaltigkeitsgedanken nicht aus dem Blick zu verlieren, plädiert die KRINKO für eine Bewertung der Verhältnismäßigkeit des Einsatzes medizinischer Einmalhandschuhe als grundsätzliches Prinzip.

Ziel einer Kampagne »The gloves are off« des National Health Service im Vereinigten Königreich war die Reduzierung des übermäßigen Gebrauchs an nicht-sterilen Einmalhandschuhen. In einem der teilnehmenden Krankenhäuser in London wurde zunächst eine Arbeitsgruppe mit der Entwicklung eines Fortbildungsprogramms für das Personal beauftragt. Im April 2018 wurde das Programm umgesetzt und die Kampagne im Mai gestartet. Im Ergebnis zeigte sich eine signifikante Reduktion der Anzahl bestellter Handschuhe. Während vor der Kampagne durchschnittlich ca. 200.000 Handschuhe pro Woche bestellt wurden, sank die Zahl auf ca. 163.000 Handschuhe pro Woche. Somit konnten wöchentlich ca. 37.000 Handschuhe eingespart werden (NHS, 2018). Auch andere, an der Kampagne teilnehmende Krankenhäuser vermeldeten signifikante Ergebnisse in Bezug auf die Reduktion von Einmalhandschuhen.

Professionell Pflegende können die Implementierung eines indikationsgerechten Einsatzes medizinischer Einmalhandschuhe befördern, indem sie zum Beispiel die Durchführung von Schulungen anregen, in denen nicht nur Wissen vermittelt, sondern auch zum Umdenken gewohnter Praktiken angeregt wird. Im Hinblick auf Nachhaltigkeit können sie sich über die biologische Abbaubarkeit der verschiedenen Materialien (z. B. Nitril, Vinyl) informieren und Hinweise an das Beschaffungsmanagement zum Einkauf ökologisch vorteilhafterer Alternativen geben.

## 4.5 Projekte zur Förderung von Nachhaltigkeit in Unternehmen

Nachfolgend werden Praxisprojekte vorgestellt, die sich die Förderung von Nachhaltigkeit in Gesundheitseinrichtungen zum Ziel gesetzt haben. Die krankenhausbezogenen Projekte »KLIK – Klimamanager in Kliniken«, »KLIK green – Krankenhaus trifft Klimaschutz« sowie die Projekte aus der stationären Langzeitversorgung »klimafreundlich pflegen« und »klimafreundlich pflegen – überall!« sind beispielgebend für andere Institutionen.

### 4.5.1 ›KLIK‹ und ›KLIK green‹

Förderung von Klima- und Gesundheitsschutz

Das Projekt ›KLIK – Klimamanager in Kliniken‹ wurde von 2014 bis 2016 vom Bundesministerium für Umwelt, Naturschutz und nukleare Sicherheit und der Nationalen Klimaschutzinitiative gefördert. Insgesamt wurden 187 Klimamanager:innen aus unterschiedlichen Berufsgruppen mit drei Workshops, einer dreitägigen Schulung und fachlichem Austausch in Themenworkshops untereinander zur Förderung von Klima- und Gesundheitsschutz ausgebildet. Klimamanager:innen sind in Kliniken beschäftigte Fachkräfte, z. B. Pflegefachpersonen. Sie vernetzen sich untereinander u. a. über das KLIK-Netzwerk und unterstützen sich bei der Maßnahmenumsetzung. Ihre Hauptaufgabe besteht darin, konkrete Klimaschutzziele für das jeweilige Krankenhaus oder die Reha-Klinik festzulegen, Maßnahmen zu planen, zu koordinieren, dazu mit anderen Beteiligten zu kommunizieren und die Maßnahmen oftmals mit Hilfe von Klimateams umzusetzen. Über die Projekthomepage steht ein kostenloser Leitfaden zur Unterstützung bei der Umsetzung klimaschonender Maßnahmen zur Verfügung. Er enthält u. a. potenzielle Aufgaben von Klimamanager:innen im Krankenhausbetrieb, Hinweise zur Energieeffizienz und exemplarisch umgesetzte Maßnahmen (https://www.klik-krankenhaus.de/das-projekt/projektbeschreibung).

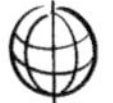

Das Nachfolgeprojekt ›KLIK green – Krankenhaus trifft Klimaschutz‹ wurde von 2019 bis 2022 ebenfalls vom Bundesumweltministerium gefördert und hatte zum Ziel, innerhalb der Projektlaufzeit mindestens 100.000 Tonnen $CO_2$-Äquivalente zu vermeiden. Ausgangspunkt für o. g. Zielsetzung ist die bereits erwähnte Tatsache, dass Krankenhäuser und Reha-Kliniken zu den größten Treibhausgasemittenten im Gesundheitswesen zählen (► Kap. 4.1). Sie sind ressourcenintensive Großverbraucher und können gleichzeitig einen erheblichen Beitrag zum Klimaschutz leisten (https://www.klik-krankenhaus.de/das-projekt/projektbeschreibung).

1.600 Klimaschutzmaßnahmen

Bundesweit nahmen ca. 250 Krankenhäuser und Reha-Kliniken am Projekt KLIK green teil und setzten zusammen 1.600 Klimaschutzmaßnahmen um. Die Maßnahmen führten zu Reduktion von ca. 200.000 Tonnen $CO_2$ in den Bereichen Energie, Beschaffung, IT, Mobilität, Abfallvermeidung und Speisenversorgung. Nachfolgend werden einige Beispiele für kreative Maßnahmen vorgestellt (Loy & Dickhoff 2021a, Loy & Dickhoff, 2021b, Loy & Dickhoff, 2021c):

- *Bereich Energie:* Umstellung der Versorgung auf Ökostrom, Umstellen der Beleuchtung auf LED-Leuchten oder Präsenzmelder.
- *Bereich Mobilität:* Förderung des Radverkehrs durch Fahrradparkplätze, Förderung von E-Bike Fahrradleasing, Förderung der E-Mobilität bei Dienstfahrzeugen und Einführung von Job-Tickets.
- *Bereich Speisenversorgung:* Verbesserung der Prozessabläufe für die Speisenversorgung, Aktualisierung des Bestellsystems für Mahlzeiten, um Essensmengen an individuelle Bedürfnisse von Patient:innen angepasst zu produzieren, Vermeidung von Lebensmittelresten und -verschwen-

dung und Reduktion von Lebensmittelabfällen, Einführung von Veggie-Tagen, Ausweisung des $CO_2$-Wertes für jedes Gericht, Einführung von plastikfreiem Mehrweggeschirr, Reduktion von Fleisch im Speiseplan, Beschaffung regionaler Lebensmittel.
- *Bereich Ressourcenverbrauch:* Entsorgung von Einwegprodukten und Mülltrennung, z. B. in Operationssälen oder auf Intensivstationen durch Entsorgung von sauberen Umverpackungen von Verbandsmaterial in eine gelbe Tonne, Ersetzen von Einweg-Instrumenten wie Scheren und Pinzetten durch sterilisierbare Mehrwegprodukte aus Stahl und fachgerechte Entsorgung von Arzneimitteln, damit diese keinen unnötigen Umweltschaden verursachen.

Energieeinsparungen

Durch Energieeinsparungen konnten die beteiligten Kliniken sogar ihre betrieblichen Energiekosten reduzieren. Insgesamt sanken die Energiekosten der Kliniken um mehr als 9 Millionen Euro (https://www.klik-krankenhaus.de/das-projekt/projektbeschreibung).

Weitere erfolgreiche Klimaschutzmaßnahmen waren die Umstellung oder Recycling von Narkosegasen, Neugestaltung von Grünflächen und Verbesserung der Mülltrennung.

Nachstehende Maßnahmen wiesen einen besonders hohen Effekt für den Klimaschutz auf:

- Beleuchtung und Belüftung nach tatsächlichem Bedarf einstellen (338 Maßnahmen/rund 80.000 $CO_2$äq Tonnen),
- Stromproduktion mit erneuerbaren Energien und effiziente Wärmeversorgung priorisieren (188 Maßnahmen/rund 68.000 $CO_2$äq Tonnen),
- Ressourcenschutz im Operationsbereich durch weniger klimaschädliche Narkosegase leisten (22 Maßnahmen/rund 22.000 $CO_2$äq Tonnen),
- Lebensmittelreste, Fisch, Fleisch und Energieaufwand in der täglichen Verpflegung verringern (84 Maßnahmen/rund 8.500 $CO_2$äq Tonnen) (https://www.klik-krankenhaus.de/presse-veroeffentlichungen/pressemitteilungen).

investiver Klimaschutz

Knapp 30 Prozent aller Maßnahmen wurden als ›nicht-investiv‹ eingestuft, d. h. sie verursachten keinen hohen finanziellen Aufwand wie die Abschaffung des Narkosegases Desfluran. 40 Prozent der Maßnahmen benötigten eine geringe Investition, z. B. die Einführung von Jobtickets. Mit Blick auf die Reduzierung von Treibhausgas-Emissionen erzielte jedoch investiver Klimaschutz den höchsten Anteil mit mehr als 60 Prozent $CO_2$-Reduktion durch Energiemaßnahmen, die im Gegenzug Kosten verursachten, z. B. durch Umstellung auf Brennwerttechnik. Für diese größeren Investitionen beantragten die Kliniken Fördermittel. Diesbezüglich bot das Projekt ›KLIK green‹ Hilfestellung für die Beantragung von Fördermitteln (https://www.klik-krankenhaus.de/das-projekt/projektbeschreibung).

Pflegefachpersonen als weitergebildete Klimamanager:innen berichten exemplarisch von ihren Aktivitäten:

> »Die Umstellung auf steril-gefiltertes Leitungswasser mit persönlich zugeordneten Trinkflaschen für die Patienten reduziert zum Beispiel schnell und einfach Abfallmengen sowie Transportwege« (Loy & Dickhoff, 2021b, S. 27).

> »Insbesondere richteten sich erste Aktivitäten auf das interne Catering. Den Mitarbeiterinnen und Mitarbeitern werden nun klimafreundliche und gesunde Speisen bei Sitzungen oder Festlichkeiten serviert. Darüber hinaus wurde bereits der Anteil an Recyclingpapier deutlich erhöht« (Loy & Dickhoff, 2021b, S. 28).

weitere Aktivitäten

Die Pflegefachpersonen haben weitere Aktivitäten umgesetzt oder koordiniert: Verbesserung des Raumklimas und Reduktion des Energieaufwandes für Kühlung durch Folierung von Fenstern, Optimierung der Mülltrennung und Erhöhung der Recyclingquote durch neue Entsorgungsbehältnisse und interne Schulungen, Reduktion von Essensresten und damit verbundene Kosten durch Sensibilisierungsmaßnahmen für Lebensmittel und Anpassung der Beleuchtung und Reduktion des Energieaufwandes auf der Intensivstation durch Einsatz von Bewegungssensoren und Erhöhung des LED-Anteils auf der Intensivstation (Loy & Dickhoff, 2021c).

Zahlreiche Maßnahmen, die beispielsweise die Mobilität, Speisenversorgung, Abfallvermeidung und das Abfallmanagement sowie die Energieeinsparung betreffen, sind mit der direkten Versorgung von Patient:innen verbunden, sodass auch beteiligte Pflegefachpersonen Einfluss auf die Prozesse und deren Veränderung nehmen können. Zudem können sie als Multiplikator:innen wirken und Änderungen an die Teams und Patient:innen vermitteln (Dickhoff & Loy, 2020).

Fundus für weitere interessierte Einrichtungen

Durch die Projekte ›KLIK – Klimamanager in Kliniken‹ und ›KLIK green – Krankenhaus trifft Klimaschutz‹ wurde dem Thema Klimaschutz durch die Klimamanager:innen ein Gesicht gegeben. Zudem wurden zahlreiche praxisrelevante Maßnahmen erfolgreich umgesetzt, die einen umfangreichen Fundus für weitere interessierte Einrichtungen bieten. Die Projekt-Datenbank (https://www.klik-krankenhaus.de/klik-datenbank/suche-nach-massnahmen) enthält diese Praxisbeispiele in Form von Kurzzusammenfassungen und zeigt Ansprechpartner:innen sowie Maßnahmen auf, die sich auf andere Einrichtung übertragen lassen (https://www.klik-krankenhaus.de/das-projekt/projektbeschreibung). Die aufgeführten Maßnahmen können über die einzelnen Einrichtungen hinauswirken. Die im Projekt ›KLIK green‹ realisierten Maßnahmen selbst können weit über das Projektende hinaus in die Zukunft wirken, z. B. durch Gebäudesanierungen oder durch Umstellung der Krankenhausküche auf vermehrt vegetarische Gerichte. Zugleich zeigen die einzelnen Projekte, dass Investitionen in klimaschützende Maßnahmen notwendig sind (Osterloh, 2022).

### 4.5.2 ›klimafreundlich pflegen‹ und ›klimafreundlich pflegen – überall!‹

Beschluss der Bundeskonferenz

Der AWO Bundesverband führte von 2018 bis 2020 ein erstes Projekt zum Klimaschutz in der Pflege durch, das Projekt ›klimafreundlich pflegen‹, welches von der Nationalen Klimaschutzinitiative gefördert wurde. Im Rahmen dieses Projektes wurden 40 Einrichtungen bei der Umsetzung von Klimaschutzmaßnahmen und bei der Erreichung der Klimaschutzziele begleitet und unterstützt (Diekamp & Maier, 2022). Ausgangspunkt war ein Beschluss der Bundeskonferenz der Arbeiterwohlfahrt, bereits vor 2040 klimaneutral zu sein und zugleich den sozialanwaltlichen Auftrag bei der ökologischen Transformation zu integrieren (ebd.). Hintergrund des Beschlusses war zum einen die Tatsache, dass der Gesundheitssektor mit seinen Einrichtungen und Diensten wie Senioreneinrichtungen, Kindertagesstätten oder Wohngruppen für Menschen mit Beeinträchtigungen ein großer Treibhausgasemittent ist. Zudem leiden alte und kranke Menschen, wie die AWO sie oftmals betreut, stark unter den Folgen des Klimawandels, u.a. durch häufigere und stärker werdende Hitzewellen. Zum anderen gehört die Förderung sozialer Nachhaltigkeit zu den Kernkompetenzen und zentralen Wertvorstellungen der Freien Wohlfahrtspflege, neben weiteren Wertvorstellungen, wie Solidarität, Toleranz, Gerechtigkeit und Freiheit. Sie werden durch ökologische Probleme und ihre sozialen Folgen bedroht. Insofern ist für die Freie Wohlfahrtspflege die ökologische Nachhaltigkeit sehr eng mit der sozialen Nachhaltigkeit verbunden und die AWO leitet damit den Auftrag des Klimaschutzes für sich ab. So hat sich die AWO in ihrem Grundsatzprogramm von 2019 selbst verpflichtet, die negativen Auswirkungen ihrer Arbeit auf Menschen, Natur und Klima so gering wie möglich zu halten (Diekamp & Maier, 2022).

Instrument des $CO_2$-Fußabdrucks

Um den Klimaschutz transparent umzusetzen, wurde für die jeweiligen teilnehmenden stationären Einrichtungen und Geschäftsstellen der AWO das Instrument des $CO_2$-Fußabdrucks verpflichtend eingeführt. Er wurde vor Projektbeginn von den Einrichtungen erhoben. Bei der Darstellung des $CO_2$-Fußabdrucks im Projektverlauf und im Abgleich mit anderen Einrichtungen zeigt sich, in welcher Höhe und in welchen von sechs Handlungsfeldern Emissionen erzeugt werden oder wo diese besonders gut reduziert werden konnten (ebd.). Alle Einrichtungen erhalten einen $CO_2$-Report.

zweite Projektinitiative

Der $CO_2$-Fußabdruck bildete auch den Ausgangspunkt für eine zweite Projektinitiative, das Projekt ›klimafreundlich pflegen – überall!‹. In diesem dreijährigen Nachfolgeprojekt – erneut gefördert von der Nationalen Klimaschutzinitiative – wurden in mehreren Bundesländern in ca. 80 Einrichtungen der Alten- und Behindertenhilfe Maßnahmen zum Klimaschutz umgesetzt (Diekamp & Maier, 2022). Dafür bildete die AWO Regionalkoordinator:innen aus, die zum betrieblichen Klimaschutz in der stationären Pflege eingesetzt wurden. Gemeinsam mit den Senior:innen-einrichtungen und unterstützt durch Beratung, Workshops, Fachtagungen und Schulungen wurde mit lokalen und individuellen Lösungen versucht, den $CO_2$-Fußabdruck der jeweiligen Einrichtungen zu verringern. Die ausgebildeten Regionalkoordinator:innen wirkten auch politisch und organisierten regionale Netzwerke und Arbeitszirkel, um die Rahmenbedingungen für Klimaschutz und Pflege zu verbessern. Handlungsleitend war stets der Gedanke, den pflegebedürftigen Menschen ein klimafreundliches Leben zu ermöglichen (ebd.).

sechs Handlungsfelder

Um dem Ziel gerecht zu werden, identifizierte die AWO sechs Handlungsfelder mit konkreten Aussagen zum Klimaschutz (Diekamp & Maier, 2022), denen unterschiedliche Maßnahmen zugeordnet und auch umgesetzt wurden:

- *Verpflegung* – in diesem Handlungsfeld sind beispielsweise mehr und attraktivere vegetarische Angebote für die Bewohner:innen und veganes Catering für Veranstaltungen festgeschrieben. Insbesondere der weitgehende Verzicht auf tiefgekühlte Lebensmittel trug zur Reduktion von $CO_2$-Emissionen bei. Ebenso haben die Einrichtungen die Abfallmengen von Lebensmitteln reduziert.
- *Beschaffung* – hier wurde ein neuer Standard eingeführt: bio-fairer Kaffee, Tee und Schokolade. Eine Veränderung im Einkauf von regionalen und saisonalen Produkten konnte zu einer gesünderen, schmackhafteren und klimafreundlichen Kost führen und den Lebensmittelabfall reduzieren.
- *Mobilität* – in diesem Handlungsfeld wurden $CO_2$-Grenzwerte für die Autoflotten bestimmt. Die Projekte beinhalteten die Umstellung auf E-Bikes und die Nutzung von Fahrrädern statt Auto (https://klimafreundlich-pflegen.de/projekte/umsatteln-e-bike-statt-auto/).
- *Gebäude* – die Regionalkoordinator:innen trugen zum Hitzeschutz in der Pflege bei, indem Gebäude verschattet und Außenanlagen begrünt wurden, Hitzeaktionspläne entwickelt und implementiert wurden, ›Cooling Center‹ für besonders gefährdete Senior:innen ausgewiesen wurden und die Pflegefachpersonen Kühlwesten erhielten.
- *Energie* – hier ist beispielsweise festgeschrieben, dass alle AWO-Einrichtungen ab 2025 mit Strom aus erneuerbaren Energien betrieben werden. Zwei Einrichtungen stellten ihre Stromversorgung in der Projektlaufzeit auf Ökostrom um und konnten innerhalb eines Jahres ca. 100 Tonnen $CO_2$ einsparen.
- *Ressourcen* – hierzu zählt die Verwendung von Papier aus Recyclingmaterial. Zur Ressourcenschonung trug ebenso eine Umstellung auf die digitale Pflegedokumentation bei (https://klimafreundlich-pflegen.de/projekte/3090/). Eine weitere Maßnahme reduzierte den Ressourcenverbrauch, indem Haarshampoo durch Haarseife ersetzt wurde, die frei von Tensiden und Silikonen ist und fast ohne Verpackung auskommt (https://klimafreundlich-pflegen.de/projekte/haarseife-statt-shampoo/).

Ein kostenloser Good-Practice-Pool auf der Homepage der AWO (https://klimafreundlich-pflegen.de/in-der-praxis/) zeigt übergreifend die einzelnen Klimaschutzmaßnahmen auf. Das Ziel der AWO, Klimaneutralität für die Einrichtungen und Dienste vor 2040 zu erreichen, bleibt über die Projekte hinaus bestehen, um den weiteren Umbau der AWO von einer »Sozialwirtschaft zu einer sozialökologischen Sozialwirtschaft« zu befördern (Diekamp & Maier, 2022, S. 257).

## 4.6 Fazit

Gesundheitseinrichtungen als Treiber des Klimawandels sind aufgefordert, ihren ökologischen Fußabdruck deutlich zu reduzieren. Dazu bieten sich ihnen vielfältige Möglichkeiten, wie die Ausführungen in diesem Kapitel gezeigt haben; das Potenzial für Veränderungen ist lange noch nicht ausgeschöpft. Mitarbeitende aus allen Abteilungen sind aufgefordert, sich kreativ daran zu beteiligen.

Akademisch qualifizierte Pflegende sind prädestiniert, um auf Unternehmensebene Aktivitäten zu Klimaschutz und Nachhaltigkeit anzuregen und daran maßgeblich mitzuwirken. Sie verfügen über Kompetenzen im Projektmanagement, können wissenschaftliche Texte und Studien analysieren und Konzepte erarbeiten, wie z. B. die inzwischen geforderten Hitzeschutzpläne oder Krisenkonzepte. Weisen Sie selbstbewusst auf diese Kompetenzen hin, die zum Wohle des Unternehmens und der betreuten Menschen eingesetzt werden können.

Professionell Pflegende können nicht nur innerhalb ihrer Organisation klimasensibel und nachhaltig wirken, sondern auch weit darüber hinaus. Der ICN-Ethikkodex sieht Pflegefachpersonen sogar in einer Führungsrolle hin zu einer soliden gesundheitspolitischen Entwicklung (▶ Kap. 2). Damit nähern wir uns der *Makroebene* pflegerischen Handelns, die im Mittelpunkt des ▶ Kap. 5 stehen wird.

## 4.7 Lernaufgaben

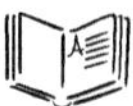

1. Lesen Sie nach, was die Hitzewarnstufe 1 und Hitzewarnstufe 2 des Deutschen Wetterdienstes (DWD) bedeuten.
2. Vergleichen Sie die Planetary Health Diet und die Ernährungsempfehlungen der DGE miteinander. Wodurch unterscheiden sich die beiden Konzepte, worin stimmen sie überein?
3. Welche Maßnahmen sind in einem Hitzeschutzplan und in einem Krisenkonzept festzulegen?
4. Rekapitulieren Sie, in welchen Situationen das Tragen von medizinischen Einmalhandschuhen nicht indiziert ist.
5. Führen Sie eine Internetrecherche zum Produktionsprozess von medizinischen Einmalhandschuhen durch. Informieren Sie sich über die biologische Abbaubarkeit von Nitril- und Vinylhandschuhen und recherchieren Sie, ob es ökologisch verträglichere Alternativen gibt.

## 4.8 Reflexionsaufgaben

1. Werfen Sie bei Ihrem nächsten Praxiseinsatz im Krankenhaus einen kritischen Blick auf das Speisenangebot. Welchen Stellenwert haben vegetarische oder vegane Gerichte? Wieviel Müll fällt bei einem üblichen Frühstück an? Haben Sie Verbesserungsvorschläge? Seien Sie mutig und geben Sie Ihre Ideen weiter an die Küchenleitung.
2. Reflektieren Sie das Abfallaufkommen im Krankenhaus und entwickeln Sie eigene Ideen zur Abfallvermeidung.
3. Jeder und jede Beschäftigte im Gesundheitswesen kann am Arbeitsplatz durch kleine Maßnahmen einen wertvollen Beitrag zum Klimaschutz leisten. Überlegen Sie, was Ihr eigener Beitrag sein kann.
4. Beobachten Sie, wie viele Einmalhandschuhe Sie selbst in einem ganz gewöhnlichen Dienst verwenden. Reflektieren Sie, warum Sie die Einmalhandschuhe genutzt haben und ob es Situationen gab, in denen der Einsatz nicht indiziert war.

## 4.9 Literaturangaben


Abshagen, C. (2023). *Von der Strategie zu Maßnahmen – Planung, Umsetzung und Dokumentation von Nachhaltigkeit im Krankenhaus.* In: Leveringhaus, J., Wibbeling, S. (Hrsg.) (2023). *Green Health. Nachhaltiges Wirtschaften im Gesundheitswesen* (S. 69–76). Berlin: Medizinisch Wissenschaftliche Verlagsgesellschaft.

BAGFW (2023). *Vorbereitung auf und Bewältigung von Krisen und Katastrophen. Handreichung für stationäre Pflegeeinrichtungen und Tagespflegeeinrichtungen.* Berlin: Bundesarbeitsgemeinschaft der Freien Wohlfahrtspflege. Zugriff am 30. 12. 2024 unter: https://www.bagfw.de/fileadmin/user_upload/2023/_BAGFW_Handreichung_Krisenkonzepte.pdf

BMG (2024). *Musterhitzeschutzplan für Krankenhäuser. Bundesempfehlung.* Berlin: Bundesministerium für Gesundheit. Zugriff am 01. 07. 2024 unter: https://www.bundesgesundheitsministerium.de/fileadmin/Dateien/3_Downloads/H/Hitzeschutzplan/Musterhitzeschutzplan_Krankenhaeuser_BF.pdf

Breidenassel, C., Schäfer, A.C., Micka, M., Richter, M., Linseisen, J., Watzl, B. (2022). *Einordnung der Planetary Health Diet anhand einer Gegenüberstellung mit den lebensmittelbezogenen Ernährungsempfehlungen der DGE.* Ernährungs Umschau international, 69(5), 56–72. doi: 10.4455/eu.2022.012

BUND (2024). *BUND-Gütesiegel Energiesparendes Krankenhaus.* Berlin: Bund für Umwelt- und Naturschutz Deutschland e.V. Zugriff am 20. 06. 2024 unter: https://energiesparendes-krankenhaus.de

Dickhoff, A., Loy, E. (2020). *Pflegekräfte setzen auf Klimaschutz und Umweltbildung.* Die Schwester/Der Pfleger, 59(3), 84–86.

Dickhoff, A., Protze, N. (2016). *Leitfaden Klimaschutz in Kliniken verankern. Impulse geben und Potenziale nutzen.* Berlin: Bund für Umwelt und Naturschutz e.V. Landesverband Berlin. Zugriff am 20. 06. 2024 unter: https://www.klik-krankenhaus.de/fileadmin/user_upload/Leitfaden/KLIK_Leitfaden.pdf

Dickhoff, A., Grah, C., Schulz, C., Weimann, E. (2021). *Klimagerechte Gesundheitseinrichtungen. Rahmenwerk, Version 1.0.* Berlin: Deutsche Allianz Klimawandel und

Gesundheit (KLUG). Zugriff am unter: https://www.klimawandel-gesundheit.de/klug-veroeffentlicht-rahmenwerk-fuer-klimaneutrale-gesundheitseinrichtungen/

Diekamp, T., Maier, J. (2022). *Wege für den Klimaschutz in der AWO: Das Beispiel »klimafreundlich pflegen«. Warum die AWO betrieblichen Klimaschutz umsetzt.* Theorie und Praxis der Sozialen Arbeit, 73(3), 252–258.

DGE (2023). *DGE-Qualitätsstandard für die Verpflegung in Kliniken.* Bonn: Deutsche Gesellschaft für Ernährung e.V. Zugriff am 15.06.2024 unter: https://www.station-ernaehrung.de/fileadmin/user_upload/medien/DGE-QST/DGE-Qualitaetsstandard_Kliniken.pdf

DKI (2024). *S2k-Leitlinie »Händedesinfektion und Händehygiene«.* Berlin: Deutsche Gesellschaft für Krankenhaushygiene. Zugriff am 15.08.2024 unter: https://register.awmf.org/assets/guidelines/075-004l_S2k_Haendedesinfektion-und-Haendehygiene_2023-09.pdf

DKI (2022). *Klimaschutz in deutschen Krankenhäusern: Status quo, Maßnahmen und Investitionskosten. Auswertung klima- und energierelevanter Daten deutscher Krankenhäuser.* Düsseldorf: Deutsches Krankenhausinstitut e.V. Zugriff am 24.06.2024 unter: www.dgkev.de

Epping, B. (2023). *Exkurs: Nachhaltigkeit im Pflegeheim.* In: Leveringhaus, J., Wibbeling, S. (Hrsg.) (2023). *Green Health. Nachhaltiges Wirtschaften im Gesundheitswesen* (S. 143–148). Berlin: Medizinisch Wissenschaftliche Verlagsgesellschaft.

Ewers, M., Köhler, M. (Hrsg.) (2023). *Organisatorische Maßnahmen zur Vorbereitung ambulanter Pflegedienste auf Notfälle, Krisen und Katastrophen. Working Paper No. 23–02.* Berlin: Charité – Universitätsmedizin Berlin, Institut für Gesundheits- und Pflegewissenschaft. Zugriff am 20.07.2024 unter: https://refubium.fu-berlin.de/bitstream/handle/fub188/39685.2/2023_Ewers_Köhler.pdf?sequence=5&isAllowed=y

Fischer, M. (2024). *Nachhaltigkeit und Müll im Gesundheitswesen.* In: GGW, 24(1), 17–26.

Grundel, A., Grewe, H.A., unter Mitarbeit von Janson, D. (2024). *Hitzeaktionspläne für stationäre Pflegeeinrichtungen und Krankenhäuser.* In: Grewe, H.A., Blättner, G. (Hrsg.). *Vor Hitze schützen. Ein Handbuch für Pflege- und Gesundheitseinrichtungen* (S. 116–129). Stuttgart: Kohlhammer.

Hankeln, U. (2022). *Vemeiden, Reduzieren, Wiederverwerten: Aktuelle und künftige Entsorgungskonzepte im klinischen Alltag.* In: Werner, J.A., Kaatze, T., Schmidt-Rumposch, A. (Hrsg.). *Green Hospital. Nachhaltigkeit und Ressourcenschonung im Krankenhaus* (S. 113–125). Berlin: Medizinisch Wissenschaftliche Verlagsgesellschaft.

Hötzer, W., Faltlhauser, M. (2023). *Nachhaltiges Verpflegungsmanagement.* In: Leveringhaus, J., Wibbeling, S. (Hrsg.). *Green Health. Nachhaltiges Wirtschaften im Gesundheitswesen* (S. 247–251). Berlin: Medizinisch Wissenschaftliche Verlagsgesellschaft.

Hünninghaus, K., Bosmann, S.E., Dobos, G. (2022). *Ernährung neu denken – Leitfaden für die Etablierung einer nachhaltigen Verpflegung im Krankenhaus.* In: Werner, J.A., Kaatze, T., Schmidt-Rumposch, A. (Hrsg.). *Green Hospital. Nachhaltigkeit und Ressourcenschonung im Krankenhaus* (S. 84–100). Berlin: Medizinisch Wissenschaftliche Verlagsgesellschaft.

Huss, N., Weinheimer, M. (2024). *Nachhaltige Arbeitsweisen in der Pflege – Pflegeprozesse neu denken und Konsum reduzieren.* In: Hartung, S., Wihofszky, P. (Hrsg.). *Gesundheit und Nachhaltigkeit* (S. 361–369). Berlin: Springer Reference Pflege – Therapie – Gesundheit.

ISO (2017). DIN ISO 20400: 2021–02. *Nachhaltiges Beschaffungswesen – Leitfaden.* Genf: Internationale Organisation für Normung e.V.

Karliner, J., Slotterback, S., Boyd, R., Ashby, B., Steele, K. (2019). *Health care's climate footprint: the health sector contribution and opportunities for action.* European Journal of Public Health 30, v311. doi: 10.1093/eurpub/ckaa165.843

KRINKO (2024). KRINKO: *Indikationsgerechter Einsatz medizinischer Einmalhandschuhe. Epidemiologisches Bulletin 10/2024.* Berlin: Robert Koch-Institut. Zugriff am

05.07.2024 unter: https://www.rki.de/DE/Content/Infekt/EpidBull/Archiv/2024/Ausgaben/10_24.pdf?__blob=publicationFile

Krojer, S., Meerstedt, T. (2022). *Ganzheitliches Beschaffungsmanagement als zentrale Schnittstelle für ein umweltfreundliches Krankenhaus.* In: Werner, J.A., Kaatze, T., Schmidt-Rumposch, A. (Hrsg.). *Green Hospital. Nachhaltigkeit und Ressourcenschonung im Krankenhaus.* (S. 101–106). Berlin: Medizinisch Wissenschaftliche Verlagsgesellschaft.

Leveringhaus, J., Wibbeling, S. (Hrsg.) (2023). *Green Health. Nachhaltiges Wirtschaften im Gesundheitswesen.* Berlin: Medizinisch Wissenschaftliche Verlagsgesellschaft.

Loh, M., Reddemann, A. (2023). *Gemeinschaftsaufgabe Nachhaltigkeit – Die Beschäftigten als wichtige Akteure für Nachhaltigkeit im Gesundheitswesen.* In: Leveringhaus, J., Wibbeling, S. (Hrsg.). *Green Health. Nachhaltiges Wirtschaften im Gesundheitswesen* (S. 279–283). Berlin: Medizinisch Wissenschaftliche Verlagsgesellschaft.

Loy, E., Dickhoff, A. (2021 a). *Krankenhaus trifft Klimaschutz.* Alternative Kommunalpolitik, 4, 50–51.

Loy, E., Dickhoff, A. (2021 b). *Krankenhaus trifft Klimaschutz.* WIRKSAM. Das Magazin zur Pflege, 2, 26–28.

Loy, E., Dickhoff, A. (2021 c). *Klimaschutz im Krankenhaus.* Die Schwester/Der Pfleger, 60(08), 18.

LZG.NRW (2023a). *Einrichtungsbezogener Hitzeschutz in NRW. Arbeitshilfen für Krankenhäuser.* Bochum: Landeszentrum Gesundheit Nordrhein-Westfalen. Zugriff am 15.05.2024 unter: https://www.lzg.nrw.de/_php/login/dl.php?u=/_media/pdf/hitze/Einrichtungsbezogener_Hitzeschutz_in_NRW-Arbeitshilfen_fuer_Krankenhaeuser.pdf

LZG.NRW (2023b). *Einrichtungsbezogener Hitzeschutz in NRW. Arbeitshilfen für stationäre Pflege- und Wohneinrichtungen.* Bochum: Landeszentrum Gesundheit Nordrhein-Westfalen. Zugriff am 15.05.2024 unter: https://www.lzg.nrw.de/ges_foerd/klima_gesundheit/hsp/arbeitshilfen_stat_einr/index.html

MD-Bund (2023a). *Maßstäbe und Grundsätze für die Qualität, die Qualitätssicherung und -darstellung sowie für die Entwicklung eines einrichtungsinternen Qualitätsmanagements nach § 113 SGB XI in der vollstationären Pflege vom 23.11.2018, zuletzt geändert am 24.10.2023.* Essen: Medizinischer Dienst Bund. Zugriff am 10.06.2024 unter: https://md-bund.de/fileadmin/dokumente/Publikationen/SPV/Expertenstandards_113/Pflege_Qualitaet_MuG_vollstationaer_230530.pdf

MD-Bund (2023b). *Maßstäbe und Grundsätze für die Qualität, die Qualitätssicherung und -darstellung sowie für die Entwicklung eines einrichtungsinternen Qualitätsmanagements nach § 113 SGB XI in der ambulanten Pflege vom 27.11.2011, zuletzt geändert am 05.04.2023.* Essen: Medizinischer Dienst Bund. Zugriff am 10.06.2024 unter: https://www.gkv-spitzenverband.de/media/dokumente/pflegeversicherung/richtlinien__vereinbarungen__formulare/richtlinien_und_grundsaetze_zur_qualitaetssicherung/20231024_MuG-ambulante-Pflege_Vereinbarungstext.pdf

Moreth, K., Schatzl, N., Fahl, S. (2023). *Nachhaltiges Beschaffungsmanagement.* In: Leveringhaus, J., Wibbeling, S. (Hrsg.). *Green Health. Nachhaltiges Wirtschaften im Gesundheitswesen* (S. 233–241). Berlin: Medizinisch Wissenschaftliche Verlagsgesellschaft.

NHS (2018). *›The gloves are off‹ campaign.* United Kingdom: National Health Service. Zugriff am 30.12.2024 unter: https://www.england.nhs.uk/atlas_case_study/the-gloves-are-off-campaign/

Nickl-Weller, C., Nickl, H., Matthys, S. (2022). *Nachhaltigkeit und Ressourcenschonung im Krankenhausbau.* In: Werner, J.A., Kaatze, T., Schmidt-Rumposch, A. (Hrsg.). *Green Hospital. Nachhaltigkeit und Ressourcenschonung im Krankenhaus* (S. 146–156). Berlin: Medizinisch Wissenschaftliche Verlagsgesellschaft.

Niebuhr, D., Grewe, H.A. (2024). *Hitzeaktionspläne in Einrichtungen der Krankenversorgung und Pflege.* In: Hartung, S., Wihofszky, P. (Hrsg.). *Gesundheit und Nachhaltigkeit* (S. 349–359). Berlin: Springer Reference Pflege – Therapie – Gesundheit.

Pelzeter, A. (2023). *Nachhaltigkeit in Gesundheitsbauten.* In: Leveringhaus, J., Wibbeling, S. (Hrsg.). *Green Health. Nachhaltiges Wirtschaften im Gesundheitswesen* (60–167). Berlin: Medizinisch Wissenschaftliche Verlagsgesellschaft.

Pichler, (2023). *Evidenzbasis Treibhausgasemissionen des deutschen Gesundheitswesens (GermanHealthCFA). Sachbericht zum Projekt.* Potsdam: Potsdam-Institut für Klimafolgenforschung. Zugriff am 15.01.2025 unter: https://www.bundesgesundheitsministerium.de/fileadmin/Dateien/5_Publikationen/Gesundheit/Berichte/GermanHealthCFP_Sachbericht.pdf

Pörtner, L.M., Schlenger, L., Gabrysch, S., Lambrecht, N.J. (2025). Dietary quality and environmental footprint of health-care foodservice: a quantatitve analysis using dietary indices and lifecycle assessment data. The Lancet Planetary Health 9(7). doi: 10.1016/j.lanplh.2025.05.004

Qualitätsausschuss Pflege (2024). *Bundeseinheitliche Empfehlung des Qualitätsausschusses Pflege zum Einsatz von Hitzeschutzplänen in Pflegeeinrichtungen und -diensten vom 28.03.204.* Zugriff am 01.07.2024 unter: https://www.gs-qsa-pflege.de/wp-content/uploads/2024/05/Bundeseinheitliche-Empfehlung-zum-Einsatz-von-Hitzeschutzplaenen-gem.-§113b-Abs.-4-Satz-3-SGB-XI.pdf

Riedel, A., Lehmeyer, S. (2024). *Facetten der Nachhaltigkeit – Bezugspunkte für den ethisch verantwortlichen Umgang mit Ressourcen im Pflege- und Gesundheitswesen.* In: Hartung, S., Wihofszky, P. (Hrsg.). *Gesundheit und Nachhaltigkeit* (S. 99–111). Berlin: Springer Reference – Pflege – Therapie – Gesundheit.

Schmidt, M., Dahm, J. (2023). *Energiemanagementkonzepte für ein nachhaltiges Krankenhaus.* In: Werner, J.A., Kaatze, T., Schmidt-Rumposch, A. (Hrsg.). *Green Hospital. Nachhaltigkeit und Ressourcenschonung im Krankenhaus* (S. 60–74). Berlin: Medizinisch Wissenschaftliche Verlagsgesellschaft.

Schmidt-Rumposch, A., Hosters, B. (2022). *Pflege von morgen: Nachhaltigkeit und Menschlichkeit.* In: Werner, J.A., Kaatze, T., Schmidt-Rumposch, A. (Hrsg.). Green Hospital. Nachhaltigkeit und Ressourcenschonung im Krankenhaus (S. 251–260). Berlin: Medizinisch Wissenschaftliche Verlagsgesellschaft.

Schmitz, F., Schleuß, A. (2023). *Nachhaltigkeit als Teil der Strategie- und Innovationsprozesse von Gesundheitseinrichtungen.* In: Werner, J.A., Kaatze, T., Schmidt-Rumposch, A. (Hrsg.). *Green Hospital. Nachhaltigkeit und Ressourcenschonung im Krankenhaus* (S. 45–50). Berlin: Medizinisch Wissenschaftliche Verlagsgesellschaft.

Statistisches Bundesamt (2024). *Krankenhausstatistik.* Zugriff am 15.01.2025 unter: https://www.destatis.de/DE/Themen/Gesellschaft-Umwelt/Gesundheit/Krankenhaeuser/Tabellen/gd-krankenhaeuser-jahre.html

SVR (2023). *Resilienz im Gesundheitswesen. Wege zur Bewältigung künftiger Krisen. Gutachten 2023.* Sachverständigenrat zur Begutachtung der Entwicklung im Gesundheitswesen. Zugriff am 15.07.2024 unter: https://www.svr-gesundheit.de/fileadmin/Gutachten/Gutachten_2023/Gesamtgutachten_ePDF_Final.pdf

Träger, H. (2023). *Nachhaltiges Energie- und Gebäudemanagement.* In: Leveringhaus, J., Wibbeling, S. (Hrsg.). *Green Health. Nachhaltiges Wirtschaften im Gesundheitswesen* (S. 151–154). Berlin: Medizinisch Wissenschaftliche Verlagsgesellschaft.

Wagner, O., Jansen, U., Tholen, L., Bierwirth, A. (2022). *Zielbild: Klimaneutrales Krankenhaus.* Wuppertal Report Nr. 24. Wuppertal Institut. Zugriff am 03.07.2024 unter: https://epub.wupperinst.org/frontdoor/deliver/index/docId/8075/file/WR24.pdf

WHO (2022). *Global analysis of health care waste in the context of COVID-19: status, impacts and recommendations.* Genf: World Health Organization. Zugriff am 15.06.2024 unter: https://iris.who.int/bitstream/handle/10665/351189/9789240039612-eng.pdf?sequence=1

WHO (2021). *Checklists to assess vulnerabilities in health care facilities in the context of climate change.* Genf: Weltgesundheitsorganisation. Zugriff am 15.12.2024 unter: https://www.who.int/publications/i/item/9789240022904

WHO (2020). *WHO Guidance for climate-resilient and environmentally sustainable healthcare facilities.* Genf: Weltgesundheitsorganisation. Zugriff am 15.12.2024 unter: https://www.who.int/publications/i/item/climate-resilient-and-environmentally-sustainable-health-care-facilities

Willet, W., Rockström, J., Loken, B., Springmann, M., Lang, T., Vermeulen, S. (2019). *Food in the Anthropocene: the EAT-Lancet Commission on healthy diets from sustainable food systems.* The Lancet, 393(10170), 447–492. doi: https://doi.org/10.1016/S0140-6736(18)31788-4

## 4.10 Zum Weiterlesen

Dickhoff, A., Grah, C., Schulz, C., Weimann, E. (2021). *Klimagerechte Gesundheitseinrichtungen. Rahmenwerk, Version 1.0.* Berlin: Deutsche Allianz Klimawandel und Gesundheit (KLUG). Zugriff am unter: https://www.klimawandel-gesundheit.de/klug-veroeffentlicht-rahmenwerk-fuer-klimaneutrale-gesundheitseinrichtungen/

Filser, M., Levsen, A. (2023). *Das Gesundheitssystem als Treiber des Klimawandels.* In: Leveringhaus, J., Wibbeling, S. (Hrsg.). *Green Health. Nachhaltiges Wirtschaften im Gesundheitswesen* (S. 25–31). Berlin: Medizinisch Wissenschaftliche Verlagsgesellschaft.

Huss, N. (2022). *Ethische Spannungsfelder – Globale Verantwortung, Nachhaltigkeit und Hygieneparadigmen.* In: Riedel, A., Lehmeyer, S. (Hrsg.). *Ethik im Gesundheitswesen* (863–875). Berlin: Springer.

SVR (2023). *Resilienz im Gesundheitswesen. Wege zur Bewältigung künftiger Krisen. Gutachten 2023.* Sachverständigenrat zur Begutachtung der Entwicklung im Gesundheitswesen. Zugriff am 15.07.2024 unter: https://www.svr-gesundheit.de/fileadmin/Gutachten/Gutachten_2023/Gesamtgutachten_ePDF_Final.pdf

Royal College of Nursing (2022). Video: »*Gloves. Stop. Think. Make one change*«. https://www.rcn.org.uk/Get-Involved/Campaign-with-us/Glove-awareness

# 5 Pflegehandeln in Gesellschaft und Politik

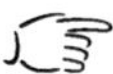

Es gibt eine hohe Verantwortung jedes einzelnen Menschen, einen Beitrag zum Schutz des Klimas und zur Förderung des Nachhaltigkeitsgedankens zu leisten. Dies gilt auch für die berufliche Rolle als Pflegefachperson. Neben der Überprüfung des persönlichen Lebensstils gehört das Engagement in Gesellschaft und Politik dazu, um zu einem »gesamtgesellschaftlichen Kulturwandel« hin zu mehr Nachhaltigkeit beizutragen (DBfK, 2023, S. 2). Ziel dieses fünften Kapitels ist es, klimasensibles und nachhaltigkeitsbezogenes Pflegehandeln auf der *Makroebene* darstellen, d. h. im öffentlichen Leben als ›Klimabotschafter‹ zu wirken. Dies kann zum einen durch ehrenamtlichen Einsatz in Umweltverbänden, Berufsverbänden oder politischen Gremien geschehen. Zum anderen können Pflegende auch in beruflichen Rollen im kommunalen Bereich oder im Öffentlichen Gesundheitsdienst (ÖGD) zum Wohle der Gesellschaft wirken.

Gesellschaftlich bedeutsam ist ein weiteres Handlungsfeld, welches im Folgenden vorgestellt wird und angesichts gehäuft auftretender Naturkatastrophen in den Blick gerät: das Disaster Nursing. Die Mitarbeit der professionellen Pflege am Katastrophenmanagement und die Aufrechterhaltung pflegerischer Versorgung im Katastrophenfall sind hochrelevante Aufgaben in Zeiten des Klimawandels.

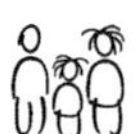

**Praxisbeispiel**

Im Laufe der letzten Monate haben sich die vier Studierenden der Lerngruppe mit den Auswirkungen des Klimawandels auf die Gesundheit und mit der Bedeutung nachhaltigen Handelns im Gesundheitswesen beschäftigt. Dazu haben sie verschiedene Studien und Berichte gelesen, unter anderem den letzten Weltklimabericht des Weltklimarats IPCC (Intergovernmental Panel on Climate Change). Mit einer gewissen Sorge blicken sie in die Zukunft. Um nicht in eine pessimistische Grundhaltung zu verfallen, beschließen sie, trotz ihrer Belastungen durch das Studium und die Praxiseinsätze aktiv zu werden.

Anna Kubicki ist bereits seit einigen Jahren Mitglied im Umweltverband BUND (Bund für Umwelt und Naturschutz Deutschland e. V.) und engagiert sich in der lokalen Gruppe in ihrer Heimatstadt. Sie berichtet ihren Kommiliton:innen von den vielfältigen Aktivitäten der

Gruppe, z. B. durch Vorträge, Infostände und Ausstellungen zu Themen wie erneuerbare Energien, Abfallvermeidung oder klimasensible Ernährung.

Lukas Herber ist vor einigen Monaten dem Deutschen Berufsverband für Pflegeberufe (DBfK) beigetreten. Er möchte nicht nur passives Mitglied sein, sondern sich in einer der Arbeitsgruppen engagieren. Er ist auf die Arbeitsgruppe Nachhaltigkeit aufmerksam geworden und hat Interesse an einer Mitarbeit.

Auch Sophie Lohmeier und Azra Çelik wollen sich für Klimaschutz und Nachhaltigkeit verstärkt engagieren, sind aber noch unschlüssig, in welcher Weise. Sie legen Wert darauf, dass bei potenziellen Aktivitäten der Spaß nicht zu kurz kommt und nicht nur Probleme aufgezeigt werden, sondern positive Aspekte im Vordergrund stehen. Eine Freundin von Azra engagiert sich in einer Foodsharing-Initiative gegen Lebensmittelverschwendung. Sophie und Azra beschließen, sich näher darüber zu informieren. Außerdem gibt es in ihrer Stadt ein lokales Klimanetzwerk, in dem viele klimainteressierte Menschen aus der Region sich zusammengeschlossen haben. Die beiden beschließen, den nächsten Stammtisch des Netzwerkes zu besuchen.

## 5.1 Pflegende als Klimabotschafter

hohes Ansehen und Vertrauen

In der Öffentlichkeit genießt der Pflegeberuf ein hohes Ansehen und Vertrauen. Sowohl in internationalen Umfragen wie »Trust in Professions Survey« (Ipsos, 2023) oder »Ethic ratings of nearly all professions down in U.S.« (Gallup, 2023) als auch in nationalen Erhebungen (Statista, 2024) liegt die Pflege stets auf den vorderen Plätzen. Dieses Ansehen prädestiniert Pflegende, nicht nur in allen Pflegesettings einen Beitrag für mehr Klimaschutz und Nachhaltigkeit zu leisten, sondern auch in der Öffentlichkeit als Klimabotschafter zu wirken. So sehen es auch Lilienfeld et al. (2018). Sie rufen die Pflegenden dazu auf, sich als ›Global Citizens‹ und ›Botschafter‹ für mehr Klimaschutz zu verstehen (ebd., S. 491). Wichtig ist ihnen aber auch, dass Pflegende ihren eigenen Lebensstil auf nachhaltiges Handeln überprüfen, um als Vorbild fungieren zu können.

Der ICN-Ethikkodex (ICN, 2021) sieht Pflegefachpersonen in der Pflicht, sich gesellschaftspolitisch für den Schutz und Erhalt der natürlichen Umwelt zu engagieren (▶ Kap. 2). Auch in seinem Positionspapier »Nurses, climate change and health« ruft der ICN die professionell Pflegenden zu einem aktiven öffentlichen Engagement auf (ICN, 2024a).

> »Actively engage in environmental health committees and policy-making that focus on the safety and protection of health workers and the management and regulation of the healthcare environment« (ICN, 2024a, S. 7).

Beitrag der Pflege zu einem gesamtgesellschaftlichen Kulturwandel

Die European Federation of Nurses Associations als Zusammenschluss der nationalen Pflegeverbände auf europäischer Ebene (▶ Kap. 2.1.3) appelliert ebenfalls an die Pflegenden und ihre Organisationen, sich bei wichtigen Interessengruppen und Regierungen für mehr Nachhaltigkeit und Klimaschutz einzusetzen (EFN, 2020a, S. 2). Sie ruft die Pflegeverbände dazu auf, sich an der Entwicklung kommunaler und nationaler Aktionspläne, Strategien und Programmen zur Bewältigung der Risiken des Klimawandels zu beteiligen. Auch die Sensibilisierung der Bevölkerung für die Auswirkungen des Klimawandels auf die Gesundheit und für einen gesunden Lebensstil betrachtet die EFN als Aufgabe von Pflege. Einen wichtigen Beitrag der Pflege zu einem gesamtgesellschaftlichen Kulturwandel hin zu mehr Nachhaltigkeit sieht auch der Deutsche Berufsverband für Pflegeberufe e.V. (DBfK, 2023). Er betont insbesondere die Beratungsfunktion von Pflegefachpersonen in Bezug auf umwelt- und klimasensibles Handeln (▶ Kap. 3.5).

Auf politischer Ebene wird das Potenzial der professionell Pflegenden als Klimabotschafter nur zögerlich wahrgenommen und konzentriert sich vornehmlich auf die Rolle von Pflege als Akteur:in beim Hitzeschutz im Gesundheitswesen. So wurde im Hitzeschutzplan des Bundesministeriums für Gesundheit (BMG, 2023) der Qualitätsausschuss Pflege beauftragt, eine bundeseinheitliche Empfehlung zum Einsatz von Hitzeschutzplänen in stationären Pflegeeinrichtungen und Pflegediensten zu entwickeln und zu veröffentlichen (Qualitätsausschuss Pflege, 2024) (▶ Kap. 4.3.1).

Indem Pflegende sowohl in ihrer beruflichen Rolle als auch ehrenamtlich proaktiv für Klima- und Umweltschutz eintreten, leisten sie einen wertvollen Beitrag zur Transformation hin zu einem klimaresilienten Gesundheitswesen. Zugleich nehmen sie die Chance wahr, von der Gesellschaft und den anderen Akteur:innen im Gesundheitsbereich mit ihrer Kompetenz in diesem Bereich wahrgenommen zu werden.

## 5.2 Rolle der Pflege im kommunalen Gesundheitsschutz

Die Berufsgruppe der Pflege kann im kommunalen Bereich in verschiedenen Handlungsfeldern dazu beitragen, andere Menschen zu umwelt- und klimasensiblem Handeln zu beraten, z. B. in ihrer Funktion als Community Health Nurse, Family Health Nurse oder School Health Nurse. Auch der ICN ruft die Pflegenden dazu auf, mit den Kommunen zusammenzuarbeiten, um auf lokaler Ebene die Resilienz gegenüber den Auswirkungen des Klimawandels zu stärken (ICN, 2024a, S. 8).

Hitzeaktionsplan

Eine wichtige Aufgabe für Pflegende ist die Beteiligung an der Erstellung *kommunaler Hitzeaktionspläne*, die es in vielen Städten und Gemeinden in

Deutschlands inzwischen gibt. Ein Hitzeaktionsplan »ist ein kommunales Instrument, welches die Reduzierung hitzebedingter Mortalität und Morbidität zum Ziel hat. Dabei kann der Hitzeaktionsplan sowohl kurz- als auch mittel- und langfristige Maßnahmen umfassen. Die Maßnahmen können in verschiedenen Politikfeldern entwickelt und umgesetzt werden (beispielsweise Gesundheit, Soziales, Stadtentwicklung« (LZG NRW, 2024). Damit wird deutlich, dass die konkrete Erstellung eines Hitzeaktionsplans der interdisziplinären Zusammenarbeit der verschiedenen kommunalen Akteure bedarf. Neben den verschiedenen Bereichen der Stadtverwaltung und dem öffentlichen Gesundheitsdienst gehören u. a. Hilfsorganisationen, Vertretungen aus Ärzteschaft und Rettungswesen, Krankenkassen, Kitas und Schulen sowie ambulante und stationäre Pflegeeinrichtungen dazu.

Verhaltens- und Verhältnisprävention

Die in einem Hitzeaktionsplan zu formulierenden Strategien und Maßnahmen betreffen die Bereiche der Verhaltens- und Verhältnisprävention. Im Hinblick auf *verhaltenspräventive Maßnahmen* werden Tipps und Hinweise an die Bevölkerung gegeben, z. B. in Bezug auf ausreichendes Trinken, das richtige Lüften oder die Vermeidung des Aufenthalts im Freien bei großer Hitze. *Verhältnispräventive Maßnahmen* können u. a. sein:

- Die aktive Information der Bevölkerung bei bevorstehenden Hitzeereignissen (Hitzewarnsystem),
- Die Einrichtung von Trinkwasserspendern in der Kommune,
- Schaffung von kühlen Aufenthaltsorten im öffentlichen Bereich (»Cooling Center«),
- Förderung von Grünflächen in der Innenstadt,
- Die Implementierung eines Hitzetelefons (▶ Kap. 3.2.3),
- Beachtung von Freiluftschneisen bei der Stadt- und Raumplanung,
- Schaffung der Stelle einer Klimaschutzmanagerin oder eines Klimaschutzmanagers für die Organisation und Umsetzung kommunaler Klimaschutzmaßnahmen.

Unterstützung bei der Erarbeitung eines kommunalen Hitzeaktionsplans leisten diverse Materialien, wie die Leitlinie »Heat-Health Action Plans« der Weltgesundheitsorganisation (Matthies et al., 2008) sowie die »Handlungsempfehlungen für die Erstellung von Hitzeaktionsplänen zum Schutz der menschlichen Gesundheit«, die in Orientierung an der WHO-Leitlinie durch eine Bund/Länder-Ad-hoc Arbeitsgruppe »Gesundheitliche Anpassung an die Folgen des Klimawandels (GAK)« unter Leitung des Umweltbundesamtes erstellt wurden (Straff & Mücke, 2017). Vom Aktionsbündnis Hitzeschutz Berlin steht neben verschiedenen anderen Musterhitzeschutzplänen (unter anderem für Krankenhäuser, Stationäre Pflegeeinrichtungen, Ambulante Dienste) auch ein Musterhitzeschutzplan für Bezirksämter online zur Verfügung (Aktionsbündnis Hitzeschutz Berlin, 2022). Etliche Kommunen verfügen zudem inzwischen über Hitzeaktionspläne, die in der Regel über das Internet öffentlich zur Verfügung stehen.

acht Kernelemente

In der von der WHO entwickelten Leitlinie für Kommunen und Länder sind acht Kernelemente formuliert mit sowohl kurzfristigen als auch langfristigen Maßnahmen (Straff & Mücke, 2017, S. 11 ff; Matthies et al., 2008, S. 8):

I. *Zentrale Koordinierung und interdisziplinäre Zusammenarbeit:* die WHO empfiehlt die Einrichtung einer zentralen Koordinierungsstelle, die behördenübergreifend zuständig ist, ein Netzwerk aus allen relevanten Akteur:innen ins Leben ruft und kurz- bis langfristige Maßnahmen einleitet.
II. *Nutzung eines Hitzewarnsystems:* die WHO empfiehlt die Nutzung eines verlässlichen Hitzewarnsystems (wie des Deutschen Wetterdienstes; ► Kap. 1.2.1), die aktive Einleitung von Maßnahmen bei Hitzewarnungen sowie die Ausarbeitung eines Hitzeaktionsplans.
III. *Information und Kommunikation:* die WHO empfiehlt die vorausschauende Erstellung und Zurverfügungstellung von hitzeassoziierten Gesundheitsinformationen für die Bevölkerung sowie im Akutfall eines Hitzeereignisses die rasche Kommunikation durch die verschiedenen Medien und Multiplikator:innengruppen.
IV. *Reduzierung von Hitze in Innenräumen:* die WHO empfiehlt die Etablierung kurzfristiger Maßnahmen zu Minderung der Innenraumtemperatur (Empfehlungen zum Verhalten sowie einfache technische Maßnahmen) sowie langfristiger Maßnahmen (gebäudebezogene Kühlungsmaßnahmen).
V. *Besondere Beachtung von Risikogruppen:* die WHO empfiehlt bei Hitzeereignissen die besondere Beachtung von vulnerablen Gruppen (► Kap. 1.2.1).
VI. *Vorbereitung der Gesundheits- und Sozialsysteme:* die WHO empfiehlt die Fort- und Weiterbildung von Beschäftigten im Gesundheitswesen zum adäquaten Handeln beim Hitzeereignissen, die Entwicklung von Hitzeschutzplänen in Unternehmen sowie eine angepasste Versorgung von Menschen mit Pflegebedarf (► Kap. 4),
VII. *Langfristige Stadtplanung und Bauwesen:* die WHO empfiehlt eine langfristig ausgerichtete Stadtplanung mit Anpassungen im Bereich Hitzeschutz, bezogen auf Gebäude, Bauplanung und Stadtplanung.
VIII. *Monitoring und Evaluation der Maßnahmen:* die WHO empfiehlt die Implementierung von Monitoringsystemen sowie eine zeitnahe Evaluation der getroffenen Hitzeschutzmaßnahmen, um ihre Wirksamkeit zu bewerten und den Gesundheitsschutz der Bevölkerung weiter zu verbessern.

Aufgabenfelder von beruflich Pflegenden

In fast allen der acht Kernelemente lassen sich Aufgabenfelder von beruflich Pflegenden verorten (Vogel, 2023). Sie können u. a. in der zentralen

Koordinierungsstelle (Kernelement I) tätig werden, am Hitzeaktionsplan mitwirken (Kernelement II), die Kommunikation von hitzebezogenen Gesundheitsinformationen an die Bevölkerung maßgeblich mitgestalten (Kernelement III) oder den Zugang zu besonders vulnerablen Gruppen gestalten (Kernelement V).

Vorgehen in fünf Zeithorizonten

Für die Umsetzung der acht Kernelemente empfiehlt die WHO ein Vorgehen in fünf Zeithorizonten: (1) Langfristige Entwicklung und Planung (2) rechtzeitige Vorbereitung vor dem Sommer (3) Schutz während des Sommers (4) spezielle Maßnahmen während akuter Hitzewellen (5) Monitoring und Evaluation (► Abb. 5.1).

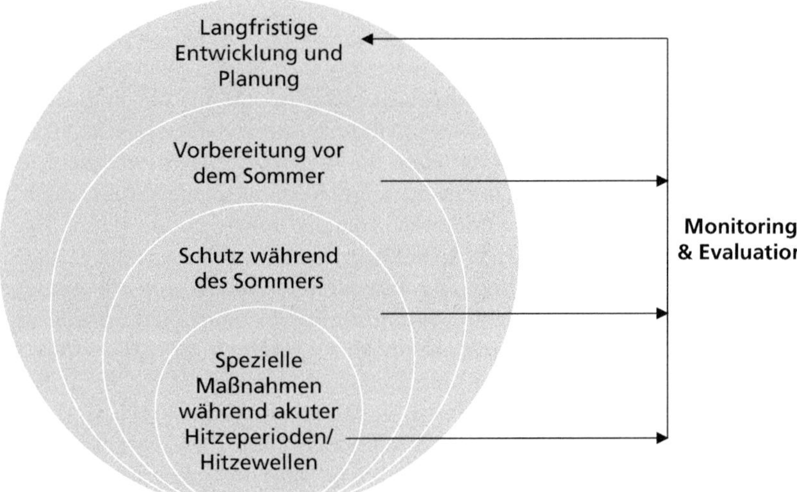


**Abb. 5.1:** Schematische Darstellung der für die Umsetzung der Kernelemente eines Hitzeaktionsplans von der WHO vorgesehenen Zeithorizonte (Quelle: Straff & Mücke, 2017, S. 9).

Pflegefachpersonen sind in den kommunalen Hitzeschutz einzubeziehen, da sie besonders geeignete Multiplikator:innen sind, um vulnerable Gruppen in ihren Lebenswelten zu erreichen. Sie haben in ihrer täglichen Praxis Kontakt zu älteren und chronisch kranken Menschen. Über die Tätigkeit als Pflegeberater:innen (► Kap. 3.5) erreichen sie pflegebedürftige Menschen und ihre Angehörigen und können diese nicht nur zu hitzebedingten Risiken, sondern generell zu einer klimasensiblen Lebensweise beraten (DBfK, 2023; DPR, 2023). Dort, wo sie als School Health Nurses tätig sind, können sie einen wertvollen Beitrag zum Schutz von Kindern vor den gesundheitlichen Auswirkungen des Klimawandels leisten. Community Health Nurses (► Kap. 3.5) als gemeindenah tätige Pflegefachpersonen haben einen niedrigschwelligen Zugang zu Teilen der Bevölkerung, z. B. in sozial benachteiligten Stadtteilen. Durch präventive Hausbesuche – in Deutschland bislang nur im Rahmen von Modellprojekten erprobt – werden ältere, alleinlebende Menschen erreicht. Mit ihrem Fokus auf Gesundheitsförderung und Prävention können Pflegefachpersonen eine Schlüsselposition in Bezug auf die Kommunikation von hitzebedingten

Gesundheitsinformationen in der Bevölkerung einnehmen (Steinhöfel et al., 2023). Pflegende sollten nicht davor zurückscheuen, in ihren Kommunen bei den verantwortlichen Stellen nachzufragen, was bisher in Sachen Hitzeschutz getan wurde und ggf. die Entwicklung eines Hitzeschutzkonzepts anregen.

## 5.3 Disaster Nursing

Ein hierzulande bislang wenig beachtetes Handlungsfeld der professionellen Pflege bei der gesundheitlichen Versorgung der Bevölkerung liegt im ›Disaster Nursing‹ (Katastrophenpflege). Mit diesem aus der angloamerikanischen militärischen Krankenversorgung stammenden Begriff ist der Einsatz von Pflegenden in nationalen und internationalen Notfällen, Krisen und Katastrophensituationen gemeint, wozu auch die durch den Klimawandel gehäuft auftretenden Naturkatastrophen gehören (Stephan, 2024; ICN, 2019; Sauer, 2012). So stellt beispielsweise in solchen Situationen die häusliche Versorgung von schwerkranken und technikabhängigen Menschen durch ambulante Pflegedienste eine besondere Herausforderung dar, wie sich bei der Flutkatastrophe im Ahrtal gezeigt hat (DBfK Nordwest, 2023). Während international eine Einbeziehung von Pflege beim Katastrophenmanagement etabliert ist (Ewers & Lehmann, 2021), sind Pflegende in Deutschland bei diesen Ereignissen kaum beteiligt. Ihre Rolle beschränkt sich zumeist auf das betriebliche Notfallmanagement, z. B. bei Evakuierungen.

wichtige Ansprechpersonen

Dabei sind es gerade Pflegende, die bei solchen Ereignissen unmittelbar gefordert sind, u. a. um Erste-Hilfe zu leisten, bei Rettungsmaßnahmen mitzuwirken, bei einem Massenanfall von Verletzten die Sichtung der Personen nach Behandlungsdringlichkeit (Triage) zu unterstützen oder die Aufrechterhaltung der pflegerischen Versorgung in Krisenzeiten zu organisieren. Bei örtlichen Starkregenereignissen, längerem Stromausfall oder Überschwemmungen sind es die ambulanten Pflegedienste, die wissen, wo pflegebedürftige Menschen leben, die auf Hilfe angewiesen sind. Sie sind für Kommunen wichtige Ansprechpersonen, um ggf. rasche Rettungsmaßnahmen einleiten zu können.

### Begriffliche Klärung

- *Notfall:* Länger andauernder Ausfall von Prozessen oder Ressourcen mit hohem oder sehr hohem Schaden; Behandlung verlangt besondere Notfallorganisation (BSI, 2010).
- *Krise:* Im Wesentlichen auf die Institution begrenzter verschärfter Notfall, der die Existenz der Institution bedroht oder die Gesundheit

oder das Leben von Personen beeinträchtigt; da Krisen nicht breitflächig die Umgebung oder das öffentliche Leben beeinträchtigen, können sie, zumindest größtenteils, innerhalb der Institution selbst behoben werden (BSI, 2010).

- *Katastrophe:* räumlich und zeitlich nicht begrenztes Großschadenereignis, zum Beispiel als Folge von Überschwemmungen oder Erdbeben; aus Sicht einer Institution stellt sich eine Katastrophe als Krise dar und wird intern durch deren Notfallorganisation in Zusammenarbeit mit den externen Hilfsorganisationen bewältigt (BSI, 2010). Das Europäische Amt für humanitäre Hilfe und Katastrophenschutz versteht unter dem Begriff in erster Linie humanitäre Krisen, die eine kritische Bedrohung für Gesundheit, Sicherheit, Schutz und Wohlbefinden einer größeren Gruppe von Menschen darstellen (European Commission, 2021, S. 11).
- *Katastrophenmanagement:* Gesamtheit aller aufeinander abgestimmten Maßnahmen in den Bereichen Katastrophenvermeidung, Katastrophenvorsorge, Katastrophenbewältigung und Wiederherstellung nach Katastrophen einschließlich der laufenden Evaluierung der in diesen Bereichen getroffene Maßnahmen (BMI, o.J.).

Aufgaben im Katastrophenfall

Nicht nur bei Krisen im Inland, sondern auch international sind Pflegefachpersonen im Rahmen humanitärer Soforthilfe aktiv, in der Regel über international tätige Hilfsorganisationen (NGO's – non-governmental organization), wie z.B. das ›Deutsche Rote Kreuz‹ oder ›Ärzte der Welt‹. Über den globalen Einsatz von Pflegenden und ihre Aufgaben im Katastrophenfall ist hierzulande nur wenig bekannt. Görres et al. (2010, S. 581) identifizieren vier zentrale Aufgabenbereiche: Soforthilfe, Management und Organisation, pädagogische Aufgaben und prophylaktische Aufgaben (▶ Tab. 5.1).

**Tab. 5.1:** Aufgaben von Pflegenden in der Katastrophenhilfe (Görres et al., 2010, S. 581).

| Bereiche | Aufgaben |
|---|---|
| Soforthilfe (Überlebenshilfe) | • Versorgung von Schwerverletzten (im Feld)<br>• Assistenz bei Operationen<br>• Intensivpflege<br>• Geburtshilfe<br>• Primärpflege und psychosoziale Betreuung und Versorgung von Verletzten in den Lazaretten |
| Management und Organisation | • Aufbau und Organisation der Feldlazarette/Notunterkünfte<br>• Personalführung der einheimischen Helfer<br>• Planung und Bedarfsermittlung sowie Logistik (Medikamente und Verbrauchsmaterial) |
| Pädagogische Aufgaben | • Ausbildung und Schulung der Einheimischen<br>• Aufklärungsarbeit in Flüchtlingslagern (Hygiene) |

**Tab. 5.1:** Aufgaben von Pflegenden in der Katastrophenhilfe (Görres et al., 2010, S. 581). – Fortsetzung

| Bereiche | Aufgaben |
|---|---|
| Prophylaktische Aufgaben | • Impfkampagnen<br>• Wasseraufbereitung<br>• Sammlung von epidemiologischen Daten |

Eine Verantwortung von Pflegenden zum Handeln bei bedrohlichen Ereignissen ergibt sich einmal mehr aus dem ICN-Ethikkodex. Dort heißt es:

> »*Pflegefachpersonen bereiten sich auf Notfälle, Katastrophen, Konflikte, Epidemien, Pandemien, soziale Krisen und Situationen mit knappen Ressourcen vor und reagieren darauf. Die Sicherheit der Menschen, die Pflege erhalten, liegt in der Verantwortung der einzelnen Pflegefachpersonen und der Führungspersonen von Gesundheitssystemen und -organisationen. Das beinhaltet die Bewertung von Risiken und die Entwicklung, Umsetzung und Planung von Ressourcen, um diese zu minimieren*« (ICN, 2021, S. 17).

Auch im bundesdeutschen Pflegeberufegesetz ist festgelegt, dass die Durchführung von Maßnahmen in Krisen- und Katastrophensituationen zu den Ausbildungszielen von Pflegefachpersonen gehört (PflBG § 5 Abs. 3, 1., h). Sie benötigen dementsprechend spezielle Kompetenzen, um professionell und umsichtig reagieren zu können. In den Rahmenlehrplänen der Fachkommission nach dem Pflegeberufegesetz – *CE 06 In Akutsituationen sicher handeln* – heißt es dazu lediglich, dass Auszubildende die Kompetenz entwickeln sollen, nach Vorgaben des Notfallplans und der Notfallevakuierung zu handeln. Bei den Handlungsanlässen werden u. a. Hitzewellen und Naturkatastrophen (z. B. Sturm, Hochwasser) genannt und in den Kontext einer Gefährdung der eigenen Institution oder des Auftretens von Umweltgefährdungen und Naturkatastrophen gestellt (Fachkommission nach dem Pflegeberufegesetz, 2019, S. 89 ff).

Kernkompetenzen in der Katastrophenpflege

Deutlich darüber hinaus geht der International Council of Nurses in seinen Veröffentlichungen zu den Kernkompetenzen in der Katastrophenpflege (ICN, 2019; ICN, 2024b). Dabei werden drei Personengruppen identifiziert, die Kompetenzen in der Katastrophenpflege in ansteigenden Komplexitätsstufen benötigen (ICN, 2024b, S. 12):

- »Stufe I: Jede Pflegefachperson, die ein Primärqualifizierungsprogramm in der generalistischen Pflege erfolgreich abgeschlossen hat und von der zuständigen Aufsichtsbehörde des jeweiligen Landes die Berufszulassung in der Pflege erhalten hat.
- Stufe II: Jede Pflegefachperson, die die Kompetenzen der Stufe I erworben hat, und innerhalb einer Einrichtung, Organisation oder eines Systems als Beauftragte:r für Notfälle, Krisen und Katastrophen ausgewiesen ist bzw., diese Position einnehmen möchte.
- Stufe III: Jede Pflegefachperson, die die Kompetenzen der Stufen I und II erreicht hat und darauf vorbereitet ist, auf ein breites Spektrum von Notfällen, Krisen und Katastrophen zu reagieren sowie in einem Einsatzteam zu arbeiten.«

8 Bereiche/Domänen

Die erforderlichen Kernkompetenzen in der Katastrophenpflege sind in acht Bereiche/Domänen gegliedert (▶ Tab. 5.2). Sie können nach Anpassung an die jeweiligen nationalen Bedingungen als Grundlage für Aus- und Weiterbildungsprogramme genutzt werden.

**Tab. 5.2:** Kernkompetenzen in der Katastrophenhilfe – Domänen des ICN (übernommen aus: ICN, 2024b, S. 8).

| | |
|---|---|
| Domäne 1 | *Vorbereitung und Planung* – Maßnahmen, die außerhalb eines konkreten Ereignisses ergriffen werden, um die Bereitschaft und das Vertrauen in die während eines Ereignisses zu ergreifenden Maßnahmen zu erhöhen |
| Domäne 2 | *Kommunikation* – Weitergabe wichtiger Informationen innerhalb des eigenen Arbeitssettings oder während des Notfalleinsatzes und zur Dokumentation der getroffenen Entscheidungen |
| Domäne 3 | *Systeme zur Bewältigung von Zwischenfällen* – Strukturen der Notfall-, Krisen- und Katastrophenhilfe, die von den jeweiligen Ländern, Organisationen oder Institutionen gefordert sind, sowie Maßnahmen, um diese effektiv zu gestalten |
| Domäne 4 | *Sicherheit und Gefahrenabwehr* – Sicherstellung, dass Pflegefachpersonen, ihre Kolleg:innen sowie Patient:innen nicht durch unsichere Praktiken zu einer zusätzlichen Belastung werden |
| Domäne 5 | *Assessment* – Sammlung von Daten über die jeweils zugeteilten Patient:innen, Familien oder sozialen Gemeinschaften, die als Grundlage für die Festlegung von Pflegemaßnahmen dienen können |
| Domäne 6 | *Intervention* – klinische oder andere Maßnahmen, die in Reaktion auf das zuvor durchgeführte Assessment von Patient:innen, Familien, sozialen Gemeinschaften im Rahmen des Katastrophenmanagements ergriffen werden |
| Domäne 7 | *Wiederherstellung und Erholung* – alle Schritte, die ergriffen werden, um das vor einem Ereignis bestehende Funktionsniveau von Individuen, Familien, sozialen Gemeinschaften und Organisationen wiederherzustellen oder auf ein höheres Niveau zu heben |
| Domäne 8 | *Recht und Ethik* – der rechtliche und ethische Rahmen für die Notfall-, Krisen- und Katastrophenpflege |

Die Übersetzung der Kernkompetenzen in der Katastrophenpflege aus dem Englischen erfolgte im Projekt »CORE Kompetenzen in der Katastrophenpflege – Deutschsprachige Ausgabe der ICN Core Competencies« (Charité – Universitätsmedizin Berlin, Institut für Gesundheits- und Pflegewissenschaft, in Kooperation mit DBfK, ÖGKV, SBK-ASI, 2024).

Ein spezielles Studienprogramm zum Disaster Nursing existiert in Deutschland bislang nicht. Bisherige Studienangebote im Bereich Katastrophenmanagement sind interdisziplinär ausgerichtet. Die Studierenden kommen vorwiegend aus technischen Berufen, den Ingenieurswissenschaften, dem Rettungswesen, aus Verwaltung und Betriebswirtschaft. Um so wichtiger ist es, Aus- und Weiterbildungen in Disaster Nursing zu entwickeln und entsprechende Inhalte in die Curricula von pflegebezogenen Bachelor- und Masterstudiengängen zu integrieren (Stephan, 2024; Schlöglhofer et al., 2016; Sauer, 2012).

Im Jahr 2008 wurde die *World Society of Disaster Nursing (WSDN)* als akademische Fachgesellschaft mit Sitz in Japan gegründet. Sie verfolgt das Ziel der Förderung des internationalen wissenschaftlichen Austausches im Bereich Disaster Nursing (www.wscnursing.org). Eine Mitgliedschaft ist für Verbände, Organisationen und sonstige Einrichtungen im Gesundheitswesen möglich. Die meisten Mitglieder kommen aus dem asiatischen Raum, aber auch aus den USA und Europa. In Deutschland gehören die Universität Bremen – Institut für Public Health und Pflegeforschung, sowie die Charité Berlin – Universitätsmedizin Berlin, Institut für Gesundheits- und Pflegewissenschaft, zu der Vereinigung. Die WSDN bemüht sich um den Aufbau eines weltweiten Netzwerkes zum Disaster Nursing, unterstützt gemeinschaftliche Forschungsaktivitäten, führt alle zwei Jahre die *International Research Conference of WSDN* durch und gibt die Fachzeitschrift *Health Emergency and Disaster Nursing* heraus.

Basisniveau an Kompetenzen in der Notfall-, Krisen- und Katastrophenpflege

Im üblichen Berufsalltag werden Pflegefachpersonen eher selten von den Disaster-Nursing-Kompetenzen Gebrauch machen. Da Notfälle, Krisen und Katastrophen jedoch immer häufiger auftreten, plädiert der ICN für regelmäßige Trainings, um zumindest ein Basisniveau an Kompetenzen in der Notfall-, Krisen- und Katastrophenpflege aufrechtzuerhalten. Auch in der Beratung von Patient:innen kann dies wichtig sein, z. B. in Bezug auf eine vorausschauende Vorratshaltung bei drohenden Extremwetterereignissen.

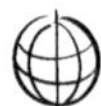

Das Bundesamt für Bevölkerungsschutz und Katastrophenhilfe (BBK) bietet auf seiner Homepage einen Ratgeber sowie eine persönliche Checkliste für Notfallvorsorge und richtiges Handeln in Notsituationen (www.bbk.bund.de). Um katastrophenbedingte Engpässe zu überstehen, wird der Bevölkerung empfohlen, einen kleinen Notvorrat für einen Zeitraum von ca. 10 Tagen anzulegen. Dazu gehören u. a.: Getränke, haltbare Lebensmittel, Dauermedikamente, Bedarfsmedikation, Verbandskasten, Hygieneartikel, Kerzen und Teelichter, Streichhölzer und Feuerzeug, Taschenlampe, Reservebatterien, Wolldecke und warme Kleidung, persönliche Dokumente, Liste mit wichtigen Rufnummern.

Defizite in Bezug auf Wissen und adäquates Reagieren

Viele Pflegefachpersonen fühlen sich nicht hinreichend vorbereitet auf die Bewältigung von Krisen und Katastrophen, selbst in Regionen mit hohem Risiko für derartige Ereignisse. Dies zeigt eine systematische Übersichtsarbeit zur sogenannten »Disaster Preparedness« (Labrague & Hammad, 2023). Defizite in Bezug auf Wissen und adäquates Reagieren auf Krisen und Katastrophen können auch für Deutschland vermutet werden. Erste, hilfreiche Bildungsmaterialien in Form von vier »Schnell-Lern-Lektionen« stehen im Arbeitspapier des bereits erwähnten Projekts AUPIK (▶ Kap. 4.3.2) zur Verfügung (Ewers & Köhler, 2023). Im »Kompetenzzentrum für Pflege im Bevölkerungsschutz« in Bonn können Schulungen und modular aufgebaute Kurse besucht werden, um Kompetenzen zur Bewältigung von Krisen und Katastrophen zu erwerben (www.pflege-im-bevoelkerungsschutz.de). Wertvolle Erkenntnisse zur Rettung und Versorgung pflegebedürftiger Menschen im Falle eines Hochwassers mit Stromausfall dürften sich aus dem 2023 gestarteten BMBF-Förderprojekt Life-GRID (Lebensrettung in flut- und energiekritischen Gefährdungssituationen durch Realisierung von Insellösungen im Rahmen der Daseinsvorsorge) ergeben. In der bis September 2027 geplanten Projektlaufzeit werden u. a. Pflegeeinrichtungen und Pflegefachpersonen aktiv eingebunden, um ein integriertes Rettungs- und Versorgungskonzept umzusetzen. Dazu werden Qualifizierungskonzepte zur Weiterbildung von Pflegefachpersonen erarbeitet und umgesetzt sowie hochschulische Weiterbildungen im Bereich Disaster Nursing für akademisch qualifizierte Pflegende durchgeführt (Klein et al., 2024). Die Projektergebnisse inklusive der Weiterbildungskonzepte sind für eine bundesweite Verbreitung vorgesehen. Nähere Informationen finden sich auf der Projektwebsite www.lifegrid.de.

## 5.4 Gesellschafts- und (berufs-)politisches Engagement

Pflegefachpersonen, die sich für Klimaschutz und Nachhaltigkeit interessieren, finden sowohl auf gesellschaftlicher als auch auf politischer und berufspolitischer Ebene zahlreiche Möglichkeiten für ein aktives, ehrenamtliches Engagement. Anknüpfungspunkte bestehen sowohl auf nationaler als auch auf internationaler Ebene, wie die folgenden Beispiele zeigen.

### 5.4.1 Engagement in Umweltverbänden und -gruppierungen

BUND

Alle großen Umweltverbände in Deutschland befassen sich mit den Themen Klimaschutz und Nachhaltigkeit. Der gemeinnützige *Bund für Umwelt- und Naturschutz Deutschland e. V.* (BUND) setzt sich seit 1975 für vielfältige Themen rund um den Schutz von Umwelt und Natur ein. In Sachen Klimaschutz ist es dem BUND ein Anliegen, den $CO_2$-Ausstoß zu reduzieren, die Erderwärmung auf maximal 1,5 Grad zu begrenzen und möglichst rasch aus den fossilen Energien auszusteigen. Er plädiert für eine nachhaltige Wirtschafts- und Lebensweise, die sich an den ökologischen Grenzen unserer Erde ausrichtet, um die Lebensgrundlagen auch zukünftiger Generationen zu bewahren. Ein ehrenamtliches Engagement ist in

Arbeitskreisen auf Bundes- und Länderebene sowie in mehr als 2.000 Kreis- und Ortsgruppen möglich (www.bund.net).

NABU

Der *Naturschutzbund Deutschland e. V.* (NABU) wurde bereits 1899 gegründet, damals unter dem Namen ›Bund für Vogelschutz‹. Er setzt sich insbesondere für Artenvielfalt und den Schutz intakter Lebensräume ein, aber auch für Ressourcenschonung, eine naturverträgliche Energiewende und einen wirksamen Klimaschutz auf allen Ebenen. In Deutschlandweit gibt es 80 Naturschutzzentren, in denen ein Engagement möglich ist, ebenso wie in den mehr als 2.000 lokalen Gruppen. Eine Bundesgeschäftsstelle in Berlin sowie Landesverbände unterstützen die Ehrenamtlichen bei ihrer Arbeit (www.nabu.de).

Greenpeace e. V.

Auch bei Greenpeace e. V. gehört die Klimakrise zu den zentralen Aktionsfeldern. Die im Jahr 1971 gegründete, international tätige und gemeinnützige Organisation setzt sich mit spektakulären Auftritten und unkonventionellen Methoden für Umwelt-, Natur-, Klimaschutz und Frieden ein. In über 55 Ländern gibt es nationale und regionale Büros. Eine Unterstützung von Greenpeace erfolgt in erster Linie über die Fördermitgliedschaft. Es gibt jedoch auch ehrenamtlich tätige Gruppen in ca. 100 Städten in Deutschland, in denen sich jede und jeder einbringen kann. Ferner gibt es Kinder- und Jugendgruppen sowie Mitmachaktionen (www.greenpeace.de).

Ehrenamtliches Engagement ist auch beim *WWF Deutschland* (wwf.de), bei der *Deutschen Umwelthilfe e. V.* (www.duh.de), sowie bei vielen anderen größeren und kleineren Vereinen, Verbänden und auf lokaler Ebene tätigen Umweltgruppierungen und Klimanetzwerken möglich.

## 5.4.2 Politisches Engagement

Gesellschaftliche Einflussnahme kann auch durch politisches Engagement erfolgen. Ein Einstieg empfiehlt sich auf kommunaler Ebene, da vor Ort wichtige Entscheidungen in Bezug auf Klimaschutz und Nachhaltigkeit getroffen werden. Pflegende können sich wie alle anderen Bürger:innen auch in Parteien und politischen Gremien einbringen und auf diese Weise in der eigenen Region Zukunft mitgestalten.

Politikgestaltung

Auch der International Council of Nurses möchte Pflegende zu politischem Engagement ermutigen. Er ruft alle Pflegefachpersonen in ihrer jeweiligen Rolle dazu auf, sich aktiv auf kommunaler Ebene für eine Schärfung des Bewusstseins für die gesundheitsbezogenen Auswirkungen des Klimawandels einzusetzen und bei politischen Entscheidungen diese zu berücksichtigen (ICN, 2024a, S. 7). In ähnlicher Weise äußert sich die European Federation of Nurses Associations (EFN), indem sie die Pflegenden auffordert, sich aktiv in die Politikgestaltung einzubringen (EFN, 2020b, S. 3) (► Kap. 2.1.3).

Politisches Engagement erfordert in der Regel den Beitritt zu einer Partei. Dort gibt es verschiedene Möglichkeiten der Mitwirkung, z. B. als Ratsmitglied in Umweltausschüssen. Wer nicht in eine Partei eintreten will, aber seine Expertise in politische Prozesse einbringen möchte, kann in einigen Bundesländern als »sachkundiger Bürger« bzw. »sachkundige Bürgerin« mit oder ohne Stimmrecht die Kommunen zu Themen des Umwelt- und Klimaschutzes beraten. Voraussetzungen für eine solche Funktion sind ein Mindestalter von 18 Jahren, der Wohnsitz in der Gemeinde sowie die deutsche Staatsangehörigkeit.

Die Themenpalette für ehrenamtliches politisches Engagement in Sachen Nachhaltigkeit und Klimaschutz ist breit. Beispiele sind der Einsatz für die Ausweisung von Fahrradstraßen in der Kommune, die Einführung einer Baumschutzsatzung, die Förderung von Grünflächen in der Stadt, die naturnahe Gestaltung von Vorgärten bei der Ausweisung neuer Baugebiete, die Initiierung von Carsharing, die Entsiegelung von Flächen, die Einrichtung öffentlicher Trinkbrunnen, die Einrichtung eines Hitzetelefons, etc.

## 5.4.3 Berufspolitisches Engagement

DBfK

Der *Deutsche Berufsverband für Pflegeberufe e. V.* (DBfK) ist der größte Berufsverband für die professionelle Pflege in Deutschland. Er setzt sich in unterschiedlichen Themenfeldern für die Interessen beruflich Pflegender ein und bringt z. B. seine berufspolitische Expertise in Gesetzgebungsverfahren ein.

Der DBfK sieht sich der im ICN-Ethikkodex formulierten berufsethischen Verantwortung zum Einsatz für mehr Nachhaltigkeit in der Gesellschaft und im Gesundheitswesen verpflichtet. In Orientierung an den Nachhaltigkeitszielen der Vereinten Nationen basiert das Verständnis von Nachhaltigkeit auf den drei Dimensionen Ökologie, Ökonomie und Soziales (► Kap. 2.1). Nachhaltige Entwicklung in der Pflege soll die Umwelt schützen und Ressourcen schonen, wirtschaftlich sinnvoll, sozial ausgestaltet und gerecht sein (www.dbfk.de).

Arbeitsgruppe Nachhaltigkeit

Mit verschiedenen Aktivitäten widmet sich der DBfK dem Thema Nachhaltigkeit, Klimawandel und Pflege. Er entwickelt Positionspapiere und Stellungnahmen (z. B. DBfK, 2023; DBfK, 2020), übersetzt internationale Grundsatzpapiere (z. B. EFN, 2020b), organisiert Fachtagungen und Vorträge und vernetzt sich mit anderen Organisationen (z. B. Health for Future oder KLUG – Allianz für Klimawandel und Gesundheit). Jedes DBfK-Mitglied kann sich aktiv in der Arbeitsgruppe Nachhaltigkeit einbringen. Ziel der AG ist es, Pflegende für den Zusammenhang zwischen Klimawandel und der eigenen Pflegepraxis zu sensibilisieren.

DPR

Der *Deutsche Pflegerat* (DPR) ist ein Zusammenschluss der wichtigsten Verbände im Pflege- und Hebammenwesen in Deutschland. Er vertritt seit 1998 als Dachverband die gemeinsamen Interessen von Pflegenden und Hebammen. Inzwischen wird der DPR als wichtige Anlaufstelle im Gesundheitswesen wahrgenommen. Er ist in Gremien und Arbeitsgruppen u. a. beim Bundesgesundheitsministerium, bei der Gesundheitsministerkonferenz und im Gemeinsamen Bundesausschuss (GBA) vertreten. Er unterhält Kontakte zu Parteien im Bundestag, nimmt an Anhörungen teil und verfasst schriftliche Stellungnahmen. Auch zum Thema Nachhaltigkeit erfolgen Aktivitäten, z. B. in Form der Kommentierung von Gesetzesvorhaben oder Stellungnahmen, z. B. zur Deutschen Nachhaltigkeitsstrategie 2024 (DPR, 2024). Ein direktes, aktives Engagement im DPR ist aufgrund seiner Stellung als Dachverband nicht möglich, jedoch indirekt über seine Mitgliedsverbände.

### 5.4.4 Engagement in nationalen und internationalen Initiativen

Health for Future

Die Initiative Health for Future, inspiriert von der Fridays4Future- und Scientists4Future-Bewegung, richtet sich an Pflegefachpersonen, Therapeut:innen, Ärzt:innen, Studierende, Auszubildende und Angehörige aller im Gesundheitswesen tätigen Berufsgruppen. Health for Future engagiert sich für Klimagerechtigkeit, den Erhalt natürlicher Lebensgrundlagen und der Biodiversität des Planeten als Voraussetzung für Gesundheit. Angehörige aus dem Gesundheitssystem sind eingeladen, als Change Agents aktiv zum Schutz von Klima- und Gesundheitsgerechtigkeit einzutreten, dafür transformative Projekte umzusetzen und sich zu vernetzen (www.healthforfuture.de). Ein Engagement ist in Ortsgruppen als lokale Anlaufstellen für Aktionen, Veranstaltungen und Vernetzung möglich. In bundesweiten Online-Arbeitsgruppen kann man sich zu speziellen Themen (z. B. Bildung, Social Media, Ernährung) einbringen.

KLUG – Deutsche Allianz Klimawandel und Gesundheit e. V.

In dem 2017 gegründeten Netzwerk *KLUG – Deutsche Allianz Klimawandel und Gesundheit e. V.* haben sich bundesweit Einzelpersonen, Organisationen und Verbände aus dem gesamten Gesundheitsbereich zusammengeschlossen. Der gemeinnützige Verein hat sich dem Gesundheitskonzept Planetary Health verpflichtet und stellt die Beziehung zwischen der Gesundheit der Menschen und der Gesundheit der Ökosysteme in einen engen Zusammenhang. Zu den zentralen Zielen von KLUG gehören der Satzung zufolge die Stärkung des Gesundheitsschutzes durch Stärkung des Klimaschutzes auf Basis des Konzeptes der planetaren Gesundheit. Ein wichtiges Anliegen ist die Aufklärung der Gesundheitsberufe, der Öffentlichkeit sowie von Politik und Wirtschaft über die Gefahren des Klimawandels und den Nutzen der Bewältigung von Klimafolgen für die Gesundheit der Bevölkerung (www.klimawandel-gesundheit.de). Zu KLUG gehört auch eine Weiterbildungseinrichtung, die Planetary Health Academy, mit Fortbildungsangeboten insbesondere für Auszubildende, Studierende und Mitarbeitende in Gesundheitsberufen, um diese zu befähigen, aktiv für eine klimaneutrale Gesellschaft einzutreten. Außerdem wurde durch KLUG die Initiative Health for Future (s. o.) gegründet. Hier besteht die Möglichkeit für Angehörige der Gesundheitsberufe und alle am Thema Klima und Gesundheit interessierte Personen sich in Ortsgruppen und überregionalen Arbeitskreisen (z. B. AG Pädiatrie, AG Neurologie, AG Saubere Luft) einzubringen.

Healthcare without Harm

Healthcare without Harm ist ein globales Netzwerk, welches sich für mehr Nachhaltigkeit im Gesundheitssektor einsetzt. Es existierten Regionalbüros in Europa, Südostasien, den Vereinigten Staaten und Lateinamerika. Sitz des Regionalbüros in *Europa ist Brüssel. Von dort aus wurde die* Nurses Climate Challenge Europe ins Leben gerufen. Ziel ist es, Pflegefachpersonen zu befähigen, andere Menschen – Kolleg:innen, Schüler:innen, Patient:innen, die Öffentlichkeit – über die gesundheitlichen Auswirkungen des Klimawandels und die Auswirkungen des Gesundheitssektors auf den Klimawandel und die Gesundheit aufzuklären. Dafür stellt das Netzwerk umfangreiche Informations- und Bildungsmaterialien zur Verfügung. Interessierte Pflegende *können* sich über die Homepage als ›Nurse Climate Champion‹ registrieren und erhalten anschließend Zugriff auf die Materialien (*www.nursesclimatechallenge.org*). Die Materialien können genutzt werden, um zum Beispiel kleinere Bildungsveranstaltungen in Teamsitzungen durchzuführen. Außerdem ruft das Netzwerk dazu auf, in Pflegeschulen und Hochschulen mit pflegebezogenen Studiengängen Inhalte zu Planetary Health, Klimawandel und Nachhaltigkeit in ihre Curricula zu integrieren und diese Absicht durch Unterzeichnung einer Selbstverpflichtung (›Nursing School Commitment‹) zu bekräftigen. Als erste Hochschulen in Deutschland unterzeichneten die Hochschule Esslingen und die Universität Tübingen die Selbstverpflichtung, gefolgt von der Hochschule Bielefeld.

## 5.5 Fazit

In diesem Kapitel wurden verschiedene Möglichkeiten vorgestellt, sich als Pflegefachperson ehrenamtlich für Klimaschutz und Nachhaltigkeit zu engagieren oder im beruflichen Kontext entsprechende öffentlichkeitswirksame Rollen einzunehmen. Auf diese Weise wird nicht nur die professionelle Pflege in der Öffentlichkeit sichtbarer; vielmehr kann dem häufig gehörten Satz: »als einzelne Person kann man ja doch nichts bewirken« entgegengetreten werden. Im Verbund mit Gleichgesinnten macht Freiwilligenengagement Spaß, insbesondere, wenn die Lösungsorientierung im Vordergrund steht. Auch in beruflichen Rollen, beispielsweise in der Kommune oder beim Öffentlichen Gesundheitsdienst, können Erfolge durch klimaschutz- und nachhaltigkeitsorientierte Arbeit erzielt werden. Auf diese Weise wird Sinnhaftigkeit erlebt und – dem ICN-Ethikkodex folgend – Verantwortung für Gesundheit und Wohlbefinden der Bevölkerung übernommen. Durch Bewusstseinsschaffung in der Öffentlichkeit kann wiederum auf die Politik Einfluss genommen.

In den bisherigen Ausführungen dieses Buches haben wir klimasensibles und nachhaltiges pflegerisches Handeln auf drei Ebenen kennengelernt: der Mikroebene der individuellen Versorgung von Patient:innen, der Mesoebene im institutionellen Bereich und der Makroebene des öffentlichen Lebens. Bislang unbeleuchtet ist das Befinden von Pflegefachpersonen selbst, die den negativen Auswirkungen der Klimaveränderung in der täglichen Arbeit ausgesetzt sind und ebenso wie die Menschen mit Pflegebedarf von Hitzeextremen betroffen sind. Regelungen des Arbeitsschutzes und Tipps zur Selbstpflege stehen daher im Mittelpunkt des nächsten Kapitels.

## 5.6 Lernaufgaben

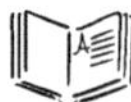

1. In verschiedenen Handlungsfeldern können Pflegefachpersonen dazu beitragen, andere Menschen zu umwelt- und klimasensiblem Handeln zu beraten, z. B. als Community Health Nurse, Family Health Nurse oder School Health Nurse. Lesen Sie nach, um welche Funktionen es sich dabei handelt.
2. Recherchieren Sie, ob es in Ihrer Region lokal tätige Gruppen der großen Umweltverbände BUND, NABU und Greenpeace gibt. Welche Aktivitäten finden dort in Bezug auf Klimaschutz und Nachhaltigkeit statt?
3. Informieren Sie sich über die Initiative Health for Future (healthforfuture.de). Welche Ziele verfolgt die Bewegung? In welchen Arbeitsfeldern finden Aktivitäten statt? Wie kann man dort selbst aktiv werden?
4. Lesen Sie das ICN-Papier »Kernkompetenzen in der Katastrophenpflege« in der deutschsprachigen Ausgabe (ICN, 2024). Gehen Sie den 8 Kompetenz-Domänen nach.
5. Im globalen Netzwerk Healthcare without Harm können sich Pflegefachpersonen als »Nurse Climate Champion« registrieren lassen (www.nursesclimatechallenge.org). Recherchieren Sie: Welche Aufgaben hat ein Nurse Climate Champion?
6. Fragen Sie nach, ob Ihre Hochschule bereits die Nurses Climate Challenge Europe unterzeichnet hat. Wie lebt Ihre Hochschule das Thema Klimaschutz und Nachhaltigkeit? Informieren Sie sich und suchen mit den Verantwortlichen das Gespräch. Regen Sie ggf. an, die Nurses Climate Challenge Europe zu unterzeichnen.

## 5.7 Reflexionsaufgaben

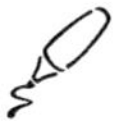

1. Falls auch Sie sich ein ehrenamtliches Engagement in Sachen Klimaschutz und Nachhaltigkeit vorstellen können: wo würden Sie sich gern

einbringen: in Umweltverbänden, Berufsverbänden oder politischen Gremien?
2. Stellen Sie sich vor, Sie arbeiten demnächst als akademisch qualifizierte Pflegefachpersonen bei Ihrer Stadtverwaltung und sind an der Erstellung eines Hitzeaktionsplans beteiligt. Überlegen Sie jeweils fünf Maßnahmen der Verhaltens- und Verhältnisprävention, die in dem Hitzeaktionsplan festgelegt werden sollten.
3. Gehen Sie einmal mit einem kritischen Blick durch Ihren Wohnort und beurteilen Sie die Klimaresilienz. Wie sieht es zum Beispiel aus mit Grünflächen, kühlen Aufenthaltsorten oder der Verfügbarkeit von Trinkwasserbrunnen?
4. Fragen Sie bei Ihrer Stadtverwaltung nach: Gibt es bereits einen kommunalen Hitzeaktionsplan? Falls ja: welche Maßnahmen sind darin festgelegt, um die Bevölkerung vor den Auswirkungen großer Hitze zu schützen? Falls nein: jede Bürgerin/jeder Bürger kann eine schriftliche Anregung an die Stadt stellen, einen solchen Hitzeaktionsplan zu entwickeln. Suchen Sie Verbündete, z. B. in einem Umweltverband, um gemeinsam einen solchen Antrag auf den Weg zu bringen.

## 5.8 Literaturangaben


Aktionsbündnis Hitzeschutz Berlin (2022). *Hitzeaktionspläne.* Zugriff am 10. 07. 2024 unter: https://hitzeschutz-berlin.de/hitzeschutzplaene/

BMG (2023). *Hitzeschutzplan für Gesundheit. Impuls des BMG.* Berlin: Bundesministerium für Gesundheit. Zugriff am 13. 06. 2024 unter: https://www.bundesgesundheitsministerium.de/fileadmin/Dateien/3_Downloads/H/Hitzeschutzplan/230727_BMG_Hitzeschutzplan.pdf

BMI (o. J.). *Katastrophenmanagement.* Wien: Bundesministerium für Inneres. Zugriff am 17. 07. 2024 unter: https://www.bmi.gv.at/204/Katastrophenmanagement/start.aspx

Böcher, M. (2022). *Weder über- noch unterschätzen. Wie funktioniert wissenschaftliche Politikberatung?* Forschung & Lehre, 29(6), 440–442.

BSI (2010). *BSI-Standard 100–4. Notfallmanagement.* Bonn: Bundesamt für Sicherheit in der Informationstechnik. Zugriff am 10. 01. 2025 unter: bsi.bund.de

Charité – Universitätsmedizin Berlin, Institut für Gesundheits- und Pflegewissenschaft, in Kooperation mit DBfK, ÖGKV, SBK-ASI (2024). *Kernkompetenzen in der Katastrophenpflege. Version 2.0. Deutschsprachige Ausgabe der englischen Originalversion von 2019.* Zugriff am 15. 07. 2024 unter: https://igpw.charite.de/fileadmin/user_upload/microsites/m_cc01/igpw/Forschung/Health_Professions_Education/CORE/CORE_ICN-Katastrophenpflege_Stufe_I-II_2019.pdf

DBfK (2023). *Nachhaltiges Handeln in der Pflege ist nötig und möglich.* Berlin: Deutscher Berufsverband für Pflegeberufe e.V. Zugriff am 10. 07. 2024 unter: https://www.dbfk.de/media/docs/newsroom/dbfk-positionen/Positionspapier_Nachhaltiges-Handeln-in-der-Pflege-ist-noetig-und-moeglich.pdf

DBfK (2020). *Pflege im Umgang mit dem Klimawandel. Informationen und Tipps für Pflegende zum Umgang mit Auswirkungen der Wetterextreme.* Berlin: Deutscher Berufsverband für Pflegeberufe. Zugriff am 15. 05. 2024 unter: https://www.dbfk.de/

media/docs/newsroom/publikationen/Broschuere-Pflege-im-Umgang-mit-dem-_Klimawandel_2020-07-fin.pdf

DBfK Nordwest (2023). *Disaster Nursing – was ist das eigentlich?* Gezielt informiert 7, 2–5.

DPR (2024). *Stellungnahme des Deutschen Pflegerats e.V. (DPR) zur Deutschen Nachhaltigkeitsstrategie (DNS) der Bundesregierung. Weiterentwicklung 2024. Transformation gemeinsam gerecht gestalten.* Zugriff am 15. 8. 2024 unter: https://deutscher-pflegerat.de/download/dpr_bundeskanzleramt_stena_dns_240726_final.pdf

DPR (2023). *Stellungnahme des Deutschen Pflegerats e.V. (DPR) zur Ergänzung der Pflegeberatungs-Richtlinien nach § 17 SGB XI des GKV-Spitzenverbandes um das Thema »Hitzeschutz in der Pflege«.* Berlin: Deutscher Pflegerat. Zugriff am 10.07. 2024 unter: https://deutscher-pflegerat.de/download/dpr_gkv_stellungnahme_pflegeberatungs-rl_hitzeschutz_231201.pdf

EFN (2020a). *EFN Policy Statement on the Nurses' Contribution to Tackle Climate Change.* Brüssel: European Federation of Nurses Associations. Zugriff am 15.07. 2024 unter: https://efn.eu/wp-content/uploads/EFN-Policy-Statement-on-Nurses-Contribution-to-Tackle-Climate-Change-Oct.2020.pdf

EFN (2020b). *Ein Positionspapier zum Beitrag der Pflegenden zur Bewältigung des Klimawandels.* Brüssel: European Federation of Nurses Associations. Zugriff am 15.07.2024 unter: https://www.dbfk.de/media/docs/newsroom/internationales/EFN-Positionspapier-zum-Beitrag-der-Pflegenden-zur-Bewaeltigung-des-Klimawandels-Oktober-2020.pdf

European Commission (2021). *Disaster Preparedness.* DG ECHO Guidance Note. Directorate General for Humanitarian Aid & Civil Protection. Zugriff am 15.07. 2024 unter: https://ec.europa.eu/echo/files/policies/sectoral/dg_echo_guidance_note_-_disaster_preparedness_en.pdf

Ewers, M., Köhler, M. (Hrsg.) (2023). *Organisatorische Maßnahmen zur Vorbereitung ambulanter Pflegedienste auf Notfälle, Krisen und Katastrophen. Working Paper No. 23–02.* Berlin: Charité – Universitätsmedizin Berlin, Institut für Gesundheits- und Pflegewissenschaft. Zugriff am 20.07.2024 unter: https://refubium.fu-berlin.de/bitstream/handle/fub188/39685.2/2023_Ewers_Köhler.pdf?sequence=5&isAllowed=y

Ewers, M., Lehmann, Y. (2021). *Krisen, Notfälle und Katastrophen in der häuslichen und gemeindebasierten Pflege. Literatursynthese & Bibliografie. Working-Paper No. 21–02.* Berlin: Charité – Universitätsmedizin Berlin. Zugriff am 20.07.2024 unter: https://refubium.fu-berlin.de/bitstream/handle/fub188/30853/2021_Ewers_Lehmann.pdf?sequence=3&isAllowed=y

Fachkommission nach dem Pflegeberufegesetz (2019). *Rahmenpläne der Fachkommission nach § 53 PflBG. Rahmenlehrpläne für den theoretischen und praktischen Unterricht. Rahmenausbildungspläne für die praktische Ausbildung.* Zugriff am 10.07. 2024 unter: https://www.bibb.de/dienst/publikationen/de/16560

Gallup (2023). *Ethic ratings in nearly all professions down in U.S.* Washington, D.C.: Gallup Organization. https://news.gallup.com/poll/608903/ethics-ratings-nearly-professions-down.aspx

Görres, S., Magens, D., Sander, E., Harenberg, N. (2010). *Welche Aufgaben haben Pflegende in der Katastrophenhilfe? Global Disaster Management and Nursing.* Die Schwester/Der Pfleger 49(6), 580–582.

ICN (2024a). *Nurses, climate change and health. Position Statement.* Genf: International Council of Nurses. Zugriff am 10.12.2024 unter: https://www.icn.ch/sites/default/files/2024-11/Nurses%20climate%20change%20health%20PS_EN.pdf

ICN (2024b). *Kernkompetenzen in der Katastrophenpflege. Kompetenzen für Pflegefachpersonen in Medizinischen Notfallteams (Stufe III).* Deutschsprachige Ausgabe. Charité Universitätsmedizin Berlin, Institut für Gesundheits- und Pflegewissenschaft, in Kooperation mit DBfK, ÖGKV, SBK-ASI. Genf: International Council of Nurses. Zugriff am 10.12.2024 unter: https://www.dbfk.de/media/docs/newsroom/publikationen/CORE_ICN-Katastrophenpflege_Stufe_III_2022.pdf

ICN (2021). *Der ICN-Ethikkodex für Pflegefachpersonen.* Genf: International Council of Nurses. Zugriff am 05.05.2024 unter: https://www.dbfk.de/media/docs/download/Allgemein/ICN_Code-of-Ethics_DE_WEB.pdf

ICN (2019). *Core Competencies in Disaster Nursing. Version 2.0.* Genf: International Council of Nurses. Zugriff am 15.07.2024 unter: https://www.icn.ch/sites/default/files/inline-files/ICN_Disaster-Comp-Report_WEB.pdf

Ipsos (2023). *Ipsos veracity index 2023. Trust in professions survey.* London: Ipsos. Zugriff am 10.07.2024 unter: https://www.ipsos.com/en-uk/ipsos-trust-in-professions-veracity-index-2023

Klein, L.-H., Gansefort, D., Palm, D., Battenberg, R., Koppelin, F. (2024). *Katastrophenresilienz in der Pflege und Bevölkerung – Projekt LifeGRID.* In: Impulse für Gesundheitsförderung, 122, 18–19.

Labrague, L.J., Hammad, K. (2023). *Disaster preparedness among nurses in disaster-prone countries: A systematic review.* In: Australasian Emergency Care. doi: 10.1016/j.auec.2023.09.002

Lilienfeld, E., Nicholas, P.K., Breakey, S., Corless, I.B. (2018). *Adressing climate change through a nursing lens with the framework of the United Nations Sustainable Development Goals.* Nursing Outlook, 66, 482–495.

LZG.NRW (2024). *Hitzeaktionspläne.* Bochum: Landeszentrum Gesundheit Nordrhein-Westfalen. Zugriff am 10.07.2024 unter: https://www.lzg.nrw.de/ges_foerd/klima_gesundheit/aktionsplanung/plaene/index.html

Matthies, F., Bickler, G., Marin, N., Hales, S. (2008). *Health-Health Action Plans. Guidance.* Copenhagen: World Health Organization. Zugriff am 17.07.2024 unter: https://www.who.int/publications/i/item/9789289071918

Qualitätsausschuss Pflege (2024). *Bundeseinheitliche Empfehlung des Qualitätsausschusses Pflege zum Einsatz von Hitzeschutzplänen in Pflegeeinrichtungen und -diensten vom 28.03.204.* Zugriff am 01.07.2024 unter: https://www.gs-qsa-pflege.de/wp-content/uploads/2024/05/Bundeseinheitliche-Empfehlung-zum-Einsatz-von-Hitzeschutzplaenen-gem.-§113b-Abs.-4-Satz-3-SGB-XI.pdf

Sauer, J. (2012). *Katastrophenvorsorge – (k)ein Thema für die Pflege?* Die Schwester/Der Pfleger, 51(5), 494–500.

Schlöglhofer, M., Ortner, N., Ewers, A. (2016). *Katastropheneinsätze erfordern gute Ausbildung.* Die Schwester/Der Pfleger , 55(4), 92–95.

Statista (2024). *Welche dieser Berufe genießt Ihrer Meinung nach ein hohes bzw. kein hohes Ansehen?* Hamburg: Statista Research Department. Zugriff am 10.07.2024 unter: https://de.statista.com/statistik/daten/studie/163400/umfrage/ansehen-der-berufe-in-der-gesellschaft/

Steinhöfel, C., von Croy, K., Vogel, D. (2023). *Klimabezogene Gesundheitskompetenz: eine originäre Aufgabe für Pflegefachpersonen.* In: Scherenberg, V., Pundt, J. (Hrsg.). Klima- und Gesundheitsschutz: Planetary Health-Lösungsansätze (S. 315–330). Bremen: APOLLON University Press.

Stephan, A. (2024). *Disaster Preparedness von Pflegefachpersonen. Editorial.* Pflege, 37(3), 176.

Straff, W., Mücke, H.-G. (2017). *Handlungsempfehlungen für die Erstellung von Hitzeaktionsplänen zum Schutz der menschlichen Gesundheit.* Bonn: Bundesministerium für Umwelt, Naturschutz, Bau und Reaktorsicherheit. Zugriff am 17.07.2024 unter: https://www.bmuv.de/fileadmin/Daten_BMU/Download_PDF/Klimaschutz/hap_handlungsempfehlungen_bf.pdf

Vogel, D. (2023). *Klimawandel und Hitzebelastung – Herausforderungen im Pflegebereich.* In: Dullinger, I. (Hrsg.). *Green Nursing. Handlungsfelder der Gesundheitsförderung und Prävention im Kontext des Klimawandels* (S. 83–98). Wien: facultas.

## 5.9 Zum Weiterlesen

Charité – Universitätsmedizin Berlin, Institut für Gesundheits- und Pflegewissenschaft, in Kooperation mit DBfK, ÖGKV, SBK-ASI (2024). *Kernkompetenzen in der Katastrophenpflege. Version 2.0. Deutschsprachige Ausgabe der englischen Originalversion von 2019.* Zugriff am 15.07.2024 unter: https://igpw.charite.de/fileadmin/user_upload/microsites/m_cc01/igpw/Forschung/Health_Professions_Education/CORE/CORE_ICN-Katastrophenpflege_Stufe_I-II_2019.pdf

DBfK (2023). *Nachhaltiges Handeln in der Pflege ist nötig und möglich.* Berlin: Deutscher Berufsverband für Pflegeberufe e.V. Zugriff am 10.07.2024 unter: https://www.dbfk.de/media/docs/newsroom/dbfk-positionen/Positionspapier_Nachhaltiges-Handeln-in-der-Pflege-ist-noetig-und-moeglich.pdf

EFN (2020). *Ein Positionspapier zum Beitrag der Pflegenden zur Bewältigung des Klimawandels.* Brüssel: European Federation of Nurses Associations. Zugriff am 15.07.2024 unter: https://www.dbfk.de/media/docs/newsroom/internationales/EFN-Positionspapier-zum-Beitrag-der-Pflegenden-zur-Bewaeltigung-des-Klimawandels-Oktober-2020.pdf

Veenema, T. T. (2019). *Disaster Nursing and Emergency Preparedness. For Chemical, Biological, and Radiological Terrorism, and Other Hazards.* 4. Auflage. New York: Springer Publishing Company.

# 6 Arbeitsschutz und Self-Care

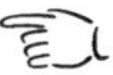

Für viele Berufsgruppen stellt das Arbeiten bei sommerlicher Hitze eine hohe Belastung dar. Besonders betroffen sind Menschen, die im Freien arbeiten, wie beispielsweise im Straßenbau. Aber auch im Pflegeberuf mit seinen generell herausfordernden Arbeitsbedingungen bedeuten Hitzetage eine zusätzliche Belastung. Zur Fürsorgepflicht von Arbeitgebern gehört es, Maßnahmen zum Schutz der Beschäftigten vor arbeitsbedingten gesundheitlichen Risiken zu ergreifen.

Ziel dieses sechsten Kapitels ist es, die Auswirkungen der Zusatzbelastung Hitze zu verdeutlichen und Entlastungsmöglichkeiten durch den betrieblichen Arbeits- und Gesundheitsschutz aufzuzeigen. Ein eigenes Unterkapitel ist der Kühlkleidung gewidmet, die in der Pflege bislang kaum verbreitet ist. Außerdem sollen Pflegende ermutigt werden, in Hitzeperioden auf den Eigenschutz bei der täglichen Arbeit und ihre Selbstpflege zu achten.

**Praxisbeispiel**

Im Bachelorstudiengang Pflege findet eine Vorlesung zu Arbeitsschutz und betrieblicher Gesundheitsförderung statt. Dabei wird kurz angesprochen, dass Arbeitgebende verpflichtet sind, bei großer Hitze Maßnahmen zum Schutz der Beschäftigten zu ergreifen. Die vier Studierenden aus der Lerngruppe diskutieren in der anschließenden Mittagspause weiter über das Thema und reflektieren ihre Erfahrungen aus ihrem Praxiseinsatz während der Hitzewelle.

Lukas Herber und Sophie Lohmeier, die beide in der ambulanten Pflege eingesetzt waren, äußern sich sehr positiv darüber, dass die Fahrzeuge des ambulanten Dienstes mit einer Klimaanlage ausgestattet waren. Da die Autos mangels Alternativen oftmals in der prallen Sonne geparkt werden mussten, empfanden sie dies als große Erleichterung. Außerdem habe der Arbeitgebende bei einer Teamsitzung Eis für alle spendiert.

Anna Kubicki erinnert sich an ihren Einsatz im Pflegeheim. Dort sei sehr darauf geachtet worden, dass die Mitarbeitenden ihre regulären Pausen einhalten konnten, um sich von der Hitze zu erholen. Im Pausenraum standen während der Hitzeperiode kostenfreie Getränke zur Verfügung.

Azra Çelik ist vor allen Dingen ihre Zeit auf der Hämatologie in Erinnerung geblieben. Da auf der Abteilung viele Patient:innen mit einer Immunsupprimierung nach einer Knochenmarkstransplantation lagen, musste komplette Schutzkleidung getragen werden. Darin sei die Hitze geradezu unerträglich gewesen. Spätestens nach einer Stunde sei sie durchgeschwitzt gewesen und habe sich erschöpft gefühlt. Auch bei ihnen habe es kostenfreie Getränke gegeben und die Stationsleiterin habe darauf geachtet, dass jede Stunde eine kurze Trinkpause eingelegt werden konnte.

Die vier Studierenden sind der Meinung, dass über den Arbeitsschutz bei hohen Temperaturen umfassender informiert werden müsse, da in Zukunft häufiger mit Hitzeereignissen zu rechnen sei. Sie beschließen, das Thema bei einer der nächsten Vorlesungen noch einmal anzusprechen.

## 6.1 Belastende Arbeitsbedingungen in der Pflege

Beschäftigte Personen in der Pflege sind im Vergleich zu anderen Berufsangehörigen einer überdurchschnittlich hohen psychischen und physischen Belastung ausgesetzt. Dies ist Ergebnis einer Sonderauswertung aus jährlich durchgeführten Befragungen von Altenpflege- und Gesundheits- und Krankenpflegekräften im Zeitraum 2012 bis 2017 (Schmucker, 2020). Im Mittelpunkt der Befragungen stand die Bewertung der Qualität der Arbeitsbedingungen. Zwar wurde eine hohe Sinnhaftigkeit der Arbeit erlebt, gleichzeitig jedoch eine hohe Belastungssituation angegeben.

Belastungsfaktoren

Die Belastungsfaktoren sind vielfältig: schweres Heben und Tragen, langanhaltendes Arbeiten im Stehen oder in Zwangshaltung, Personalmangel, dauerhafter und hoher Zeitdruck, Arbeitsverdichtung, Ausfall von Pausen, Schichtarbeit, Nachtarbeit sowie Arbeit an Wochenenden und Feiertagen mit dadurch beeinträchtigter Vereinbarkeit von Beruf und Privatleben, häufiges Einspringen. Psychisch belastend ist ferner das Wissen um Einschränkungen bei der Qualität der Arbeit, wenn Abstriche in der Leistungserbringung gemacht werden müssen, um das Arbeitspensum zu schaffen. Herausfordernd und emotional belastend ist nicht zuletzt der Umgang mit schwerer Krankheit, Leid und Sterben. Vor dem Hintergrund dieser vielfältigen Herausforderungen fühlen sich drei Viertel der befragten Pflegenden nicht angemessen entlohnt (Schmucker, 2020, S. 57 f). Auch dies stellt eine Form von Belastung dar.

gesundheitliche Risiken und berufsbedingte Erkrankungen

Mit diesen Herausforderungen gehen gesundheitliche Risiken und berufsbedingte Erkrankungen einher. Häufige Erkrankungen bei Pflegenden sind Muskel- und Skeletterkrankungen, Atemwegserkrankungen und psychische Beeinträchtigungen, wie Stresserleben, emotionale Erschöpfung und depressive Störungen (ebd.).

Auswirkungen von Nacht- und Schichtarbeit

Gravierend können auch die Auswirkungen von Nacht- und Schichtarbeit sein: einer AWMF-Leitlinie zufolge beeinträchtigen sie die Schlafqualität und -quantität (DGAUM, 2021). Dies kann zu Schlafstörungen und chronischer Müdigkeit, zu Konzentrationsstörungen und Magen-Darm-Beschwerden führen. Im Weiteren gibt es Anhaltspunkte dafür, dass das Unfallrisiko und das Fehlerrisiko steigen. Hinzu kommen negative Auswirkungen auf das Familien- und Sozialleben sowie auf die Möglichkeiten zur Erholung und Freizeitgestaltung. Ungünstige Veränderungen des Lebensstils bei Schichtarbeitenden (z. B. Ernährungsgewohnheiten) erhöhen das Risiko für Herz-Kreislauf- und Gefäßerkrankungen.

Krankenstand von beruflich Pflegenden

Die negativen gesundheitlichen Auswirkungen haben deutlichen Einfluss auf den Krankenstand von beruflich Pflegenden. Zwei Krankenkassen meldeten 2023 ein »Rekordhoch« bei den Krankschreibungen von Beschäftigten in der Pflege. Dem AOK-Bundesverband zufolge waren nie zuvor Pflegende so oft krankgeschrieben wie im Jahr 2022. Drei von vier Arbeitnehmer:innen hatten sich mindestens einmal arbeitsunfähig gemeldet. Bei den 700.000 bei der AOK versicherten Beschäftigten in der Pflege fielen durchschnittlich 32 Arbeitsunfähigkeitstage (AU-Tage) an, bei anderen AOK versicherten berufstätigen Personen hingegen 24 Fehltage im Durchschnitt (AOK, 2023). Ähnliche Zahlen meldete die Technikerkrankenkasse. Mit durchschnittlich 29,8 Fehltagen im Jahr 2023 lagen berufstätige Pflegende 11,2 Tage über dem Durchschnitt aller bei der TK versicherten Beschäftigten (TK, 2024).

## 6.2 Zusatzbelastung Hitze

Das Arbeiten an Hitzetagen bedeutet eine zusätzliche Belastung für Beschäftigte in der Pflege. Zum einen stellen sich erhöhte Anforderungen an die Versorgung der zu betreuenden Menschen mit Pflegebedarf (► Kap. 3), zum anderen leiden auch die Pflegenden selbst unter der Hitze. Arbeitszeiten können nicht angepasst werden, Pausen häufig nicht eingehalten werden. Auswirkungen können sein: Dehydrierung, Müdigkeit, Schläfrigkeit, Belastung des Herz-Kreislauf-Systems, Leistungsminderung, sinkende Konzentration und Anstrengungsbereitschaft sowie Abfall der körperlichen und kognitiven Leistungsfähigkeit (BGW, 2024a; DGAUM, 2022). Besonders hoch ist die Hitzebelastung, wenn Schutzkleidung getragen werden muss oder die Arbeit in überhitzten Räumlichkeiten oder Räumen mit großen Fensterfronten und unzureichender Beschattung stattfindet. In der ambulanten Pflege besteht eine zusätzliche Belastung durch überhitzte Fahrzeuge.

Tragen von thermisch isolierender Schutzkleidung

Das Tragen von thermisch isolierender Schutzkleidung – Schutzkittel, Schutzmasken, Hauben oder Schutzbrillen – führt nicht nur zum Schwitzen, sondern kann auch einen Hitzestau erzeugen, da der Wärmeaustausch zwischen der Person und der Umgebung beeinträchtigt und die Schweißverdunstung erschwert ist. Die Deutsche Gesellschaft für Arbeitsmedizin und Umweltmedizin weist in ihrer Leitlinie »Arbeiten unter klimatischen Belastungen« darauf hin, dass es »im Mikroklima einer Schutzbekleidung zu Einschränkungen der Leistungsfähigkeit und zur gesundheitlichen Gefährdung durch anstrengungsbedingte Überhitzung bis hin zum Hitzschlag kommen« kann (DGAUM, 2022, S. 5).

Die wahrgenommene Belastung durch das Tragen von Schutzkleidung wurde in einer Umfrage unter Pflegefachpersonen und Pflegehilfskräften in Deutschland zum Hitzestress während der COVID-19-Pandemie und einer dreiwöchigen Hitzeperiode im August 2020 erhoben (Jegodka et al., 2021). Den Online-Fragebogen beantworteten insgesamt 428 Pflegepersonen aus verschiedenen Settings (Krankenhaus, Pflegeheim, Ambulante Pflege). Nahezu alle Teilnehmenden (99,5 %) gaben an, beim Tragen von persönlicher Schutzausrüstung durch die Hitze stärker zu schwitzen. Von 93 % wurden Atembeschwerden angegeben, 88,6 % benötigten mehr Zeit für die ausgeübten Tätigkeiten und 85,8 % klagten über Konzentrationsstörungen. Als weitere Beschwerden wurden eine erhöhte Reizbarkeit, Erschöpfung, Müdigkeit sowie Kopfschmerzen genannt. Angemerkt wurde auch eine hohe emotionale und physische Belastung (ebd.).

Fast alle Befragten (96,9 %) gaben an, dass keine Unterstützung durch zusätzliches Personal möglich war. So musste aufgrund von Personalmangel beispielsweise auch die Positionierung von Patient:innen mit einem hohen Körpergewicht häufig allein durchgeführt werden. Auch häufigere und längere Pausen oder eine Verlagerung von körperlich besonders anstrengenden Tätigkeiten in kühlere Tageszeiten am frühen Morgen oder am Abend waren der Erhebung zufolge zumeist nicht möglich. Als häufigste Maßnahme gegen die Hitzebelastung wurde vermehrtes Trinken angegeben.

Fehleranfälligkeit und Unfallgefahr

Bei großer Hitze steigt auch die Fehleranfälligkeit und die Berufsgenossenschaft für Gesundheitsdienst und Wohlfahrtspflege warnt davor, dass sich die Unfallgefahr für Beschäftigte erhöht (BGW, 2024b).

## 6.3 Arbeitsschutz und Betriebliches Gesundheitsmanagement

Aufgrund der Klimaveränderung und ihren möglichen Auswirkungen auf die Gesundheit besteht die Notwendigkeit, den Arbeitsschutz von Beschäftigten in den Blick zu nehmen. Arbeitsschutz und die menschengerechte Gestaltung der Arbeit nehmen in Deutschland einen hohen Stellenwert ein.

Betrieblicher Arbeitsschutz hat zum Ziel, Arbeitnehmer:innen wirksam vor arbeitsbedingten Gefahren und gesundheitlichen Schädigungen (z. B. Unfälle, Verletzungen) zu schützen. Es gehört zu den Pflichten eines jeden Unternehmens, für Arbeitssicherheit und Gesundheitsschutz Sorge zu tragen (BMAS, 2021). In verschiedenen Gesetzen und Regelwerken findet dies seinen Niederschlag, u. a. im Arbeitsschutzgesetz, Arbeitsstättenverordnung und Mutterschutzgesetz.

Rechtsrahmen für den Hitzeschutz

Ziel einer Literaturanalyse der Bundesanstalt für Arbeitsschutz und Arbeitsmedizin (BAuA) war es, wissenschaftliche Erkenntnisse und laufende Aktivitäten zum Thema »Klimawandel und Arbeitsschutz« zu recherchieren und damit den aktuellen Wissensstand zu dokumentieren (Bauer et al., 2022). Relevante Veröffentlichungen zum Arbeiten bei großer Hitze bezogen sich im Wesentlichen auf Arbeitsplätze im Freien. Untersuchungen zu den spezifischen Bedingungen in Einrichtungen des Gesundheitswesens konnten nicht ermittelt werden. Daher kann im Folgenden nur auf den generellen Rechtsrahmen für den Hitzeschutz Bezug genommen werden. Dieser sieht vor, dass Arbeitsstätten so zu gestalten sind, dass Gefährdungen für die Sicherheit und die Gesundheit der Beschäftigten möglichst vermieden und verbleibende Gefährdungen möglichst geringgehalten werden (Arbeitsstättenverordnung, ArbStättV § 3a). Arbeitgebende sind verpflichtet, regelmäßig eine Gefährdungsbeurteilung vorzunehmen (Arbeitsschutzgesetz, ArbSchG § 5). Festgestellte Gefährdungen müssen dokumentiert und Maßnahmen des Arbeitsschutzes ergriffen werden, deren Wirksamkeit überprüft werden muss. Für Arbeitnehmer:innen ist es wichtig zu wissen, dass es kein Recht auf »Hitzefrei« gibt. Ein Verlassen des Arbeitsplatzes käme einer Arbeitsverweigerung gleich.

Charakter von Empfehlungen

Die nachfolgend vorgestellten Regelungen haben lediglich den Charakter von Empfehlungen. Sie sind nicht unmittelbar rechtsverbindlich und lassen dem Arbeitgebenden Gestaltungsspielraum. Für Arbeitsräume gilt, dass sie während der Nutzungsdauer eine gesundheitlich zuträgliche Raumtemperatur und eine Abschirmung gegen übermäßige Sonneneinstrahlung aufweisen sollten (ArbStättV, Anhang 3.5). Dabei ist der Stand der Technik zu berücksichtigen. Die Lufttemperatur im Raum sollte 24 bis 26 Grad Celsius und die relative Luftfeuchtigkeit 40 bis 60 Prozent nicht überschreiten. Gemessen werden Lufttemperatur und Luftfeuchtigkeit mit einem Thermo-Hygrometer.

Bei mehr als 26 Grad Celsius sind zusätzliche Maßnahmen im Rahmen einer angepassten Gefährdungsbeurteilung zu ergreifen, insbesondere wenn schwere körperliche Arbeit zu verrichten ist oder besondere Arbeits- oder Schutzbekleidung getragen werden muss, die die Wärmeabgabe stark behindert (Technische Regeln für Arbeitsstätten, ASR A3.5, Abschnitt 4.4, Stand: 2022). Zu diesen Maßnahmen gehört beispielsweise die Nutzung eines Ventilators, die Lockerung von Bekleidungsregeln oder die effektive Steuerung von Sonnenschutz oder Lüftungseinrichtungen. Bei einem Überschreiten der Raumlufttemperatur von 30 Grad Celsius *müssen* wirksame Maßnahmen gemäß Gefährdungsbeurteilung ergriffen werden, welche die Beanspruchung der Beschäftigten reduzieren. Es gilt beispielsweise zu prüfen, ob Elektrogeräte die Arbeitsräume zusätzlich aufheizen und ob diese abgeschaltet oder in einen anderen Raum verbracht werden können. Bei 35 Grad und mehr ist ein Raum ohne zusätzliche Maßnahmen als Arbeitsraum ungeeignet.

Im Mutterschutzgesetz (MuSchuG, § 11) ist generell vorgeschrieben, dass der Arbeitgebende eine schwangere Frau keine Tätigkeiten ausüben lassen und sie keinen Arbeitsbedingungen ausgesetzt werden darf, bei denen eine unverantwortbare Gefährdung für sie oder ihr Kind besteht. Dazu gehören auch Hitze, Kälte und Nässe.

Für Beschäftigte in der ambulanten Pflege gibt es keine expliziten Regelungen zum Hitzeschutz. Die Wohnung der pflegebedürftigen Menschen ist die Arbeitsstätte. Die Berufsgenossenschaft für Gesundheitsdienst und Wohlfahrtspflege weist Arbeitgeber generell darauf hin, die Gefährdungen des jeweiligen Einsatzortes ihrer Beschäftigten zu ermitteln und notwendige Maßnahmen zur Minimierung dieser Gefährdungen zu veranlassen (BGW, 2022a). Auch gibt es keine Regelung, dass Fahrzeuge von ambulanten Pflegediensten mit einer Klimaanlage ausgestattet sein sollten (BGW, 2022b).

technische, organisatorische und personenbezogene Maßnahmen

Zum Hitzeschutz in Betrieben gehören technische, organisatorische und personenbezogene Maßnahmen (TOP-Prinzip), dabei sind technische Maßnahmen zu bevorzugen (BGW, o.J.):

- *Technische Maßnahmen: h*ierzu gehören u.a. bauliche Maßnahmen (Wärmeschutz mittels Dämmmaterialien), Sonnenschutzsysteme (Jalousien, Rollos), stationäre Klimaanlagen, gezielte Steuerung von Lüftungsanlagen, Dach- und Fassadenbegrünung, Entsiegelung gebäudenaher Außenflächen.
- *Organisatorische und personenbezogene Maßnahmen:* vorausschauende Personal- und Urlaubsplanung, Anpassung von Arbeitszeiten und Dienstplänen, vermehrte Kurzpausen in kühlen Räumen, zeitliche Verschiebung körperlich anstrengender Tätigkeiten, Abschaltung wärmeemittierender elektrischer Geräte bei Nichtgebrauch, atmungsaktive und feuchtigkeitsaufnehmende Berufskleidung, Kühlkleidung, Bereitstellung von Getränken.

Bei Lufttemperaturen im Raum von mehr als 26 Grad Celsius *sollen*, bei mehr als 30 Grad Celsius *müssen* geeignete Getränke durch den Arbeitgebenden bereitgestellt werden (ASR A3.5, Abschnitt 4.4).

Nicht alle der genannten organisatorischen Maßnahmen sind in der Pflege umzusetzen, da eine Versorgung von Patient:innen rund um die Uhr sicherzustellen ist und in vielen Bereichen akuter Personalmangel herrscht. Zudem kann die Arbeit nicht in kühlere Stunden verlegt werden. Aufgrund der Gesundheitsgefahren durch Hitzebelastung am Arbeitsplatz sind jedoch auch im Gesundheitsbereich tätige Unternehmen verpflichtet, sich mit der Thematik auseinanderzusetzen.

BGM und BGF

Die Deutsche Gesetzliche Unfallversicherung (DGUV) empfiehlt die Einbindung von Hitzeschutzmaßnahmen in das *Betriebliche Gesundheitsmanagement* (BGM) und die *Betriebliche Gesundheitsförderung* (BGF) (Voss & Bühn, 2023).

*Betriebliches Gesundheitsmanagement (BGM)* »ist die Verankerung von Gesundheit und Leistungsfähigkeit als betriebliche Ziele unter Inanspruchnahme von Managementstrategien« (Hartung et al., 2021).

Als *Betriebliche Gesundheitsförderung (BGF)* »wird die Gesamtheit der systemischen Interventionen in privaten und öffentlichen Betrieben verstanden, durch die gesundheitsrelevante Belastungen gesenkt und Ressourcen vermehrt werden sollen. Die Auswahl und Gestaltung dieser Interventionen sind das Ergebnis eines möglichst partizipationsorientierten Kommunikationsprozesses mit allen betrieblichen Akteuren einschließlich der Beschäftigten. Die auf diese Weise erzielten primärpräventiven und gesundheitsförderlichen Effekte werden durch aufeinander bezogene Veränderungen der Ergonomie, der Organisation, des Sozialklimas und des individuellen Verhaltens erzielt« (Hartung et al., 2021).

betriebliche Maßnahmen

betriebliche Maßnahmen der Gesundheitsförderung und Prävention in Bezug auf den Hitzeschutz tragen zu einer menschengerechten Arbeitsgestaltung bei. Gesundheitspotenziale der Beschäftigten können gestärkt, arbeitsbedingten Erkrankungen kann vorgebeugt werden. Um dies zu erreichen, sind folgende Grundsätze handlungsleitend (BGW, 2024b):

- Klima- und Hitzeschutz wird als Führungsaufgabe verstanden.
- Technische, organisatorische und personenbezogene Maßnahmen zum Hitzeschutz im Unternehmen sind bekannt und werden so weit wie möglich umgesetzt.
- Ein organisationsinterner Hitzeaktionsplan ist ausgearbeitet.
- Fachkräfte für Arbeitssicherheit sind fort- und weitergebildet zum Thema Klima, Gesundheit und Hitzeschutz.
- Alle Mitarbeitenden sind über den Zusammenhang zwischen Klimawandel und Gesundheit informiert und für potenzielle Gefahren durch Hitze am Arbeitsplatz sensibilisiert.
- Interne Schulungen und Beratungen zu präventiven Maßnahmen und zum sicheren Verhalten bei Hitzeereignissen werden regelmäßig durchgeführt.

- Das Hitzewarnsystem des Deutschen Wetterdienstes ist abonniert und eine betriebliche Informations- und Kommunikationsstrategie (Informationskaskade) sind installiert.

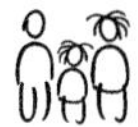

**Arbeitsschutz und Bewohner:innenschutz im Projekt HIGELA**

»HIGELA – Hitzeresiliente und gesundheitsfördernde Lebens- und Arbeitsbedingungen in der stationären Pflege« ist ein 2024 gestartetes, gemeinsames Projekt von KLUG und dem Bundesverband der AWO, welches vom BKK-Dachverband gefördert wird. Es unterstützt Einrichtungen der stationären Altenpflege bei der Verbesserung des Hitzeschutzes und Förderung von Hitzeresilienz. Das Projekt zielt auf die Lebens- und Arbeitsbedingungen in der stationären Versorgung ab, d. h. sowohl auf den Schutz der pflegebedürftigen Bewohner:innen als auch der Beschäftigten in stationären Pflegeeinrichtungen.

Im Projekt werden verhaltens- und verhältnispräventive Maßnahmen und Mustermaßnahmenpläne entwickelt und in fünf Projektregionen erprobt. Es werden Workshops zur Identifikation einrichtungsspezifischer Hitzeschutzmaßnahmen durchgeführt, individuelle Hitzeschutzpläne entwickelt, Schulungen für Mitarbeitende durchgeführt sowie Infomaterialien entwickelt. Zudem finden im Projekt Vernetzungen der Einrichtungen untereinander statt, um gegenseitiges Lernen zu fördern (https://higela.de).

Durch den Klimawandel werden sich die Temperaturen in Zukunft weiter erhöhen und länger anhalten. Mit einer guten Vorbereitung und einem frühzeitigen Ergreifen von Hitzeschutzmaßnahmen können Gefährdungen möglichst geringgehalten werden, wenn alle Berufsgruppen im Gesundheitswesen mit schützenden Ressourcen ausgestattet werden. Ziel muss es sein, auch unter erschwerten Bedingungen Arbeitsschutz aufrechtzuerhalten, um die Beschäftigten vor negativen Auswirkungen zu schützen und ihre Arbeitsfähigkeit nachhaltig zu erhalten.

## 6.4 Kühlkleidung

Eine Maßnahme des Arbeitsschutzes könnte die Ausstattung des Personals mit kühlenden Materialien wie Handgelenks- bzw. Pulskühler, kühlenden Halstüchern und Bandanas (Kopftücher), Kühlwesten/-shirts sein. Ihr Einsatz ist bislang im Leistungssport, bei Arbeiten im Freien, bei Gelenkbeschwerden oder bei MS-bedingter erhöhter Wärmeempfindlichkeit (›Uhthoff-Syndrom‹) bekannt.

Die jeweilige Funktionsweise dieser Materialien ist unterschiedlich. Für den Gesundheitsbereich eignen sich *PCM-Kühlelemente* oder Produkte, die auf dem Prinzip der *Verdunstungskühlung* beruhen.

**PCM-Kühlelemente**

Die Abkürzung PCM bedeutet »Phase Change Material« (Phasenwechselmaterial). Die Kühlelemente enthalten eine spezielle Füllung (z. B. ein Salzgemisch, Paraffin oder Material pflanzlichen Ursprungs), welche den Aggregatzustand wechseln kann – von fest zu flüssig und umgekehrt. Die Packs werden im Kühlschrank oder Gefrierschrank gelagert und anschließend in die Kleidung, z. B. eine spezielle Kühlweste, eingelegt. Die Substanz in den PCM-Packs verflüssigt sich durch die Körperwärme und gibt die Wärme nach außen ab.

**Verdunstungskühlung**

Die Materialien enthalten im Inneren eine Kammer mit einem Hydrogel, bestehend aus synthetisch hergestellten Polymeren, die Wasser binden können. Durch kurzes Eintauchen in Wasser werden die Polymere aktiviert. Sie quellen auf und bilden ein kühlendes Gel, welches die Körperwärme aufnimmt und das gespeicherte Wasser verdunsten lässt. Durch die Verdunstung entsteht ein kühlender Effekt, der über mehrere Stunden anhält. Eine Herunterkühlung kann zwischen 5 und 15 Grad Celsius unter der Umgebungstemperatur erreicht werden.

Kühlwesten

Kühlwesten können je nach Technologie über oder unter der üblichen Kleidung getragen werden. Dabei ist zu beachten, dass Verdunstungskühlwesten beim Tragen von isolierender Schutzkleidung ungeeignet sind, da die Luft nicht zirkulieren kann. Hier empfiehlt sich das Tragen einer PCM-Weste. Allerdings weist die Deutsche Gesellschaft für Arbeitsmedizin und Umweltmedizin in ihrer Leitlinie »Arbeiten unter klimatischen Belastungen« darauf hin, dass Kühlwesten die Gefahr der lokalen Vasokonstriktion bergen, die die Hautdurchblutung und damit Wärmeabgabe des Blutes an die Umgebung einschränkt (DGAUM, 2022, S. 59).

Forschungsarbeiten zur Wirkung von Kühlkleidung stammen vorwiegend aus dem sportmedizinischen Bereich. In der Pflege gibt es bislang nur vereinzelte wissenschaftliche Erkenntnisse (Grewe & Niebuhr, 2024).

In einer niederländischen Studie (COOLVID-Studie) wurde während der Corona-Pandemie untersucht, inwieweit PCM-Kühlwesten bei Pflegefachpersonen, die in Schutzkleidung arbeiten müssen, eine Minderung von Hitzestress bewirken können (de Korte et al., 2022). An der Untersuchung nahmen neunzehn Pflegende teil, die auf einer COVID-19-Station tätig waren und jeweils einen Tag mit und einen Tag ohne Kühlweste arbeiteten. An beiden Tagen wurden verschiedene objektive

Parameter (Lufttemperatur, Herzfrequenz, Körpertemperatur) sowie die subjektive Wahrnehmung der Pflegenden (Hitzestress, Wärmeempfinden, thermischer Komfort) gemessen. An den Interventionstagen wurden die Kühlwesten in drei Zeitabschnitten für jeweils drei Stunden getragen; in jedem Zeitabschnitt wurde zu Beginn eine frische Weste angelegt. Die Westen wurden am Oberkörper auf der üblichen Berufskleidung, aber unter der Schutzkleidung getragen.

Im Ergebnis zeigte sich, dass die Körpertemperatur sowohl mit als auch ohne Kühlweste leicht anstieg. Die Herzfrequenz verringerte sich um einige Schläge pro Minute an den Tagen mit Kühlweste. Signifikante Unterschiede zeigten sich im subjektiven Erleben. Mit Kühlweste zeigte sich der wahrgenommene Hitzestress deutlich geringer, das Arbeiten wurde als angenehmer und komfortabler als ohne Kühlweste erlebt.

Trotz der geringen Stichprobengröße von lediglich neunzehn teilnehmenden Pflegefachpersonen weisen die Ergebnisse auf einen positiven Effekt von Kühlkleidung in Form einer Reduzierung der empfundenen Wärmebelastung von Pflegepersonal hin.

In der professionellen Pflege in Deutschland ist die Verwendung von Kühlkleidung bislang kaum verbreitet, sie könnte jedoch mit der Zunahme von Hitzeereignissen zukünftig an Bedeutung gewinnen. Zu empfehlen ist eine Begleitung der Einführung durch Forschungsaktivitäten.

## 6.5 Self Care

Selbstfürsorge

Während man sich in der beruflichen Pflege um andere kümmert, wird das eigene Wohlbefinden im anstrengenden Arbeitsalltag oft vernachlässigt. Um jedoch langfristig physisch und psychisch gesund zu bleiben, dürfen die eigenen Bedürfnisse nicht zu kurz kommen. Mit *Self Care* – oder Selbstfürsorge – ist der achtsame Umgang mit sich selbst gemeint.

Eine allgemeingültige Definition des Begriffs der Selbstfürsorge gibt es nicht. Drei Aspekte werden als zentral erachtet:

*»sich selbst liebevoll und wertschätzend zu begegnen,*
*das eigene Befinden und die eigenen Bedürfnisse ernst zu nehmen und*
*aktiv zum eigenen Wohlergehen beizutragen«* (Dahl, 2019, S. 70).

Bei der Selbstfürsorge geht es im Kern um die Eigenverantwortung für das persönliche Wohlergehen, die sich in der Haltung sich selbst gegenüber sowie in konkretem Handeln zeigt. Ansatzpunkte für Selbstfürsorge im Alltag sind ausgewogene Ernährung, guter Schlaf, Auszeiten, regelmäßige Bewegung, Stressbewältigung. Auch im Berufsleben ist Selbstfürsorge wichtig und keineswegs Zeichen von Egoismus oder Eigennutz. Wer gut auf sich achtet, ist leistungsfähiger und kann die Herausforderungen des Arbeitsalltags besser bewältigen.

Eigenschutz

Bei Hitzeereignissen gilt es ganz besonders, auf den Eigenschutz zu achten. Viele Tipps, die für die Versorgung von Menschen mit Pflegebedarf gelten, sind auch für die Beschäftigten bedeutsam.

**Eigenschutz für Beschäftigte bei Hitzeereignissen**

- *Flüssigkeitssubstitution:* alle ein bis zwei Stunden ein Glas (150–250 ml) Wasser, Mineralwasser oder ungesüßten Tee trinken,
- *Angepasste Ernährung:* Salate, wasserreiches Obst und Gemüse essen; häufiger kleinere Portionen zu sich nehmen,
- *Abkühlung:* kühles Wasser über die Handgelenke laufen lassen; kühlende Armbänder; Gesicht mit Wasser besprühen; feuchte Umschläge auf Arme, Beine, Stirn und Nacken,
- *Kleidung:* leichte, luftdurchlässige Bekleidung, die eine gute Schweißverdunstung ermöglicht; wenn möglich, Kühlkleidung tragen; Mund-Nasen-Schutz bei Durchfeuchtung oder erhöhtem Atemwiderstand wechseln,
- *Arbeitspausen:* auf regelmäßige Pausen zum Trinken und Abkühlen achten; Pausen einfordern und einhalten; Grenzen setzen,
- *Einforderung von betrieblichem Hitzeschutz:* Bereitstellung von kühlen Pausenräumen und kostenlosen Getränken durch den Arbeitgeber (z. B. Wasserspender); ggf. den betriebsärztlichen Dienst einbeziehen,
- *Achtsamkeit:* auf sich selbst und bei andere auf Anzeichen für Hitzeerschöpfung achten,
- *Erholung nach der Arbeit:* auf ausreichende Nachtruhe achten; Wohnung so kühl wie möglich halten; tagsüber Verschattung der Wohnung; morgendliches Querlüften; nächtliches Lüften; kühl duschen vor dem Schlafengehen.

(KLUG, 2022; LMU München, 2021).

Ausreichend Trinken, Pausen und kühle Rückzugsorte sind die wichtigsten Maßnahmen, um die Konzentration aufrechtzuerhalten und den Körper abkühlen zu können.

## 6.6 Fazit

Bei immer häufigeren Hitzeperioden in Zeiten des Klimawandels ist dem Arbeitsschutz von Beschäftigten im Gesundheitsbereich vermehrt Aufmerksamkeit zu schenken. Die ohnehin belastende Tätigkeit in der Pflege wird durch Hitzeereignisse verstärkt. Der Erhalt der Gesundheit der Beschäftigten muss im Interesse eines jeden Arbeitgebers liegen, aber auch im Interesse der betreuten Personen mit Pflegebedarf. Hitzebedingte Konzentrationsprobleme begünstigen das Auftreten von Fehlern, die angesichts der hohen Verantwortung im Pflegeberuf fatale Folgen haben können.

Festzuhalten bleibt, dass die derzeit geltenden Arbeitsschutzregelungen den Herausforderungen des Klimawandels nicht gerecht werden und dringend angepasst werden müssen. Auch hier sind Pflegende nicht machtlos, sondern sollten sich mit ihren Anliegen an die Berufsgenossenschaft und Unfallversicherungsträger wenden.

## 6.7 Lernaufgaben

1. Rekapitulieren Sie: Welche Auswirkungen kann große Hitze auf Beschäftigte haben?
2. Liegt die Lufttemperatur in einem Arbeitsraum über 26 Grad Celsius, sind zusätzliche Maßnahmen für eine gesundheitlich zuträgliche Raumtemperatur zu ergreifen. Welche Maßnahmen können dies sein?
3. Zum Hitzeschutz in Betrieben gehören technische, organisatorische und personenbezogene Maßnahmen (TOP-Prinzip). Lesen Sie nach, um welche Maßnahmen es sich jeweils handeln könnte.
4. Informieren Sie sich, ob es bei Ihrem Arbeitgebenden ein Betriebliches Gesundheitsmanagement (BGM) bzw. Betriebliche Gesundheitsförderung (BGF) gibt. Falls ja: Welche Maßnahmen werden dort getroffen?
5. Recherchieren Sie im Internet über die Wirkweise von Kühlkleidung.

## 6.8 Reflexionsaufgaben

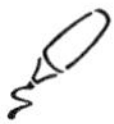

1. Wie gehen Sie selbst mit großer Hitze um? Welche Strategien helfen Ihnen, die Belastung zu mindern?
2. Haben Sie während einer praktischen Studienphase schon einmal eine Hitzewelle erlebt? Wie ist von Seiten der Einrichtung damit umgegangen worden? Konnten Sie erkennen, dass Arbeitsschutzmaßnahmen ergriffen wurden?
3. Im Praxisbeispiel werden von den Studierenden die Erfahrungen aus verschiedenen pflegerischen Settings (Krankenhaus, Pflegeheim, ambulante Pflege) reflektiert. Welche Maßnahmen zum Hitzeschutz würden Sie je nach Setting vorschlagen?

## 6.9 Literaturangaben


AOK (2023). *Krankenstand in der Pflege: Anstieg um mehr als 44 Prozent in elf Jahren.* Pressemitteilung vom 26.04.2023. Berlin: AOK-Bundesverband. Zugriff am 15.04.2024 unter: https://www.aok.de/pp/bv/pm/krankenstand-pflege-2022/

Bauer, S., Bux, K., Dieterich, F., Gabriel, K., Kienast, C., Klar, S., Alexander, T., BAuA (2022). *Klimawandel und Arbeitsschutz.* Dortmund: Bundesanstalt für Arbeitsschutz und Arbeitsmedizin (BAuA). Zugriff am 30.04.2024 unter: https://www.baua.de/DE/Angebote/Publikationen/Berichte/Gd108.html

BGW (2024a). *Pflege: Bei Hitze besonders herausfordernd. Warum Hitzeschutz in der Pflege so wichtig ist.* BGW online. Zugriff am 10.05.2025 unter: https://www.bgw-online.de/bgw-online-de/themen/sicher-mit-system/gesundheit-managen/hitzeschutz/pflege-bei-hitze-besonders-herausfordernd-96106

BGW (2024b). *Hitzeschutz: Schutz der Beschäftigten vor Belastungen durch sommerliche Hitze.* Hamburg: Berufsgenossenschaft für Gesundheitsdienst und Wohlfahrtspflege. Zugriff am 30.04.2024 unter: https://www.bgw-online.de/bgw-online-de/themen/sicher-mit-system/gesundheit-managen/hitzeschutz

BGW (2022a). *Arbeitsplatz im häuslichen Einsatzort.* Hamburg: Berufsgenossenschaft für Gesundheitsdienst und Wohlfahrtspflege. Zugriff am 02.05.2024 unter: https://www.bgw-online.de/resource/blob/8862/b1def80b4cd388557c46ad6a36c3d05c/SichereSeiten_Pflege_Arbeitsplatz-HaeuslichenEinsatzort_01-2022_bf.pdf

BGW (2022b). *Arbeitswege.* Hamburg: Berufsgenossenschaft für Gesundheitsdienst und Wohlfahrtspflege. Zugriff am 02.05.2024 unter: https://www.bgw-online.de/resource/blob/8866/d75f1f2dff7f954ba42b4867cbb8217a/SichereSeiten_Pflege_Arbeitswege_01-2022_bf.pdf

BMAS (2021). *Was ist Arbeitsschutz?* Berlin: Bundesministerium für Arbeit und Soziales. Zugriff am 30.04.2024 unter: https://www.bmas.de/DE/Arbeit/Arbeitsschutz/erklaerung-arbeitsschutz.html

BSI (2010). *BSI-Standard 100–4. Online-Kurs Notfallmanagement. Definitionen.* Bonn: Bundesamt für Sicherheit in der Informationstechnik. Zugriff am 15.07.2024 unter: https://www.bsi.bund.de/DE/Themen/Unternehmen-und-Organisationen/Standards-und-Zertifizierung/IT-Grundschutz/Zertifizierte-Informationssicherheit/IT-Grundschutzschulung/Online-Kurs-Notfallmanagement/1_Einfuehrung/4_Definitionen/Definitionen_node.html

Dahl, C. (2019). *Warum es sich lohnt, gut für sich zu sorgen. Über den langfristigen Nutzen der Selbstfürsorge – Ergebnisse zweier empirischer Studien.* In: Prävention und Gesundheitsförderung, 14(1), 69–78. doi: 10.1007.s11553–018–0650–5

de Korte, J.Q., Bongers, C., Catoire, M., Kingma, B., Eijsvogels, T. (2022). *Cooling vests alleviate perceptual heat strain perceived by COVID-19 nurses.* Temperature, 9(1), 103–113. doi: 10.1080/23328940.2020.1868386

DGAUM (2022). *Arbeiten unter klimatischen Bedingungen.* S2k-Leitlinie. München: Deutsche Gesellschaft für Arbeitsmedizin und Umweltmedizin e.V. Zugriff am 15.04.2024 unter: https://register.awmf.org/assets/guidelines/002-045l_S2k_Arbeiten-unter-klimatischen-Belastungen_2022-08.pdf

DGAUM (2021). *Gesundheitliche Aspekte und Gestaltung von Nacht- und Schichtarbeit.* S2k-Leitlinie. München: Deutsche Gesellschaft für Arbeitsmedizin und Umweltmedizin e.V. Zugriff am 15.04.2024 unter: https://register.awmf.org/assets/guidelines/002-030k_S2k_Gesundheitliche-Aspekte-Gestaltung-Nacht-und-Schichtarbeit_2021-08.pdf

Grewe, H.A., Niebuhr, D. (2024). *Arbeitsschutz bei Hitzeextremen.* In: Grewe, H.A./Blättner, B. (Hrsg.). *Vor Hitze schützen. Ein Handbuch für Pflege- und Gesundheitseinrichtungen* (S. 174–184). Stuttgart: Kohlhammer.

Hartung, S., Faller, G., Rosenbrock, R. (2021). *Betriebliche Gesundheitsförderung.* In: Bundeszentrale für gesundheitliche Aufklärung (BZgA) (Hrsg.). *Leitbegriffe der Gesundheitsförderung und Prävention. Glossar zu Konzepten, Strategien und Methoden.* doi: 10.17623/BZGA:Q4-i042–2.0

Jegodka, Y., Lagally, L., Mertes, H., Deering, K., Schoierer, J., Buchberger, B., Bose-O'Reilly, S. (2021). *Hot days and Covid-19: Online survey of nurses and nursing assistants to assess occupational heat stress in Germany during summer 2020.* The Journal of Climate Change and Health, 3. doi: 10.1016/j.joclim.2021.100031

KLUG (2022). *Eigenschutz für Beschäftigte.* Deutsche Allianz Klimawandel und Gesundheit e.V. Zugriff am 05.05.2024 unter: https://hitzeschutz-berlin.de/wp-content/uploads/2022/06/Handout_Eigenschutz_Beschaeftigte_Druck.pdf

LMU München (2021). *Gut durch die Sommerhitze. Informationen für Beschäftigte in Gesundheitsberufen.* Zugriff am 05.05.2024 unter: https://www.klinikum.uni-muenchen.de/Bildungsmodule-Aerzte/download/de/Klima-4/broschueren-neu/Version-8/LMU_Gesundheitsberufe_v2.pdf

Schmucker, R. (2020). *Arbeitsbedingungen in Pflegeberufen. Ergebnisse einer Sonderauswertung der Beschäftigtenbefragung zum DGP-Index Gute Arbeit.* In: Jacobs, K., Kuhlmey, A., Greß, S., Klauber, J., Schwinger, A. (Hrsg.). *Pflege-Report 2019. Mehr Personal in der Langzeitpflege – aber woher?* (S. 49–59). Berlin: Springer.

TK (2024). *Zum Tag der Pflegenden: Krankenstand auf neuem Höchstwert.* Pressemitteilung vom 12.05.2024. Hamburg: Technikerkrankenkasse. Zugriff am 30.12.2024 unter: https://www.tk.de/presse/themen/pflege/pflegepolitik/krankenstand-bei-pflegekraeften-auf-rekordhoch-2149302?tkcm=aaus

Voss, M., Bühn, S. (2023). *Klimawandel und Gesundheit.* DGUV-Forum, 1–2. Deutsche Gesetzliche Unfallversicherung. Zugriff am 04.05.2024 unter: https://forum.dguv.de/ausgabe/1-2023/artikel/klimawandel-und-gesundheit

## 6.10 Zum Weiterlesen

Auffenberg, J., Becka, D., Evans, M., Kokott, N., Schleicher, S., Braun, E. (2022). *»Ich pflege wieder, wenn …« – Potenzialanalyse zur Berufsrückkehr und Arbeitszeitaufstockung von Pflegefachkräften.* Ein Kooperationsprojekt der Arbeitnehmerkammer Bremen, des Instituts Arbeit und Technik Gelsenkirchen und der Arbeitskammer des Saarlandes. Bremen: Arbeitnehmerkammer Bremen. Zugriff am 10.09.2024 unter: https://www.arbeitnehmerkammer.de/fileadmin/user_upload/Downloads/Politik/Rente_Gesundheit_Pflege/Bundesweite_Studie_Ich_pflege_wieder_wenn_Langfassung.pdf

Bauer, S., Bux, K., Dieterich, F., Gabriel, K., Kienast, C., Klar, S., Alexander, T., BAuA (2022). *Klimawandel und Arbeitsschutz.* Dortmund: Bundesanstalt für Arbeitsschutz und Arbeitsmedizin (BAuA). Zugriff am 30.04.2024 unter: https://www.baua.de/DE/Angebote/Publikationen/Berichte/Gd108.html

DGAUM (2022). *Arbeiten unter klimatischen Bedingungen.* S2k-Leitlinie. München: Deutsche Gesellschaft für Arbeitsmedizin und Umweltmedizin e.V. Zugriff am 15.04.2024 unter: https://register.awmf.org/assets/guidelines/002-045l_S2k_Arbeiten-unter-klimatischen-Belastungen_2022-08.pdf

Windemuth, D., Schmid, H., Portunè, R., Nöthen-Garunja, I., Klesper, G., Harth, U., Edelhäuser, S. (2023). *»Man müsste eigentlich viel mehr tun« – Klimawandel und Handlungsoptionen in einem komplexen Feld.* DGUV-Forum, 1–2, 55–60.

# 7 Implikationen für die Pflegewissenschaft

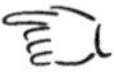

Aus den bislang behandelten drei Handlungsebenen (Mikro-, Meso- und Makroebene) ergeben sich eine Reihe an Schlussfolgerungen und Impulsen für die Pflegewissenschaft in der Auseinandersetzung mit Klimawandel, Gesundheit und Nachhaltigkeit (Büker & Latteck, 2024). Diese lassen sich in verschiedenen Zielbereichen verorten, die im Mittelpunkt dieses Kapitels stehen: theoretisch-konzeptionelle Arbeit, Pflegeforschung, Pflegebildung, interprofessionelle Zusammenarbeit und Vernetzung sowie Politikberatung.

Bislang zeigt sich die pflegewissenschaftliche Beschäftigung mit den drängenden Zukunftsproblemen noch verhalten. Aktuell sind jedoch einige Aktivitäten zu verzeichnen, die ebenfalls nachfolgend vorgestellt werden. Sie betreffen vorrangig Projekte, in denen die Entwicklung von Bildungsmaterialien für das Pflegestudium bzw. die Pflegeausbildung vorgenommen wird, um so von Beginn an die angehenden Pflegefachpersonen für die Thematik zu sensibilisieren.

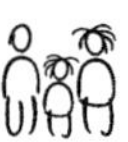

**Praxisbeispiel**

Der Student Lukas Herber hat eine kanadische Studie mit qualitativem Design zur Sichtweise von Pflegefachpersonen auf den Zusammenhang zwischen Klimawandel, Gesundheit und Pflegepraxis gelesen. Er berichtet den drei anderen aus seiner Lerngruppe von den Ergebnissen der Untersuchung, in der erhebliche Unterschiede im Wissen um den Klimawandel und seine Auswirkungen auf die Gesundheit festgestellt wurden. Ferner ergab die Befragung der Pflegenden eine hohe Unsicherheit und Unklarheit über die Rolle der professionellen Pflege beim Klimaschutz und die eigenen Handlungsmöglichkeiten in der beruflichen Praxis.

Lukas, Sophie, Azra und Anna fragen sich, ob sich die Erkenntnisse aus Kanada auf die bundesdeutsche Pflege übertragen lassen. Sie recherchieren in pflegewissenschaftlichen Datenbanken nach entsprechenden Untersuchungen für Deutschland, um im Ergebnis eine Forschungslücke festzustellen. Bei ihrer Suche stoßen sie jedoch auf verschiedene interessante Projekte, die sich mit der Entwicklung von Lehr-Lernmaterialien für das Pflegestudium und die Pflegeausbildung zum Thema Klimawandel und Nachhaltigkeit beschäftigen. Mit großem

Interesse schauen sich die Studierenden einige der bereits entwickelten Materialien an, die zumeist im Open Access-Format vorliegen und somit frei zugänglich sind.

Die vier Studierenden diskutieren, was die Aufgaben von Pflegewissenschaft in Bezug auf globale Gesundheit, Klimawandel und Nachhaltigkeit sein könnten. Für vordringlich erachten sie die Sensibilisierung der Berufsgruppe selbst für die Bedeutung des Themas im Zusammenhang mit ihrer eigenen Rolle. Dazu müssten entsprechende Inhalte in die Curricula von Studium und Ausbildung implementiert werden, um von Beginn an den Blick darauf zu richten. Nicht nur in der Theorie, sondern auch in der Praxisanleitung sollten ihrer Meinung nach Klimaschutz- und Nachhaltigkeitsaspekte aufgegriffen werden.

Einen großen Handlungsbedarf der Pflegewissenschaft sehen die Studierenden im Bereich der Forschung. Spontan fallen ihnen etliche Fragestellungen für klima- und nachhaltigkeitsbezogene Pflegeforschungsaktivitäten ein: Wie kann nachhaltiges Handeln unter Beachtung der notwendigen Hygieneanforderungen in der Patientenversorgung gelingen? Wie kann der $CO_2$-Fußabdruck von pflegerischen Aktivitäten berechnet und verringert werden? Wie verändern sich Einstellungen und Haltungen von Pflegefachpersonen zu Klimaschutz und Nachhaltigkeit durch die Implementierung entsprechender Inhalte in Fort- und Weiterbildungen? Welche Wirkung hat der Einsatz von Kühlkleidung auf das Wärmeempfinden an Hitzetagen? Lukas überlegt bereits, ob sich eines dieser Themen für die demnächst anstehende Bachelorarbeit eignet.

Nicht zuletzt sind sich die vier Studierenden einig, dass die Themen Klimaschutz und Nachhaltigkeit alle wissenschaftlichen Disziplinen im Gesundheitsbereich betreffen, nicht nur die Pflegewissenschaft. Interdisziplinäre und auch internationale Vernetzung mit gemeinsamen Aktivitäten sind ihrer Meinung nach unerlässlich, um die großen Herausforderungen der Zukunft bewältigen zu können.

## 7.1 Theoretisch-konzeptionelle Arbeit

Eine zentrale Aufgabe von Pflegewissenschaft in Fragen von Nachhaltigkeit und Klimaschutz ist der Aufbau eines geordneten theoretischen Fundaments. Gerade in Zeiten des Umbruchs – und beim Klimawandel handelt es sich um eine Umbruchzeit – ist es erforderlich, pflegerisches Entscheiden und Handeln begründen zu können. Dazu bedarf es theoretisch untermauerter Positionen sowie empirisch fundierter Erkenntnisse (Stemmer, 2017, S. 57).

Auseinandersetzung mit Terminologien und globalen Konzepten

In einem ersten Schritt ist die Auseinandersetzung mit Terminologien und globalen Konzepten zu führen, wie dem Begriff der Nachhaltigkeit oder dem Konzept der Planetaren Gesundheit in Abgrenzung zu anderen Ansätzen, wie One Health und EcoHealth. Ein Schwerpunkt dürfte in der Analyse der Sustainable Development Goals (SDGs) und ihrer Bedeutung für die pflegerische Profession liegen. Wie bereits erläutert (▶ Kap. 2), sind Pflegefachpersonen nach dem ICN-Ethikkodex verpflichtet, ihr pflegerisches Handeln so auszurichten, dass sie auf die Umsetzung der SDGs hinwirken. Berührungspunkte bestehen primär zum *SDG 3 (Gesundheit und Wohlergehen)* mit dem generellen Ziel, ein gesundes Leben für alle Menschen jeden Alters zu gewährleisten und ihr Wohlergehen zu fördern, aber auch zu anderen SDGs (▶ Kap. 2.1.1).

Modelle/Konzepte

Auf wissenschaftlicher Ebene ist eine Auseinandersetzung mit bereits vorhandenen Theorien, Modellen und Konzepten in Bezug auf Nachhaltigkeit und Klimaschutz angezeigt. Beispielhaft werden drei Modelle/Konzepte kurz vorgestellt.

Das »*Green Care Konzept*« bezieht sich auf Aktivitäten, die die körperliche und geistige Gesundheit und das Wohlbefinden durch Kontakt mit der Natur fördern (Sempik et al., 2010). Zu den Green Care-Initiativen gehören u. a. Garten- und Waldtherapie, tiergestützte Therapie und die soziale Landwirtschaft. Im Kontext von Pflege findet sich Green Care in der Langzeitversorgung, um positive Effekte für Körper und Seele von pflegebedürftigen Personen zu erreichen. Anliegen des Konzepts sind die Bewahrung der Unversehrtheit der Natur, der Erhalt des globalen Ökosystems und nachhaltiges Handeln als ganzheitlicher Ansatz.

Ein Rahmenkonzept für Umweltverantwortung in der Pflegepraxis ist das »*WE ACT-PLEASE Framework*« (Schenk, 2019). Es beschreibt fünf zentrale Umweltproblematiken in Gesundheitseinrichtungen: Waste, energy/water, agriculture/food, chemicals, transportation (WE ACT), und benennt sechs Schlüsselelemente für Pflegefachpersonen, um zu einer Verringerung der Umweltbelastungen beizutragen: professional obligation, leadership, education, accountability, science, engagement (PLEASE).

Das »*Ecological Planetary Health Model*« identifiziert sechs Ebenen, auf denen Pflegende im Hinblick auf die gesundheitlichen Auswirkungen des Klimawandels tätig werden können: auf der Ebene des Individuums, der Familie, der Gemeinde, der Region/Nation, auf internationaler Ebene sowie auf planetarer Ebene. Auf allen Ebenen können Interventionen zu den Strategien Adaptation, Mitigation und Resilienzförderung angewendet werden (Leffers et al., 2017).

Aufbauend auf empirischen Erkenntnissen bedarf es mittel- bis langfristig der Entwicklung neuer Konzepte und spezifischer Pflegetheorien mittlerer und geringer Reichweite.

scoping Reviews und systematic Reviews

Zur Klärung der Rolle von Pflege im Zusammenhang mit Klimaschutz, Nachhaltigkeit und planetarer Gesundheit empfiehlt sich die Erstellung von Scoping Reviews und Systematic Reviews. Eine weitere Aufgabe von

Pflegewissenschaft kann in der Erarbeitung von Konzepten zu Nachhaltigkeit und Klimaschutz in spezialisierten Rollen und Handlungsfeldern von Pflege liegen, wie School Health Nursing, Community Health Nursing, Family Health Nursing, Occupational Health Nursing oder Advanced Practice Nursing.

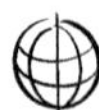

**DGP-Sektion Planetary Health**

Die *Deutsche Gesellschaft für Pflegewissenschaft e. V. (DGP)* ist die wissenschaftliche Fachgesellschaft der Pflege. Die themenbezogene Arbeit erfolgt in verschiedenen Sektionen. Die Sektion Planetary Health hat es sich zur Aufgabe gemacht, den wissenschaftlichen Diskurs im Bereich klimasensible Pflege anzuregen und innerhalb der Scientific Community das Bewusstsein für die pflegewissenschaftliche Relevanz des Themas zu fördern. Allen Mitgliedern der DGP steht die Mitarbeit offen (www.dg-pflegewissenschaft.de/sektion-planetary-health/).

Weitere theoretisch-konzeptionelle Arbeit ist außerdem denkbar in Bezug auf:

- die Entwicklung einer Leitlinie »Klimasensible Pflege«,
- die Erstellung einer klimaspezifischen Pflegeforschungsagenda,
- Ergänzung und Anpassung von Pflegediagnosen und Pflegeklassifikationssystemen (z. B. NANDA, NIC, NOC),
- die Erarbeitung von Beratungskonzepten zur Förderung von Climate Literacy (► Kap. 7.3) in der Bevölkerung,
- die Entwicklung von Standards, Richtlinien und Informationsmaterialien zu nachhaltigem Handeln in Krankenhäusern und Pflegeeinrichtungen,
- die Entwicklung von Instrumenten, z. B. Assessmentinstrument zur Identifizierung von Risikogruppen bei Hitzeereignissen,
- die Erstellung eines Aktionshandbuchs (Do-it-Guide) für mehr Nachhaltigkeit in der Pflegepraxis,
- eine sozial gerechte Ausgestaltung von Umweltschutz-, Klimaschutz- und Anpassungsmaßnahmen im Hinblick auf vulnerable Personengruppen.

Entwicklung einer Nachhaltigkeitsstrategie für die berufliche Pflege

Diese und andere Bausteine können einen Beitrag zur pflegewissenschaftlich fundierten Entwicklung einer Nachhaltigkeitsstrategie für die berufliche Pflege leisten.

***S1-Leitlinie »Nachhaltigkeit in der Intensiv- und Notfallmedizin«***

Ende 2024 erfolgte die Veröffentlichung einer S1-Leitlinie für die Intensiv- und Notfallversorgung, die zu den ressourcenintensivsten Bereichen im Krankenhaus gehört (Deutsche Gesellschaft für internistische

Intensivmedizin und Notfallmedizin e. V., 2024). Maßgeblich beteiligt an der Erstellung der Leitlinie waren Pflegefachpersonen als Delegierte der Deutschen Gesellschaft für Pflegewissenschaft, eine der herausgebenden Fachgesellschaften. In der Leitlinie sind 73 Empfehlungen zu verschiedenen Themen formuliert: Organisationsstrukturen, Ressourcen- und Energiemanagement, Hygiene und Nachhaltigkeit, Überversorgung und Nachhaltigkeit.

Die Leitlinie steht auf der Homepage der AWMF (Arbeitsgemeinschaft der Wissenschaftlichen Medizinischen Fachgesellschaften e. V.) zum Download bereit (www.awmf.org).

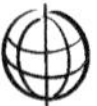

## 7.2 Pflegeforschung

Um den drängenden Problemen des menschengemachten Klimawandels entgegenzutreten, bedarf es verstärkter Forschungsaktivitäten in allen Disziplinen, so auch in der Pflegewissenschaft (Walker et al., 2020). Erste Arbeiten dieser Art lassen sich auf Florence Nightingale (1820–1910) zurückführen, die Begründerin der modernen Krankenpflege und Impulsgeberin für die Entwicklung der Pflege als Wissenschaft (Mayer, 2018; ▶ Kap. 2.3).

Entwicklung eines evidenzbasierten fachspezifischen Wissensfundus

Aus den Inhalten des vorliegenden Buches ergeben sich zahlreiche Hinweise auf potenzielle pflegewissenschaftliche Forschungsaktivitäten und Projekte, um die Entwicklung eines evidenzbasierten fachspezifischen Wissensfundus zu Klimawandel und Nachhaltigkeit zu fördern, z. B. in Bezug auf:

- Auswirkungen des Klimawandels auf die Gesundheit und die pflegerische Versorgung,
- Einstellung, Haltung und Wissen von Pflegestudierenden und Pflegefachpersonen zu Klimaschutz, Nachhaltigkeit und den gesundheitlichen Konsequenzen,
- Transfer von in Studium und Ausbildung erworbenen Kompetenzen in die Praxis,
- Patient Outcomes, z. B. Wirksamkeit von Pflegeinterventionen zum Hitzeschutz,
- Prävention klimainduzierter Gesundheitsprobleme,
- Zusammenhang zwischen Klimawandel und sozialen Determinanten (z. B. Obdachlosigkeit),
- Ermittlung des $CO_2$-Fußabdrucks von pflegerischen Interventionen,
- Effekte von Bildungsarbeit (Nursing Education) zu Planetary Health,
- Entwicklung wissenschaftsgestützter Krisenpläne,
- Wirksamkeit spezifischer pflegerischer Konzepte, z. B. Green Care,

- Maßnahmen bzgl. Self-Care und Arbeitsschutz,
- Kosteneinsparung durch nachhaltiges Handeln in der Pflege, z. B. Abfallvermeidung,
- Projekte zur Bedeutung technischer und digitaler Strategien zur Reduzierung von $CO_2$-Emissionen im Gesundheitsbereich.

Forschungsagenda für Klima und Gesundheit REACH 2035

Auch das ethische Spannungsfeld zwischen Hygieneanforderungen und nachhaltigem Handeln, die Nachhaltigkeit von pflegerischen Arbeitsweisen oder der verantwortliche Umgang mit Ressourcen im Gesundheitsbereich bieten Ansatzpunkte für pflegewissenschaftliche Forschungsaktivitäten (Huss & Weinheimer, 2024; Huss, 2022; Riedel & Lehmeyer, 2024). Bislang jedoch steht pflegebezogene Forschung zu Klimaschutz und Nachhaltigkeit erst am Anfang, um hoffentlich bald Fahrt aufzunehmen und – als Nebeneffekt – die Sichtbarkeit von Pflegewissenschaft zu befördern. Nicht zuletzt müssen Entscheidungstragende in Politik und Sozialsystem bereit sein, die für Forschungsaktivitäten notwendigen Ressourcen bereitzustellen. Aktuell entwickelt die Weltgesundheitsorganisation (WHO) ihre neue Forschungsagenda für Klima und Gesundheit REACH 2035 (Research for Action on Climate Change and Health). Sie soll als globaler Aktionsplan für Forschende und Förderer dienen, um dem Mangel an wissenschaftlichen Erkenntnissen zu begegnen und den Translationsprozess von evidenzbasierten Erkenntnissen in Politik und Praxis zu befördern (WHO, 2023).

## 7.3 Pflegebildung

Eine der wichtigsten Implikationen für die Pflegewissenschaft liegt im Bereich der Pflegebildung (Weinheimer et al., 2025; Huss et al., 2021; Leffers et al., 2017). Damit wird zugleich dem vom Bundesministerium für Bildung und Forschung vorgelegten Nationalen Aktionsplan ›Bildung für nachhaltige Entwicklung (BNE)‹ als Auftrag aus der Agenda 2030 (▶ Kap. 2.1) Rechnung getragen. In allen Bildungsbereichen – von der frühkindlichen, schulischen, beruflichen bis zur hochschulischen Bildung – sollen die Menschen zu zukunftsfähigem Denken und Handeln befähigt werden (BMBF, 2024).

Entwicklung von Kompetenzen

Um die Verpflichtung zum Klimaschutz durch die Profession Pflege umzusetzen, ist die Entwicklung von Kompetenzen zu den Themen Nachhaltigkeit und Planetary Health in der beruflichen und hochschulischen Pflegeausbildung sowie in Fort- und Weiterbildung von Pflegefachpersonen essenziell (▶ Kap. 2.2). Bisherige Erkenntnisse zeigen jedoch, dass sowohl beruflich tätig Pflegende als auch Pflegestudierende nicht immer über das entsprechende Bewusstsein sowie über Wissen und Kompetenzen verfügen.

Ziel einer kanadischen Studie war es, die Sichtweise von Pflegefachpersonen auf den Zusammenhang zwischen Klimawandel, Gesundheit und Pflegepraxis zu ermitteln (Kalogirou et al., 2020). Im Mittelpunkt stand ein qualitatives Design mit semistrukturierten Interviews mit 22 Pflegenden aus verschiedenen Arbeitsbereichen, ergänzt um Beobachtungen, u. a. zum Umgang mit Ressourcen und Abfall auf den Stationen. Im Ergebnis zeigten sich erhebliche Unterschiede im Wissen um den Klimawandel und seine Auswirkungen auf die Gesundheit. Zwar bestand eine grundsätzliche Besorgnis angesichts des weltweiten Klimawandels, eigene Handlungsmöglichkeiten wurden jedoch vorwiegend im privaten Bereich verortet. Über die spezifische Rolle der professionellen Pflege herrschte weitgehende Unsicherheit und Unklarheit.

Eine onlinebasierte, quantitative Erhebung zur klimaspezifischen Gesundheitskompetenz unter 142 Pflegefachpersonen und Ärzt:innen am Universitätsklinikum Regensburg ergab ein ähnliches Bild (Albrecht et al., 2023). Während fast alle Befragten (93 %) den Klimawandel als hochrelevantes Thema erachteten und auch einen Zusammenhang zwischen Klimawandel und Gesundheit herstellten, fühlte sich nur ein Drittel gut informiert über die gesundheitsbezogenen Auswirkungen des Klimawandels. Zwar wurde im Privatleben auf klimafreundliches Verhalten geachtet, eine Mehrheit (57 %) sah jedoch keine Verknüpfung mit ihrem beruflichen Alltag.

Auch ein internationaler Review von Áronsson et al. (2023) zu Einstellung, Haltung und Handeln von Pflegefachpersonen und Pflegestudierenden in Bezug auf Nachhaltigkeit und Klimawandel zeichnete ein gemischtes Bild. Während ein Teil der Befragten sich der Bedeutung von nachhaltigem Handeln bewusst war und darin auch eine Verantwortung der professionellen Pflege sah, zeigten andere ein eher geringes Bewusstsein und waren der Ansicht, dass Pflege wichtigere Aufgaben zu erfüllen hat.

Ein etwas anderes Bild ergab eine multizentrische Querschnittstudie von Alvarez-Nieto et al. (2022) in fünf verschiedenen Ländern an sieben Hochschulen. Dort wurden 846 Pflegestudierende im ersten Bachelor-Studienjahr zu ihren Einstellungen in Hinblick auf Klimawandel und Nachhaltigkeit befragt. Die Befragten zeigten ein ausgeprägtes Bewusstsein und eine positive Einstellung gegenüber der Integration der Themen Klimawandel und Nachhaltigkeit in die Pflegecurricula. Für sie hatten diese Themen eine hohe Relevanz und sie nahmen die Bedeutung von Bildung für die Entwicklung von klimasensiblen, nachhaltigen und gesundheitsförderlichen Kompetenzen wahr. Die Befragten gaben an, dass alle Pflegestudierenden etwas zu den Auswirkungen des Klimawandels lernen sollten.

Klimakompetenz

Die vorliegenden Erkenntnisse lassen einen Bedarf an Förderung von Bewusstsein, Wissen und Kompetenzen zu Klimawandel und Nachhaltigkeit in der professionellen Pflege erkennen (Cruel et al., 2023). Bislang ist das

Thema nur sporadisch in die pflegerische Ausbildung und in die Curricula von Pflegestudiengängen integriert (▶ Kap. 2.2). Dies gilt insbesondere für Deutschland, während es international bereits Initiativen zur Förderung von gesundheitsbezogener Klimakompetenz (Climate Literacy bzw. Climate Science Literacy) gibt (Brugger et al., 2024).

**_Definition Climate Literacy bzw. Climate Science Literacy_**

»Climate Science Literacy is an understanding of your influence on climate and climate's influence on you and society.

A climate-literate person:

- understands the essential principles of Earth's climate system,
- knows how to assess scientifically credible information about climate,
- communicates about climate and climate change in a meaningful way, and is able to make informed and responsible decisions with regard to actions that may affect climate«

(USGCRP, 2009, S. 4).

Die US-amerikanische Organisation USGCRP (U.S. Global Change Research Program) ist ein Zusammenschluss verschiedener Bundesbehörden mit dem Ziel, Forschung und Investition zu den globalen Umweltveränderungen zu koordinieren und voranzutreiben. Absicht ist es außerdem, die Bevölkerung mit maßgeblichen wissenschaftlichen Erkenntnissen zu versorgen, um die Herausforderungen einer sich verändernden Umwelt zu bewältigen.

professionelle Gesundheitskompetenz

Im Zusammenhang mit den gesundheitlichen Auswirkungen des Klimawandels bedarf es der Diskussion, inwieweit Klimakompetenz von Pflegefachpersonen möglicherweise als Teilbereich zur *professionellen Gesundheitskompetenz* gehört. Professionelle Gesundheitskompetenz wird von Schaeffer et al. (2023) in Anlehnung an die Definition von Sørensen et al. (2012) wie folgt beschrieben:

> »Professionelle Gesundheitskompetenz umfasst die Motivation, das Wissen und die Fähigkeiten, professionell relevantes Wissen und Informationen in unterschiedlicher Form finden, verstehen, beurteilen und nutzen zu können, um im Berufsalltag professionell nach dem »State of the Art« agieren, und gesundheits- und krankheitsrelevantes Wissen und ebensolche Informationen so aufbereiten, vermitteln und kommunizieren zu können, dass sie von Patientinnen/Patienten verstanden, (kritisch) beurteilt und zur Entscheidungsfindung über Gesundheitsfragen genutzt werden können.«

Querschnittsthema in der Hochschullehre

Klimakompetenz kann gefördert werden, indem Bildungsmaterialien zu Klimawandel und Nachhaltigkeit entwickelt werden, die als Querschnittsthema in der Hochschullehre implementiert werden (Körner, 2024; Schmitz et al., 2024). Akademisierte Pflegefachpersonen werden so mit den notwendigen Fähigkeiten und Fertigkeiten ausgestattet, um einen wirkungsvollen Beitrag für mehr Nachhaltigkeit im Gesundheitswesen leisten zu können. Neben der Bewusstseinsschaffung und Vermittlung von Faktenwissen sollten auch Inhalte zu den Nachhaltigkeitszielen (SDGs), zu ziviler Verantwortung sowie sozialer und ökologischer Gerechtigkeit aufgenommen werden. Ergänzt um Simulations- und Skillslab-Übungen können die Studierenden später ihre Kompetenzen in allen pflegerischen Settings einbringen. Innovative und interaktive Lehr-Lern-Methoden (z. B. Szenario-basiertes Lernen, Webinare, Fallstudien) bieten die Möglichkeit, ein tieferes Verständnis für die komplexen Dynamiken innerhalb des Themenfeldes zu entwickeln. Durch Förderung von kritischem Denken und lösungsorientiertem Handeln werden die Studierenden in die Lage versetzt, klimarelevanten Herausforderungen zukünftig sowohl in der Praxis als auch in der Öffentlichkeit gewachsen zu sein (Tiitta et al., 2024).

**2Slides4future**

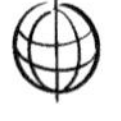

Mit der Methode *2Slides4future* bietet sich eine kreative Möglichkeit zur Verankerung von Klimaschutz und Nachhaltigkeit in die Lehre, indem die Lehrperson zu Beginn oder am Ende einer jeden Vorlesung oder Seminars zwei Folien zum Zusammenhang von Klimaschutz und Nachhaltigkeit mit dem in der aktuellen Lehrveranstaltung behandelten spezifischen Thema einbringt und auf Basis ihrer eigenen wissenschaftlichen Expertise erläutert. Damit soll ein Impuls gesetzt werden, mit Studierenden über die Konsequenzen des Klimawandels und Lösungsmöglichkeiten ins Gespräch zu kommen. Entwickelt wurde die Idee von Wissenschaftler:innen am Universitätsklinikum Heidelberg (Nikendei et al., 2020), die sich seither für eine Verbreitung der Methode einsetzen (www.2slides4future.com).

Rahmenkonzept für die Bildungsarbeit zu Planetary Health

An den Gesetzgeber ergeht die Forderung, in das Pflegeberufegesetz (PflBG), die Ausbildungs- und Prüfungsverordnung für die Pflegeberufe (PflAPrV) sowie in die Rahmenlehrpläne den Erwerb ergänzender Kompetenzen zu Planetary Health vorzunehmen. Entsprechende einschlägige Inhalte sind in die Curricula von Pflegeausbildung und -studium zu implementieren. Orientierung kann ein Rahmenkonzept für die Bildungsarbeit zu Planetary Health geben, welches durch eine Arbeitsgruppe der Planetary Health Alliance (▶ Kap. 1.3) entwickelt wurde. Es versteht sich als disziplinübergreifendes Modell für den Hochschulbereich auf allen Ebenen und umfasst fünf zentrale Bereiche bezogen auf Wissen, Werte und Praxis von Planetary Health (▶ Abb. 7.1). Alle Bereiche sind miteinander verflochten und eingebettet in die jeweiligen Bedingungen und Prioritäten sowohl auf lokaler als auch auf globaler Ebene.

Im Mittelpunkt des Rahmenkonzepts steht die Förderung der Verbundenheit mit der Natur (*interconnection with nature*). Dazu sollen mit dem Lernangebot die kognitive, affektive und verhaltensbezogene Ebene angesprochen werden. Der zweite Bereich Anthropozän und Gesundheit (*the anthropocene and health*) zielt auf das Bewusstsein für die menschenge-

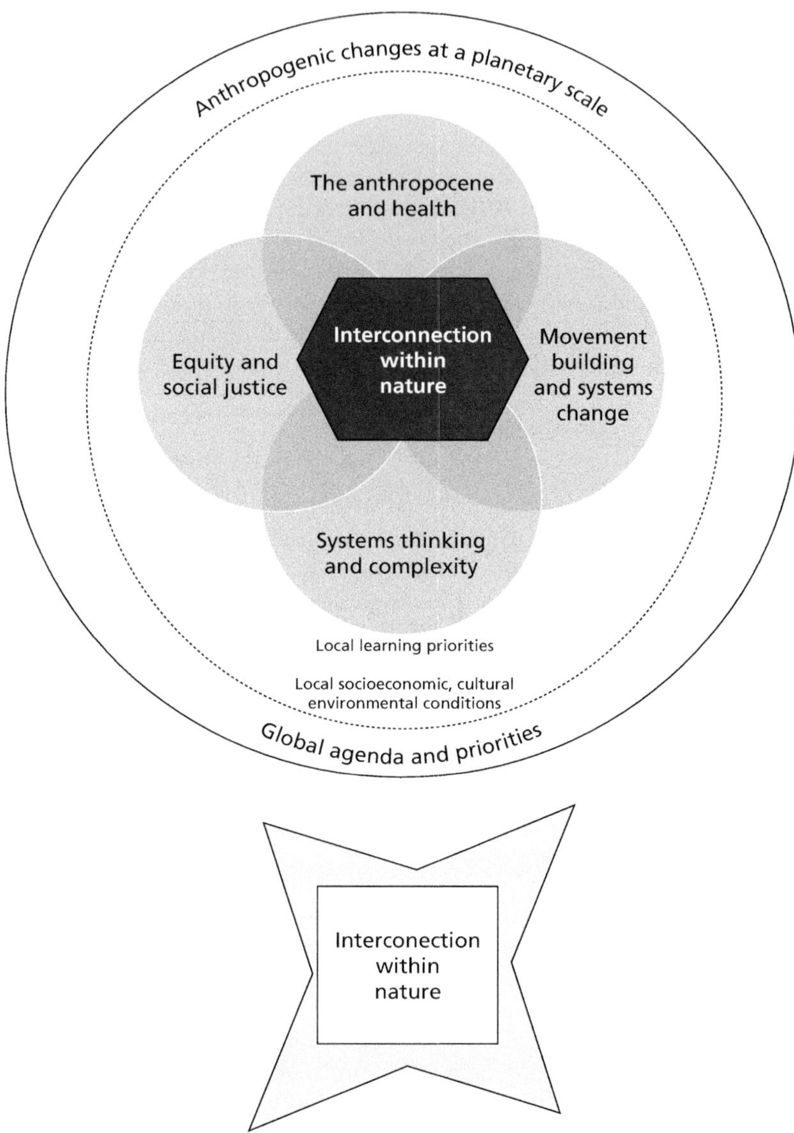


**Abb. 7.1:** Rahmenkonzept für die Bildungsarbeit zu Planetary Health (Faerron Guzmán et al., 2021, S. e253).

machten Veränderungen der natürlichen Systeme unserer Erde und ihre Auswirkungen auf die Gesundheit. Im dritten Bereich des Rahmenkonzepts geht es um Systemdenken und Komplexität (*systems thinking and complexity*). Systemisches Denken ist notwendig, um komplexe Beziehungen, wie die Zusammenhänge zwischen Umweltveränderungen und menschlicher Gesundheit zu verstehen. Der vierte Bereich betrifft Chancengleichheit und soziale Gerechtigkeit (*equity and social justice*) und beruht auf dem Recht von Menschen und Natur auf volle Entfaltung ihrer Vitalität. Der Bildungsprozess soll dazu befähigen, systemische Ungleichheiten, ihre historischen und politischen Ursachen sowie die damit verbundenen Auswirkungen auf die Schädigung der Umwelt nicht nur zu erkennen, sondern ihnen zukünftig auch entgegenzuwirken. Um den Aufbau von Bewegungen und Systemwandel (*movement building and systems change*) geht es im fünften Bereich des Rahmenkonzepts. Um die bedrohte planetare Gesundheit zu schützen, sind Lernende als zukünftige Fachkräfte im Gesundheitswesen in die Lage zu versetzen, effektive und dauerhafte gesellschaftliche Bewegungen aufbauen zu können, um so den Systemwandel und den Übergang hin zu einer gerechten Zukunft zu befördern.

**Planetary Health Report Card**

Evaluations-Tool

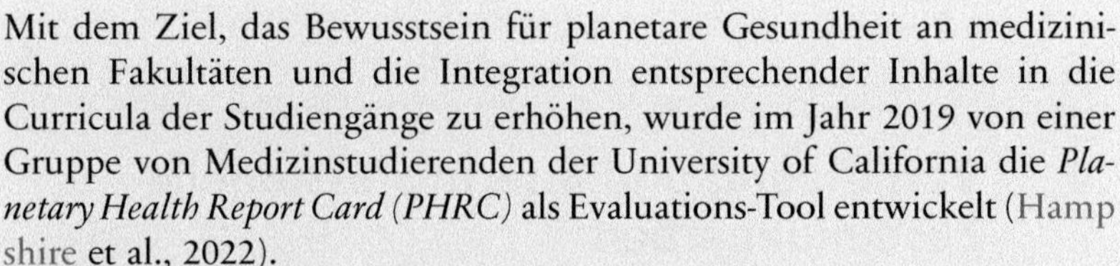

Mit dem Ziel, das Bewusstsein für planetare Gesundheit an medizinischen Fakultäten und die Integration entsprechender Inhalte in die Curricula der Studiengänge zu erhöhen, wurde im Jahr 2019 von einer Gruppe von Medizinstudierenden der University of California die *Planetary Health Report Card (PHRC)* als Evaluations-Tool entwickelt (Hampshire et al., 2022).

Hintergrund war die Idee, zukünftige Absolvent:innen im Gesundheitswesen (Mediziner:innen, angehende Pflegefachpersonen, Physiotherapeut:innen) darauf vorzubereiten, die Auswirkungen der vom Menschen verursachten Umweltveränderungen auf die Gesundheit ihrer Patient:innen zu berücksichtigen und ihre Bedeutung für die klinische Versorgung zu verstehen. Die PHRC-Initiative fordert die Studierenden auf, ihre Institutionen/Hochschulen in die Verantwortung zu nehmen,

- planetare Gesundheit und Bildung für nachhaltige Gesundheitsfürsorge zu unterrichten,
- Forschung zu betreiben, um gesundheitliche Auswirkungen und Lösungen besser zu verstehen,
- entsprechende Studierendeninitiativen zu unterstützen, nachhaltige Praktiken auf dem Campus und in den Gesundheitseinrichtungen zu übernehmen,
- mit umliegenden Gemeinden zusammenzuarbeiten, die von Umweltbedrohungen betroffen sind.

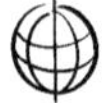

Mit der Planetary Health Report Card können Hochschulen und ihre Curricula für Gesundheitsberufe anhand von fünf Hauptkategorien bewertet werden: 1) Lehrplan, 2) Interdisziplinäre Forschung im Bereich Gesundheit und Umwelt, 3) Öffentlichkeitsarbeit und Interessenvertretung, 4) Unterstützung für von Studierenden geleitete Initiativen und 5) Nachhaltigkeit am Campus. Seit 2019 wurden mehr als 60 Hochschulen in fünf Ländern evaluiert (Hampshire et al., 2022). Obwohl die PHRC ursprünglich zur Bewertung medizinischer Fakultäten entwickelt wurde, ist es inzwischen auch für Ausbildungsprogramme in der Pflege angepasst und erprobt (https://phreportcard.org).

Fort- und Weiterbildungskonzepte für Praxisanleitende

Um bei Studierenden und Auszubildenden von Beginn an nachhaltigkeitsbezogene berufliche Handlungskompetenzen aufzubauen, bedarf es einer Integration entsprechender Inhalte nicht nur in die Theorieveranstaltungen, sondern auch in die pflegerische Praxis und in konkrete Anleitungssituationen. Praxisanleitende fungieren hier als Schlüsselpersonen, müssen jedoch zunächst selbst qualifiziert und befähigt werden, um eine Umsetzung vornehmen zu können. Entsprechende wissenschaftlich fundierte Fort- und Weiterbildungskonzepte für Praxisanleitende sind daher erforderlich. Studierende können außerdem durch Hochschullehrende ermutigt werden, sich in ihren Qualifizierungsarbeiten (Projektarbeiten, Bachelor- und Masterthesis) den Themen Nachhaltigkeit und Klimawandel zu widmen.

## 7.4 Vernetzung und interprofessionelle Zusammenarbeit

Zusammenarbeit mit anderen Pflegeorganisationen

Der ICN-Ethikkodex ruft die Pflegenden und Pflegeverbände zur ländergreifenden Zusammenarbeit mit anderen Pflegeorganisationen auf, um die globale Gesundheit zu entwickeln und zu erhalten (ICN, 2021). Verschiedene internationale Vereinigungen und weltweit agierende Netzwerke stehen dazu bereit:

- die *Planetary Health Alliance* ist ein Zusammenschluss von mehr als 450 Hochschulen, Forschungsinstituten, Nichtregierungsorganisationen (NGOs), Behörden und Regierungsstellen aus der ganzen Welt, um den Gedanken der planetaren Gesundheit weltweit zu befördern (► Kap. 1.3).
- das *Global Consortium on Climate and Health Education* ist ein disziplinübergreifender Zusammenschluss von Akteur:innen aus Medizin, Pflege und Public Health; Ziel ist die Entwicklung interprofessionell ausgerichteter Curricula zu den Auswirkungen des Klimawandels auf die Gesundheit.
- weltweit sind mehr als 100 Gesundheits-NGOs, Berufsverbände im Gesundheitswesen sowie Gesundheits- und Umweltallianzen Mitglied im Dachverband *Global Climate & Health Alliance (GCHA)*, der sich mit den gesundheitlichen Auswirkungen des Klimawandels befasst. Die GCHA arbeitet eng zusammen mit der WHO und den Vereinten Nationen.
- eine Dachorganisation auf europäischer Ebene ist das Netzwerk *Climate Action Network Europe (CAN Europe)* mit mehr als 200 Mitgliedsorganisationen in 40 europäischen Ländern. Es setzt sich ein für eine nachhaltige Klima-, Energie und Entwicklungspolitik in ganz Europa.

- das Netzwerk *Healthcare without Harm* (▶ Kap. 5.4.4) zielt darauf ab, das Gesundheitswesen weltweit so zu verändern, dass es seine Umweltauswirkungen reduziert, zu einem gesellschaftlichen Anker für Nachhaltigkeit und zu einem Vorreiter in der globalen Bewegung für Umweltgesundheit und Gerechtigkeit wird. Mitglieder in dem Netzwerk sind Krankenhäuser, Gesundheitszentren, Initiativen und Verbände sowie Einzelpersonen aus den verschiedenen Gesundheitsberufen.
- ein pflegespezifisches, weltweites Netzwerk ist die *World Society of Disaster Nursing* (▶ Kap. 5.3) mit dem Ziel der Förderung des internationalen wissenschaftlichen Austausches und die Unterstützung gemeinschaftlicher Forschungsaktivitäten im Bereich Disaster Nursing. Mitglieder sind Hochschulen, Verbände und Einrichtungen des Gesundheitswesens.

Auf nationaler Ebene versteht sich die *Klima-Allianz Deutschland* als breites gesellschaftliches Bündnis für den Klimaschutz mit mehr als 150 Mitgliedsorganisationen aus den Bereichen Umwelt, Gesundheit, Entwicklung, Bildung, Kultur, Religiöse Gemeinschaften, Verbraucherschutz, Jugend, Soziales und Gewerkschaften. Zentrales Anliegen des gemeinnützigen Vereins ist eine Klimapolitik, die soziale und ökologische Fragen zusammendenkt. Auch der Verein *Deutsche Allianz Klimawandel und Gesundheit e. V. (KLUG;* ▶ Kap. 5.4.4) setzt sich für eine Stärkung des Klimaschutzes ein und bemüht sich um nationale, europäische und internationale Vernetzung. Die Mitgliedsorganisationen stammen häufig aus dem medizinischen Bereich, aber auch Krankenkassen, Selbsthilfegruppen und Vereinigungen anderer Gesundheitsberufe sind Mitglied.

Vernetzungsaktivitäten auf Hochschulebene

Pflegewissenschaft kann sich ferner in Vernetzungsaktivitäten auf Hochschulebene einbringen. Hochschulen mit pflege-, medizin- und anderen gesundheitsbezogenen Studiengängen können beispielsweise durch den Austausch klimabezogener Bildungsmaterialien oder die kooperative Beantragung und Durchführung von ›Klima-Projekten‹ voneinander profitieren. Sie sind zudem geeignete Orte für interprofessionelle Zusammenarbeit und Forschungsaktivitäten verschiedener Fachbereiche und Fakultäten.

Vernetzung mit anderen können die Umsetzung von Ideen erleichtern, die Wirksamkeit von Aktivitäten erhöhen und die politische Wahrnehmung fördern. Fachwissen wird geteilt, Ideen und Inspirationen ausgetauscht, gemeinsame Visionen und Zielvorstellungen entwickelt. Unter gegenseitiger Wertschätzung der jeweiligen Fachexpertise kann die Rolle von Pflegewissenschaft im Transformationsprozess hin zu einem nachhaltigen Gesundheitswesen gestärkt werden.

## 7.5 Pflegewissenschaftliche Politikberatung

Bedeutung wissenschaftlicher Expertise für politisches Handeln

Die Bedeutung wissenschaftlicher Expertise für politisches Handeln ist in der Corona-Pandemie sichtbar geworden. Wissenschaftler:innen des Robert Koch Instituts (RKI), der Ständigen Impfkommission (STIKO) sowie anderer Institutionen wurden zur Wirksamkeit von Maßnahmen wie Lockdown, Kontaktbeschränkungen oder Impfkampagnen befragt. Nicht immer stießen die Empfehlungen auf politisches Gehör, denn »Politik ist keine Wissenschaft und Wissenschaft ist keine Politik« (Böcher, 2022, S. 441). In der Politik sind häufig rasche Entscheidungen gefordert, ohne bereits die vollständige Faktenlage zu kennen. Es gilt, verschiedene Interessen zu berücksichtigen, Alternativen abzuwägen und Vertrauen stiftende, praktische Lösungen auszuhandeln. Wissenschaftliches Wissen wird mit spezifischen Methoden durch Forschung erzeugt, ist stets nur vorläufig und nie abgeschlossen. Wichtig in diesem Spannungsfeld ist die Transparenz über die wissenschaftlichen Argumente auf der einen Seite und die politischen Argumente auf der anderen Seite. Diese unterschiedlichen Logiken bedürfen der Integration, um wissenschaftliche Politikberatung zu einem gewissen Erfolg zu führen.

Auch pflegewissenschaftliche Politikberatung ist inzwischen gefragt, dies zeigt eine Untersuchung von Höhmann et al. (2024), basierend auf fünfzehn leitfadengestützten Interviews mit Pflegewissenschaftler:innen. Die Themenpalette der Beratung zeigt ein breites Spektrum, u. a. Bildung in der Pflege (Inhalte und Gestaltung der generalistischen Pflegeausbildung, Konzeption von Studiengängen), Aufgaben von Pflege und Aufgabenverteilung im Gesundheitswesen, Personalmanagement, Technisierung und Digitalisierung in der Pflege, gesundheitliche und pflegerische Versorgung spezifischer Bevölkerungsgruppen, neue Versorgungsangebote, Verfahren zur Qualitätsbeurteilung und zur Ermittlung von Pflegebedürftigkeit, Rahmenbedingungen der Pflegearbeit (ebd., S. 181). Die Expertise wird in unterschiedlichen Gremien eingebracht, wie beispielsweise beim Europäischen Parlament, beim Sachverständigenrat Gesundheit und Pflege, beim Ethikrat, in Think Tanks oder auf Ebene von Ministerien und parteipolitischen Ausschüssen. Die Form der Politikberatung ist ebenfalls vielfältig, sie reicht von der mündlichen Präsentation eigener Forschungsergebnisse über Gutachten, Expertisen und Stellungnahmen bis hin zur Teilnahme an Anhörungen und Mitarbeit in relevanten Gremien.

In ihrer Analyse stellen die Autor:innen ein Desiderat in der pflegewissenschaftlichen Community in Bezug auf eine Auseinandersetzung mit dem Tätigkeitsfeld der Politikberatung fest. Sie empfehlen daher, spezifische Expertise und Kompetenzen im Bereich der politischen Kommunikation auszubilden, auch um dem ›Einzelkämpfertum‹ in der Politikberatung entgegenzutreten (ebd., S. 187 f).

Politikberatung in den Bereichen Klimawandel und Nachhaltigkeit

Pflegewissenschaftliche Politikberatung in den Bereichen Klimawandel und Nachhaltigkeit findet in Deutschland bislang eher vereinzelt statt:

- Mit pflegerischer Expertise wurde beispielweise die »Bundeseinheitliche Empfehlung des Qualitätsausschusses Pflege zum Einsatz von Hitzeschutzplänen in Pflegeeinrichtungen und -diensten« (Qualitätsausschuss Pflege, 2024) entwickelt (▶ Kap. 4.3.1).
- Eine Mitwirkung des Deutschen Pflegerats e. V. (DPR) erfolgte bei der Erstellung der »Bundesempfehlung Musterhitzeschutzplan für Krankenhäuser« (BMG, 2024) (▶ Kap. 4.3.1).
- Der Deutsche Pflegerat e. V. (DPR) erarbeitete eine Stellungnahme zur Ergänzung der Pflegeberatungs-Richtlinien nach § 17 SGB XI zum Thema »Hitzeschutz in der Pflege« (DPR, 2023) (▶ Kap. 3.5).
- In dem vom Bundesministerium für Bildung und Forschung (BMBF) geförderten Projekt AUPIK (»Aufrechterhaltung der ambulanten Pflegeinfrastruktur in Krisensituationen«) hat ein Konsortium aus Wissenschaft und Praxis – darunter auch die professionelle Pflege – Handlungsansätze entwickelt, wie ambulante Pflegedienste den Herausforderungen begegnen und ihre Widerstandsfähigkeit gestärkt werden kann (Ewers & Köhler, 2023) (▶ Kap. 4.3.2).
- Im Zuge der Überarbeitung des Papiers »Dialogfassung Deutsche Nachhaltigkeitsstrategie 2024« sind Stellungnahmen der Deutschen Gesellschaft für Pflegewissenschaft e. V. (DGP) und des Deutschen Pflegerats e. V. (DPR) erfolgt (DGP, 2024; DPR, 2024).

Inwieweit Positionspapiere, wie z. B. DBfK (2023) oder EFN (2020), in politischen Kreisen wahrgenommen werden, bleibt dahingestellt.

Pflegewissenschaft hat mit Blick auf die Klimakrise eine gesellschaftliche Verantwortung. Indem sie sich aktiv einbringt, kann sie als Impulsgeber für eine öffentliche Auseinandersetzung mit den gesundheitlichen und sozialen Auswirkungen des Klimawandels wirken. Durch Politikberatung, Vorträge, Publikationen und Stellungnahmen kann kontextbezogenes pflegewissenschaftliches Wissen in die Gesellschaft transferiert werden.

## 7.6 Forschungs-, Bildungs- und Praxisprojekte

Forschungs-, Bildungs- oder auch Praxisprojekte

Nachfolgend werden exemplarisch Projekte vorgestellt, die die Themen Klimawandel und Nachhaltigkeit in der Pflege und auch interdisziplinär im Gesundheitswesen mit konkreten Maßnahmen transportieren. Diese Projekte sind Forschungs-, Bildungs- oder auch Praxisprojekte. Es werden entsprechende Aktivitäten aufgezeigt, die als Anknüpfungspunkte für persönliches, organisationales oder gesellschaftliches Engagement und Handeln dienen können. Wegen der leichteren Übertragbarkeit der Erkenntnisse aus den Projekten in die hiesige Versorgungslandschaft werden überwiegend Projekte aus der Bundesrepublik vorgestellt. Die Projektvorstellung erfolgt auf Basis des Bezugs zur professionellen Pflege, des Vorhandenseins schriftlicher Projektdokumentationen, der Praxisnähe der entwickelten und implementierten Maßnahmen, einer möglichen Forschungsgrundlage, der beschriebenen Wirksamkeit und einer möglichen Übertragbarkeit in die jeweiligen Settings.

### 7.6.1 Australische Pflegende als Pionierinnen im Klimaschutz – Fallstudien

In einer Publikation von Levett-Jones et al. (2024) werden acht Fallstudien australischer Pflegefachpersonen vorgestellt, die sich als *Pionierinnen* für den Klimaschutz eingesetzt haben. Ausgangspunkt des Beitrages ist die Tatsache, dass etliche professionell Pflegende bereits ein breites Verständnis für die Bedeutung des Klimawandels haben und in ihrer beruflichen Rolle diejenigen betreuen, die davon überproportional betroffen sind. Allerdings geben sie ihre kreativen Lösungen für mehr Klimagerechtigkeit, Klimaschutz und Planetary Health selten an andere weiter, sodass ihr Wissen und ihre Inspirationen drohen, verloren zu gehen. Dem vorzubeugen, hat sich der Beitrag »Celebrating Australian nurses who are pioneering the response to climate change: a compilation of case studies« (Levett-Jones et al., 2024) auf Grundlage interviewbasierter Fallstudien vorgenommen. Die im Artikel vorgestellten Pflegenden leiteten erfolgreich verschiedene Initiativen aus ihren akademischen Rollen heraus und ihre Ideen sind geeignet, andere Gesundheitseinrichtungen zur Förderung von Nachhaltigkeit zu inspirieren. Zwei dieser Ideen werden nachfolgend vorgestellt.

Ideen

Zu den acht vorgestellten Pflegepionierinnen gehört *Claire Lane* als Gründerin und Direktorin von ›Save Our Supplies‹. Claire Lane arbeitete seit 2012 im Operationssaal als Pflegende und beobachtete, wie große Mengen sauberer und noch brauchbarer medizinischer Vorräte häufig weggeworfen wurden. Sie stellt diese Praxis in Frage, erhält jedoch zur Antwort: ›So haben wir es immer schon gemacht‹. Die Antwort war für sie nicht zufriedenstellend und so sie suchte Möglichkeiten, um Abfall zu reduzieren und entsorgtes medizinisches Material wiederzuverwenden. Sie nahm Kontakt zu einer Organisation auf, die weltweit Lehrmaterialien für Schulen in besonders gefährdeten Gebieten bereitstellte. Daraus schloss sie, wenn es unterversorgte Schulen in bestimmten Ländern gibt, gibt es möglicherweise in der gleichen Region auch unterversorgte Krankenhäuser. Sie gründete daraufhin ›Save Our Supplies‹ als gemeinnützige Organisation.

Save Our Supplies

›Save Our Supplies‹ sammelt gebrauchsfähiges medizinisches Material aus einer Vielzahl von öffentlichen und privaten Krankenhäusern in Queensland, Australien. Die Materialien, die sonst als »Abfall« entsorgt würden, werden von der Gründerin und einem Freiwilligenteam sortiert und an bedürftige Regionen wie Katastrophengebiete, Einrichtungen für Obdachlose und einkommensschwache Länder weiterverteilt. Bis 2024 hat

›Save Our Supplies‹ medizinische Hilfsgüter im Wert von ca. fünf Millionen Dollar nach Papua-Neuguinea, auf die Salomonen-Inseln, nach Kambodscha und auf die Fidschi-Inseln geliefert (Levett-Jones at al., 2024, S. 237). ›Save Our Supplies‹ hat inzwischen eine bedeutende Wirkung erzielt, die sowohl den Menschen vor Ort als auch dem Planeten zugutekommt, zur Kreislaufwirtschaft beiträgt und das Abfallaufkommen reduziert. Allein im Jahr 2023 hat ›Save Our Supplies‹ rund 20 Tonnen brauchbarer medizinischer Hilfsgüter von der Abfalldeponie ferngehalten, wovon schätzungsweise 700.000 Menschen profitierten (ebd., S. 237). In der Fallstudie wird die Gründerin Claire Lane beschrieben. Sie tritt für soziale und ökologische Veränderungen ein und empfiehlt Durchhaltevermögen als Schlüssel zum Erfolg bei der Umsetzung von Klimaschutzmaßnahmen: »if you believe in something, keep at it« (ebd., S. 237). Sie ist sich der Herausforderung bewusst, dass es Menschen gibt, die ›Nein-Sagen‹. Wichtig ist ihr jedoch die Botschaft, dass Umwelt-Aktionen positive Welleneffekte haben können und auch einzelne Personen etwas bewirken können (ebd., S. 237).

Beitrag zur Kreislaufwirtschaft

Eine weitere australische Klima- und Nachhaltigkeits-Pionierin ist *Justine Parsons*, Clinical Nurse Consultant auf einer Neugeborenen-Intensivstation in einem Krankenhaus in New South Wales. Sie gründete im Jahr 2020 eine kleine Klima-Aktionsgruppe mit Kolleg:innen auf der Intensivstation. Im Mittelpunkt der Arbeitsgruppe steht der Erhalt einer gesunden Umwelt. Dazu wurde beschlossen, 1.200 Einweg-Babyflaschen aus Plastik, die als Müll üblicherweise auf Deponien landeten, durch recyclebare Materialien zu ersetzen. Es wurde ein Recyclingunternehmen gefunden, dass den Krankenhauskunststoff der Einweg-Babyflaschen so aufbereitet, dass er für Landschaftsbaumaterialien und Gartenmöbel wiederverwendet werden kann. Dieser Beitrag zur Kreislaufwirtschaft bedurfte der Zusammenarbeit mit anderen Nachhaltigkeitsbeauftragten des Krankenhauses, der Verhandlungen mit den zuständigen Personen für Hauswirtschaft und umfangreicher Schulungen des Personals. Bis 2024 wurden über 200.000 Flaschen und 2.500 Fütterungsspritzen recycelt (Levett-Jones at al., 2024, S. 237). Als weiteres Projekt nahm sich die Arbeitsgruppe vor, den Müll von wöchentlich über 1.400 Baby-Windeln auf der Neugeborenen-Intensivstation zu reduzieren. Nach mehreren Versuchen für die Auswahl der richtigen Windeln entschied sich die Gruppe für Bambuswindeln. Dafür mussten mehrere Herausforderungen gemeistert werden: die Aufklärung u. a. der Kolleg:innen über die Gründe von Mülltrennung von anderen vermischten Abfallströmen, das Einholen der Zustimmung des Reinigungspersonals und primär die Verhandlungen mit Lieferanten. Die neuen Bambuswindeln mussten kostenneutral eingekauft werden, weil die Windel-Beschaffung in festen Verträgen des Gesundheitsstaates New South Wales geregelt ist. Hinzu kam die Herausforderung, dass die Windeln in biologisch abbaubaren Plastiktüten entsorgt werden mussten. Diese waren teurer als andere Plastiktüten, zu denen es ebenfalls Verträge gab. Hier mussten die Kosten für das Gesundheitsbudget gegen die Kosten für die Umwelt abgewogen werden. Drei zentrale Hinweise ergeben sich aus den Erfahrungen von Justine Parsons: »ensure you have a team to work with; be prepared to do a lot of reading, research and self-education (for example on the carbon footprint of various products); and be patient, as practice change takes considerable time and determination« (ebd., S. 238).

Rahmen für vorbildliche Führungsarbeit für nachhaltige Projekte

Levett-Jones et al. (2024) präsentieren auf Basis ihre Analysen einen Rahmen für vorbildliche Führungsarbeit für nachhaltige Projekte:

1. Gehen Sie mit gutem Beispiel voran (Eine Vorbildfunktion einnehmen, um andere zu inspirieren und zu bestärken).
2. Schaffen Sie eine gemeinsame Vision (Mit Leidenschaft daran zu glauben, dass man etwas bewirken kann und dies auch an andere zu kommunizieren).
3. Hinterfragen Sie bestehende Prozesse (Nach Möglichkeiten suchen, um den Status quo in Frage zu stellen und experimentelle oder radikale Veränderungen herbeizuführen).
4. Befähigen Sie andere zum Handeln (Bildung effektiver Teams, die aktiv zusammenarbeiten und befähigt sind, um selbständig Maßnahmen umzusetzen).
5. Ermutigen Sie das Herz (Im Sinne von Entschlossenheit, Kreativität und Enthusiasmus, um außergewöhnliche Dinge zu vollbringen).

## 7.6.2 Bildungsprojekte

Um Klimaschutz und Nachhaltigkeit durch die Profession Pflege umzusetzen, ist die Entwicklung von Kompetenzen zu Klimaschutz, Nachhaltigkeit und Planetary Health in der hochschulischen und beruflichen Pflegeausbildung essenziell. Aktuell greifen die nationalen Empfehlungen und Rahmenlehrpläne die Themen nur ansatzweise auf, während sie sich international in Curricula und berufliche Bildungsprozesse eher etabliert haben. Nachfolgend werden zwei Projekte vorgestellt, die die Kompetenzentwicklung von Studierenden in der Pflege in den Mittelpunkt stellen.

### Projekt ›NurSus‹ (2014–2017)

Förderung von Nachhaltigkeitskompetenzen für Pflegestudierende

In dem über Erasmus geförderten internationale Projekt NurSus (http://nursus.eu/de/) wurden Lehr-Lernmaterialien zur Förderung von Nachhaltigkeitskompetenzen für Pflegestudierende entwickelt, genannt NurSus-TOOLKIT. Beteiligte in dem Verbund waren vier europäische Hochschulen –University of Plymouth (Großbritannien), University of Jaén (Spanien), Maastricht University (Niederlande) und Hochschule Esslingen (Deutschland).

Das Projektziel bestand darin, innovative, digitale und evidence-basierte sowie kostenlose und online verfügbare Materialien zu ökologischer Nachhaltigkeit und Gesundheit im Rahmen der hochschulischen Pflegeausbildung in verschiedenen europäischen Ländern zu entwickeln, zu testen und zu bewerten. Zudem sollte die Nachhaltigkeitskompetenz durch ein fundiertes Lernangebot im Pflegestudium verbessert und die internationale Anerkennung von Nachhaltigkeitskompetenzen in Pflegestudiengängen unterstützt werden (Huss et al., 2021). Im NurSus-Projekt wurden ferner Beispiele guter Praxis identifiziert und in Lehrpläne integriert. Das *NurSusTOOLKIT Rahmenkonzept für Nachhaltigkeitsbildung und -kompetenz* (Sustainability Literacy and Competency (SLC)-Framework) steht über die Homepage in verschiedenen Sprachen bereit (in deutsch: www.nursus.eu/de/).

NurSusTOOLKIT

Das NurSusTOOLKIT basiert auf dem SLC-Framework, einer internationalen Literaturanalyse, einer Delphi-Studie und Datenerhebungen mit Pflegestudierenden. Es entstanden fünf digitale Module, die mit 60 Themen gefüllt sind. Die Module lauten (Huss et al., 2021):

- Underpinning concepts: Sustainability and health,
- Providing environmentally sustainable health care,
- Relationships between health and the environment,
- Healthy (sustainable) communities and
- Social and policy context.

Für jedes der fünf Themen gibt es eine Materialbeschreibung, ein Lehrendenhandbuch, Vorlesungsfolien, Vorlesungsnotizen, interaktive Aktivitäten wie Quizze oder szenario-basierte Falldarstellungen, Hinweise zu den Referenzen und benötigten Ressourcen. Die Struktur der Materialien ist für alle Module und Länder identisch. Jedoch wurden die Inhalte an die jeweiligen Länderkontexte und nationalen Pflegestandards angepasst (ebd.).

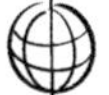

Diese Online-Lehrmaterialien NurSusTOOLKIT stellen ein Kernprodukt des Projektes dar. Die Materialien können frei zugänglich genutzt und individuell angepasst werden. So sind inzwischen auf der Plattform von NurSus über 500 Teilnehmende aus sechzehn Ländern registriert (http://nursus.eu/de/).

Die Qualität und Wirksamkeit der digitalen Lehrmaterialien NurSusTOOLKIT für die Ausbildung von Pflegestudierenden im Erwerb nachhaltigkeitsbezogener Kompetenzen wurde in Studien geprüft und belegt (Álvarez-Nieto et al., 2018; Álvarez- García et al., 2019; Álvarez-Nieto et al., 2022). So testeten und bewerteten in der Studie von Álvarez-Nieto et al. (2018) knapp 300 Pflegestudierende von drei der beteiligten Hochschulen und 22 professionell Begutachtende aus Theorie und Praxis unter anderem Qualität, Inhalt, Design, Verwertbarkeit und Benutzerfreundlichkeit der digitalen Materialien des NurSusTOOLKIT. Insbesondere die Qualität der Inhalte, Format und Design wurden als sehr gut beurteilt (ebd.).

Wirksamkeitsnachweis von NurSusTOOLKIT

Der Wirksamkeitsnachweis von NurSusTOOLKIT in Hinblick auf den Erwerb von nachhaltigen Kompetenzen erfolgte mit ca. 400 Pflegestudierenden in Spanien und Großbritannien. In einer quasi-experimentellen Studie wurde die Effektivität der Materialien für die Intervention *e-Nursus Children* als Teil des NurSusTOOLKIT zur Umweltgesundheit von Kindern erforscht (Álvarez- García et al., 2019). Es wurden Einstellungen, Kenntnisse und Fähigkeiten nach der Anwendung der e-Nursus Children Intervention erfasst. Es zeigte sich ein deutlicher Anstieg bei den Kenntnissen zur Umweltgesundheit und eine Verbesserung bei den Fähigkeiten. Die Intervention e-NurSus Children als Teil von NurSusTOOLKIT ist demzufolge geeignet, Einstellungen, Kenntnisse und Fähigkeiten von Pflegestudierenden in Hinblick auf die Umweltgesundheit von Kindern zu verbessern (ebd.).

### Projekt ›Planetary Health and Nursing‹ (2022–2023)[1]

vier Lehr-Lerneinheiten für Pflegestudiengänge auf Bachelor- und Masterebene

Im Projekt »Planetary Health and Nursing – Konzeptentwicklung für das Pflegestudium« (kurz: PHN), gefördert von der Stiftung Innovation in der Hochschullehre, wurden an der Hochschule Bielefeld insgesamt vier Lehr-Lerneinheiten für Pflegestudiengänge auf Bachelor- und Masterebene entwickelt (Büker et al., 2024). Diese sollen Pflegestudierende für den Zusammenhang zwischen Klimawandel, Planetary Health und Pflege sensibilisieren. Studierende sollen ihre eigene berufliche Rolle im Umgang mit dem Klimawandel reflektieren, sodass auf diese Weise sowohl das Bewusstsein für die Herausforderungen als auch das Wissen über Handlungsoptionen im Umgang mit dem Klimawandel geschärft werden. Das Projektziel bestand darin, dass Pflegestudierende handlungskompetent sind, um den klimabedingten Herausforderungen in der Pflegepraxis professionell zu begegnen. Insgesamt wurden vier Themenschwerpunkte in den Lehr-Lerneinheiten aufgegriffen:

- für die Bachelorebene
  - ›Gesundheitliche Auswirkungen des Klimawandels‹
  - ›Umgang mit klimaabhängigen Ressourcen im Pflegealltag‹
- für die Masterebene
  - ›Klimasensibles und nachhaltiges Handeln‹
  - ›Rolle der Pflege in Bezug auf den Klimawandel‹

Die digitalen Lehr-Lerneinheiten enthalten gesteuerte Selbstlernphasen für Studierende mit Self-Assessment, nutzen einen fallbasierten Ansatz und Flipped Classroom-Formate und enthalten Foliensätze für Seminarveranstaltungen. Die Entwicklung der Materialien basierte auf einer internationalen Literaturanalyse, mehreren Workshops mit Bachelor- und Masterstudierenden und Fokusgruppen mit Praktiker:innen sowie Expert:innen. Nach einer Erprobung aller vier Lehr-Lerneinheiten mit Pflegestudierenden wurden sie abschließend mittels quantitativer und qualitativer Befragung von teilnehmenden Pflegestudierenden validiert. Es zeigte sich, dass die überwiegendeAnzahl der Studierenden für die Thematik sensibilisiert werden konnten (Büker et al., 2024).

1 Die Autorinnen dieses Buches waren zugleich Projektleitungen von ›PHN‹. Es wurde versucht, das Projekt möglichst sachlich vorzustellen.

Die validierten digitalen Lehr-Lerninhalte zu den vier Themen sind über das Landesportal ORCA.nrw als Open Educational Resources barrierefrei zugänglich und kostenfrei nutzbar. Sie können individuell angepasst oder bei Bedarf erweitert werden.

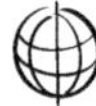

Green Guide for Nursing

Zwei weitere Bildungsprojekte befinden sich zur Zeit der Drucklegung des Buches noch in der finalen Phase. Im Projekt »Green Guide for Nursing (GG-Nurse)« an der Hochschule Bielefeld – ebenfalls gefördert von der Stiftung Innovation in der Hochschullehre – wird im Zeitraum 2024 bis 2026 ein Aktionshandbuch (Green Guide) mit konkreten Ideen für nachhaltiges Handeln in der Pflegepraxis entwickelt. Ergänzend dazu werden digitale ›Educational Escape Rooms‹ erstellt, um in spielerischer Form Inhalte zu Klimaschutz und Nachhaltigkeit zu vermitteln. Sie heißen u.a. *Mission: Grün* (akutstationäres Pflegesetting) und *Care for Gaia* (ambulantes Pflegesetting). Die entwickelten Materialien stehen für Studierende, Auszubildende und Pflegefachpersonen kostenfrei als Open Educational Resources (OER) bereit; Informationen dazu finden sich über die Homepage https://www.hsbi.de/inbvg/projekte/bildungsforschung/gg-nurse.

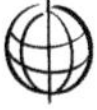

Nachhaltiges Handeln in der pflegeberuflichen Bildung

In dem zweiten Bildungsprojekt »Nachhaltiges Handeln in der pflegeberuflichen Bildung: Curriculare Integration von Planetary Health und digitaler Kompetenz (Naht)« geht es um die Befähigung von Praxisanleitenden, nachhaltigkeitsbezogene berufliche Handlungskompetenzen bei den Auszubildenden zu entwickeln. Das Verbundprojekt dreier Hochschulen (Hochschule Esslingen als Konsortionalführung, Hochschule Hannover, Hochschule Bielefeld) wird vom Bundesministerium für Bildung, Familie, Senioren, Frauen und Jugend im Zeitraum 2024 bis 2026 gefördert.

Die vorgestellten Projekte stehen exemplarisch für weitere Aktivitäten, um Pflegestudierenden auf Bachelor- und Masterebene systematisch Nachhaltigkeitskompetenzen zu vermitteln. Dies erscheint besonders wirkungsvoll, weil Pflegestudierenden als *Changemaker* und Multiplikator:innen eine besondere Bedeutung zukommt (Wihofszky & Huss, 2024, S. 476).

### 7.6.3 Weitere gesundheits- und pflegebezogene Praxisprojekte und Initiativen

Nachfolgend werden beispielhaft weitere mutmachende Projekte und Initiativen von verschiedenen Organisationen vorgestellt, deren Evidence und Outcome zwar nicht genau bestimmbar sind, für die es jedoch eine hohe Überzeugungskraft gibt. Aktuelle Informationen beispielsweise zum Verlauf, den Ergebnissen und wissenschaftlichen Belegen der einzelnen Projekte finden sich auf den im Text angegebenen Internetseiten.

### KLUG. Deutsche Allianz Klimawandel und Gesundheit e. V.

KLUG Die Organisation und ihre Bedeutung wurden bereits vorgestellt (▶ Kap. 5.4.4). KLUG selbst führte zahlreiche, zumeist interdisziplinäre Projekte selbst durch oder ist aktuell an solchen beteiligt. Diese sind beispielsweise:

- »HIGELA – Hitzeresiliente und gesundheitsfördernde Lebens- und Arbeitsbedingungen in der stationären Pflege« (▶ Kap. 6.3)
- »KidZ – Köstlich in die Zukunft: Leckere Ernährung in Pflegeeinrichtungen«; das Projekt des AWO-Bundesverbandes, gefördert durch den BKK-Dachverband, soll das Bewusstsein für ein gesundes, klimafreundliches und abwechslungsreiches Verpflegungsangebot in Pflegeheimen fördern. Dazu werden Handreichungen, Leitfäden und Qualifizierungskonzepte entwickelt. Die teilnehmenden Einrichtungen erweitern ihr Wissen, wie ein für die Heimbewohner:innen bedarfs- und bedürfnisgerechter Speiseplan aussehen kann (https://www.klimawandel-gesundheit.de/gesundes-und-nachhaltiges-essen-in-die-pflegeheimkuechen-bringen/).
- »KliMeG-Rechner« – in diesem Projekt wurde in Kooperation mit zwei Universitäten und unterstützt vom ›Kompetenzzentrum für klimaresiliente Medizin und Gesundheitseinrichtungen (KliMeG)‹ ein Treibhausgas-Rechner speziell für Krankenhäuser entwickelt und kostenlos online bereitgestellt (https://klimeg.de/rechner-co2-bilanzierung/). Durch den Einblick in verschiedene Bereiche können die Einrichtungen Klimaschutzpotenziale identifizieren.

### Deutsche Bundesstiftung Umwelt (DBU)

DBU Die DBU ist eine Stiftung der Bundesrepublik Deutschland. Ihre Aufgabe besteht darin, Vorhaben zum Schutz der Umwelt unter besonderer Berücksichtigung der mittelständischen Wirtschaft zu fördern und dabei in der Regel außerhalb staatlicher Programme tätig zu werden. Sie fördert u. a. Forschung, Entwicklung und neuartige Lösungen im Bereich umwelt- und gesundheitsfreundlicher Verfahren und Produkte sowie den Austausch von Wissen über die Umwelt. In diesem Kontext gab es die Förderlinie Planetary Health, mit der zahlreiche Projekte gefördert wurden. Dazu gehören beispielsweise Projekte, die die Pflege fachlich berühren (https://www.dbu.de/themen/foerderinitiativen/planetary-health/):

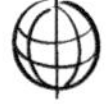

- »Umsetzbarkeit der Planetary Health Diet in Einrichtungen des Gesundheitswesens – ökologische, gesundheitliche und wirtschaftliche Aspekte«,
- »Eat Good – Eat Smart – Eine Machbarkeitsstudie des Universitätsklinikums Essen zu Planetary Health Diet«,
- »Living Lab Planetary Health – Climate Friendly Hospital Havelhöhe«,

- »Planetary Health Diet: Transformation durch Berufsbildung für Gesundheitsberufe am Beispiel der Diätassistent:innen«.

Die hier genannten sowie zahlreiche andere Projekte werden auf den Internetseiten genauer beschrieben und können auf andere Einrichtungen in vergleichbaren Settings übertragen werden.

Einem Großteil der Projekte fehlt im klassischen Sinne der Wirksamkeitsnachweis mit Outcomeparametern, wie z. B. $CO_2$-Reduktion oder Auswirkungen auf die Gesundheit. Insofern ist der Evidencegrad der (Forschungs-)Projekte zumeist niedrig oder kaum bestimmbar. Zugleich besteht eine überzeugende Logik und Transparenz der Maßnahmenumsetzung, die eine $CO_2$-Reduktion – auch über die Projektlaufzeit hinaus bzw. erst im weiteren Verlauf – nachvollziehbar machen.

Mit den vorgestellten Initiativen wurden einzelne Aktivitäten betrachtet, die über Fördermittel finanziert wurden. Es sind projekthafte Vorgehensweisen im Vergleich zu gesetzlich konsentierten Maßnahmen oder Verpflichtungen. Weitere regelhafte Maßnahmenkomplexe sind notwendig, um Klimaschutz und Nachhaltigkeit im Gesundheitswesen fest zu verankern. Zudem sind systematisch geförderte interdisziplinäre und monodisziplinäre Forschungen für größer angelegte Modelle oder Großprojekte essenziell.

## 7.7 Fazit

Für die Pflegewissenschaft ergeben sich eine Reihe an Implikationen in der Auseinandersetzung mit Klimaschutz und Nachhaltigkeit. Zuvorderst bedarf es der Vertiefung auf theoretisch-konzeptioneller Ebene zum Aufbau eines geordneten theoretischen Fundaments, unterstützt durch Forschungsaktivitäten. Eine zentrale Aufgabe liegt in der Sensibilisierung der eigenen Berufsgruppe für die Bedeutung des Themas in der Pflegepraxis. Dazu gehört insbesondere die Entwicklung von Bildungsmaterialien zur curricularen Verankerung von Klimaschutz und Nachhaltigkeit in Pflegestudium und -ausbildung sowie in Fort- und Weiterbildung von Pflegefachpersonen in allen Settings. Durch Vernetzung und interprofessionelle Zusammenarbeit kann Pflegewissenschaft national und international an der Förderung von globaler Gesundheit mitwirken. Und indem Pflegewissenschaft sich nicht zuletzt in politische Prozesse einbringt, bietet sich die Chance zur Beteiligung an der Gestaltung von Rahmenbedingungen.

Damit steht die Pflegewissenschaft vor vielfältigen Herausforderungen, um dem aus dem ICN-Ethikkodex abgeleiteten Anspruch Genüge zu tun, einen Beitrag für mehr Klimaschutz und Nachhaltigkeit zu leisten.

## 7.8 Lernaufgaben

1. Informieren Sie sich über das im ► Kap. 7.1 erwähnte *Green Care Konzept* und seine mögliche Bedeutung für die Pflege.
2. Nehmen Sie die Modulübersicht Ihres Studiengangs zur Hand. Wo könnten Ihrer Meinung nach Inhalte zu Klimaschutz und Nachhaltigkeit in die Lehre eingebracht werden?
3. Stellen Sie sich vor, Sie führen eine Forschungsarbeit zur Wirkung von Kühlkleidung in der Pflege durch. Welches Forschungsdesign würden Sie wählen und wie würden Sie konkret vorgehen?
4. Überlegen Sie ein Thema mit Bezug zu Klimawandel und Nachhaltigkeit für Ihre Bachelorarbeit.
5. Suchen Sie auf der Homepage der AWMF (awmf.org) die S1-Leitlinie »Nachhaltigkeit in der Intensiv- und Notfallmedizin«. Lesen Sie die darin formulierten Empfehlungen zu nachhaltigem Handeln.
6. Wählen Sie aus den in diesem Kapitel vorgestellten Projekten ein Thema aus, welches Sie besonders interessiert. Informieren Sie sich über das Projekt auf der Internetseite.

## 7.9 Reflexionsaufgaben

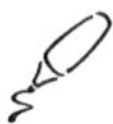

1. Bisherige Erkenntnisse zeigen, dass sowohl beruflich tätig Pflegende als auch Pflegestudierende nicht immer über das entsprechende Bewusstsein sowie über Wissen und Kompetenzen zu Klimaschutz und Nachhaltigkeit verfügen. Fragen Sie einmal in Ihrem beruflichen Netzwerk oder bei Kommiliton:innen nach, wie relevant sie das Thema für die pflegerische Profession erachten.
2. Überlegen Sie Argumente, um bei Kommiliton:innen oder Pflegefachpersonen das Bewusstsein für die Bedeutung des Themas zu fördern.
3. Überlegen Sie drei Fragestellungen für Pflegeforschungsaktivitäten.
4. Reflektieren Sie die Rolle und Aufgaben der Pflege und Pflegewissenschaft im Zusammenhang mit Klimaschutz, Nachhaltigkeit und planetarer Gesundheit. Welche Anregungen konnten Sie durch dieses Buch erhalten?
5. Haben Sie im Rahmen Ihres Studiums in der Praxis Projekte zur Förderung von Nachhaltigkeit wahrgenommen? Gab es Gespräche im Team zu Ideen oder Planungen?
6. Was ist notwendig, um ein Projekt erfolgreich durchzuführen und welche Kompetenzen bringen Sie aus Ihrem Studium bereits mit, um zukünftig an Projekten mitzuarbeiten?
7. Recherchieren Sie die Planetary Health Report Card (https://phreportcard.org). Informieren Sie sich genauer über die Planetary Health Report

Card und überlegen, wo in den fünf Hauptbereichen Ihr Studiengang verortet werden kann. Wie würden Sie die Fragen zum Planetary Health Curriculum beantworten? Wie ist im Curriculum Ihres Studiengangs Planetary Health im weltweiten Vergleich zu anderen Pflegestudiengängen verankert? Welche Vorteile ergeben sich, wenn Pflegestudierende eine Planetary Health Report Card anlegen?

## 7.10 Literaturangaben


Albrecht, L., Reismann, L., Leitzmann, M., Bernardi, C., von Sommoggy, J; Weber, A., Jochem, C. (2023). *Climate-specific health literacy in health professionals: an exploratory study.* Frontieres in Medicine. doi: 10.3389/fmed.2023.1236319

Álvarez-García, C., Álvarez-Nieto, C., Kelsey, J., Carter, R., Sanz-Martos, S., López-Medina, I.M. (2019). *Effectiveness of the e-NurSus children intervention in the training of nursing students.* International Journal of Environmental Research and Public Health, 16(21):4288. doi: 10.3390/ijerph16214288

Álvarez-Nieto, C., Richardson, J., Parra-Anguita, G., Linares-Abad, M., Huss, N., Grande-Gascón, M.L. et al. (2018). *Developing digital educational materials for nursing and sustainability: The results of an observational study.* Nurse Education Today, 60, 139–146. doi: 10.1016/j.nedt.2017.10.008

Aronsson, J., Nichols, A., Warwick, P., Elf, M. (2023). *Nursing students' and educators' perspectives on sustainability and climate change: An integrative review.* Journal of Advanced Nursing, 80(8), 3072–3085. doi: 10.1111./jan.15950

BMBF (2024). *Bildung für nachhaltige Entwicklung.* Berlin: Bundesministerium für Bildung und Forschung. Zugriff am 10.01.2025 unter: https://www.bne-portal.de/bne/de/einstieg/einstieg_node.html

BMG (2024). *Musterhitzeschutzplan für Krankenhäuser. Bundesempfehlung.* Berlin: Bundesministerium für Gesundheit. Zugriff am 01.07.2024 unter: https://www.bundesgesundheitsministerium.de/fileadmin/Dateien/3_Downloads/H/Hitzeschutzplan/Musterhitzeschutzplan_Krankenhaeuser_BF.pdf

Böcher, M. (2022). *Weder über- noch unterschätzen. Wie funktioniert wissenschaftliche Politikberatung?* Forschung und Lehre, 29(6), 440–442.

Brugger, K., Horvath, I., Marent, J., Schmidt, A.E. (2024). *Handbuch zur Stärkung der Klimakompetenz in den Gesundheitsberufen.* Wien: Gesundheit Österreich. Zugriff am 10.12.2025 unter: https://jasmin.goeg.at/id/eprint/3362/1/Handbuch_Klimakompetenz_bf.pdf

Büker, C., Latteck, Ä.-D. (2024). *Klimawandel und Pflege – Implikationen für die Pflegewissenschaft.* Pflege & Gesellschaft, 29(4), 329–341.

Büker, C., Latteck, Ä.-D., Ilskens, K. (2024). *Planetary Health and Nursing – ein Lehrprojekt und seine Implikationen für die Pflegewissenschaft.* In: Hartung, S., Wihofszky, P. (Hrsg.). *Gesundheit und Nachhaltigkeit* (S. 485–501). Berlin: Springer Reference Pflege – Therapie – Gesundheit.

Cruel, ›E., Ilskens, K., Preißler, R., Buschsieweke, N., Palmdorf, S., Stronczek, M. K., Latteck, Ä.-D., Büker, C. (2023). *Klimawandel und Pflege. Haltung, Wissen und Handeln von Pflegefachkräften in der Praxis.* Dr. med. Mabuse, 261(3), 76–79.

DBfK (2023). *Nachhaltiges Handeln in der Pflege ist nötig und möglich.* Berlin: Deutscher Berufsverband für Pflegeberufe e.V. Zugriff am 10.07.2024 unter: https://www.dbfk.de/media/docs/newsroom/dbfk-positionen/Positionspapier_Nachhaltiges-Handeln-in-der-Pflege-ist-noetig-und-moeglich.pdf

Deutsche Gesellschaft für internistische Intensivmedizin und Notfallmedizin e.V. (2024). *S1 Leitlinie Nachhaltigkeit in der Intensiv- und Notfallmedizin.* AWMF online. Zugriff am 15.01.2025 unter: https://register.awmf.org/assets/guidelines/113-004l_S1_Nachhaltigkeit-Intensivmedizin-Notfallmedizin_2024-12.pdf

DPR (2024). *Stellungnahme des Deutschen Pflegerats e.V. (DPR) zur Deutschen Nachhaltigkeitsstrategie (DNS) der Bundesregierung. Weiterentwicklung 2024. Transformation gemeinsam gerecht gestalten.* Zugriff am 15.8.2024 unter: https://deutscher-pflegerat.de/download/dpr_bundeskanzleramt_stena_dns_240726_final.pdf

DPR (2023). *Stellungnahme des Deutschen Pflegerates e.V. (DPR) zur Ergänzung der Pflegeberatungs-Richtlinien nach § 17 SGB XI des GKV-Spitzenverbandes um das Thema »Hitzeschutz in der Pflege«.* Berlin: Deutscher Pflegerat e.V. Zugriff am 01.07.2024 unter: https://deutscher-pflegerat.de/download/dpr_gkv_stellungnahme_pflegeberatungs-rl_hitzeschutz_231201.pdf

EFN (2020). *EFN Policy Statement on the Nurses' Contribution to Tackle Climate Change.* Brüssel: European Federation of Nurses Associations. Zugriff am 15.07.2024 unter: https://efn.eu/wp-content/uploads/EFN-Policy-Statement-on-Nurses-Contribution-to-Tackle-Climate-Change-Oct.2020.pdf

Ewers, M., Köhler, M. (Hrsg.) (2023). *Organisatorische Maßnahmen zur Vorbereitung ambulanter Pflegedienste auf Notfälle, Krisen und Katastrophen. Working Paper No. 23–02 der Unit Gesundheitswissenschaften und ihre Didaktik.* Berlin: Charitè – Universitätsmedizin Berlin. doi: 10.17169/refubium-39403.2

Faerron Guzmán, C.A., Aguirre, A.A., Astle, B., Barros, E., Bayles, B. et al. (2021). *A framework to guide planetary health education.* The Lancet, 5. Jg, S. e253-e255. Zugriff am 10.07.2024 unter: https://www.thelancet.com/action/showPdf?pii=S2542-5196%2821%2900110-8

Hampshire, K., Islam, N., Kissel, B., Chase, H., Gundling, K. (2022). *The Planetary Health Report Card: a student-led initiative to inspire planetary health in medical schools.* Lancet Planet Health 6, e449–454. doi: 10.1016/S2542–5196(22)00045–6

Höhmann, U., Horbach, A., Büscher, A. (2024). *Pflegewissenschaftliche Politikberatung – Konzepte, Erfahrungen und Perspektiven.* Pflege & Gesellschaft, 29(2), 175–189.

Huss, N. (2022). *Ethische Spannungsfelder – Globale Verantwortung, Nachhaltigkeit und Hygieneparadigmen.* In: Riedel, A., Lehmeyer, S. (Hrsg.). *Ethik im Gesundheitswesen* (863–876). Berlin: Springer Reference Pflege – Therapie – Gesundheit.

Huss, N., Weinheimer, M. (2024). *Nachhaltige Arbeitsweisen in der Pflege – Pflegeprozesse neu denken und Konsum reduzieren.* In: Hartung, S., Wihofszky, P. (Hrsg.). *Gesundheit und Nachhaltigkeit* (S. 361–369). Berlin: Springer Reference Pflege – Therapie – Gesundheit.

Huss, N.M., Huynen, M., Álvarez-Nieto, C., Richardson, J., López-Medina, I.M. (2021). *Embedding sustainability in the nursing curriculum.* In: Darmann-Fink, I., Reiber, K. (Hrsg.). *Development, Implementation and Evaluation of Curricula in Nusing and Midwifery Education* (193–210). Heidelberg: Springer.

ICN (2021). *Der Ethikkodex für Pflegefachpersonen.* Genf: International Council of Nurses. Zugriff am 10.04.2024 unter: https://www.dbfk.de/media/docs/newsroom/publikationen/ICN_Code-of-Ethics_DE_WEB.pdf

Kalogirou, M.R., Dahlke, S., Davidson, S., Yamamoto, S. (2020). *Nurses' perspectives on climate change, health and nursing practice.* Journal of Clinical Nursing, 29(23–24), 4759–4768. doi: 10.1111/jocn.15519

Körner, N. (2024). *Nachhaltigkeitsperspektiven in der generalistischen Pflegeausbildung.* In: Hax-Schoppenhorst, T. (Hrsg.). *Das Klimafolgen-Buch. Wie Pflege- und Gesundheitsberufe der Klima- und Biodiversitätskrise begegnen können* (367–378). Bern: Hogrefe.

Leffers, M.J., McDermott, R., Nicholas, P.K., Sweeney, C.F. (2017). *Mandate for the nursing profession to address climate change through nursing education.* Journal of Nursing Scholarship 49(6), 679–687.

Levett-Jones, T., Bonnamy, J., Cornish, J., Correia Moll, E., Fields, L., Moroney Oam, T., Richards, C., Tutticci, N. & Ward, A. (2024). *Celebrating Australian nurses who are pioneering the response to climate change: a compilation of case studies.* Contemporary Nurse, 60(3), 234–246. doi: 10.1080/10376178.2024.2336230

Mayer, H. (2018). *Pflegeforschung kennenlernen. Elemente und Basiswissen.* 7., überarbeitete Auflage. Wien: Facultas.

Nikendei, C., Cranz, A., Bugaj, T.J. (2020). *Two slides to make you think: 2slides4future, an initiative for teachers and lecturers advocating climate change education and teacher-learner dialogue.* Medical Education, 54(5), 467. doi: 10.1111/medu.14081

Osterloh, F. (2022). *Klimaschutz im Krankenhaus (I): Kliniken reduzieren Emissionen.* Deutsches Ärzteblatt, 119(15), 642–645.

Qualitätsausschuss Pflege (2024). *Bundeseinheitliche Empfehlung des Qualitätsausschusses Pflege zum Einsatz von Hitzeschutzplänen in Pflegeeinrichtungen und -diensten vom 28.03.204.* Zugriff am 01.07.2024 unter: https://www.gs-qsa-pflege.de/wp-content/uploads/2024/05/Bundeseinheitliche-Empfehlung-zum-Einsatz-von-Hitzeschutzplaenen-gem.-§113b-Abs.-4-Satz-3-SGB-XI.pdf

Riedel, A., Lehmeyer, S. (2024). *Facetten der Nachhaltigkeit – Bezugspunkte für den ethisch verantwortlichen Umgang mit Ressourcen im Gesundheitswesen.* In: Hartung, S., Wihofszky, P. (Hrsg.). *Gesundheit und Pflege* (S. 9–111). Berlin: Springer Reference Pflege – Therapie – Gesundheit.

Schaeffer, D., Haarmann, A., Griese, L. (2023): *Professionelle Gesundheitskompetenz ausgewählter Gesundheitsprofessionen in Deutschland. Ergebnisse des HLS-PROF-GER.* Berlin/ Bielefeld: Hertie School, Universität Bielefeld, Stiftung Gesundheitswissen. Zugriff am 12.12.2204 unter: https://www.nap-gesundheitskompetenz.de/gesundheitskompetenz/forschungsergebnisse-für-deutschland/

Schenk, E.C. (2019). *Environmental Stewardship in Nursing: Introducing the »WE ACT-PLEASE« Framework.* Creative Health Care Management 25(3), 222–231.

Schmitz, D., Fiedler, M., Ortloff, J.-H. (2024). *Lehrkonzept für die Pflege zu Vulnerabilität und Klima.* Pflege & Gesellschaft, 29(4), 342–356.

Sempik, J., Hine, R., Wilcox, D. (2010). *Green Care: A Conceptual Framework. A report of the working group on the health benefits of Green Care.* COST 866, Green Care in Agriculture.

Sørensen, K., Van den Broucke, S., Fullam, J., Doyle, G., Pelikan, J., Slonska, Z. & Brand, H. (2012). *Health literacy and public health: a systematic review and integration of definitions and models.* BMC Public Health, 12. https://doi.org/10.1186/1471-2458-12-80

Stemmer, R. (2017). *Pflegetheorien und Pflegeklassifikationen.* Pflege & Gesellschaft, 8(2), 51–58.

Tiitta, I., Cubelo, F., McDermott-Levy, R., Jaakkola, J.K., Kuosmanen, L. (2024). *Climate change integration in nursing education: A scoping review.* Nurse Education Today, 139. doi: 10.1016/j.nedt.2024.106210

USGCRP (2009). *Climate Literacy. The Essential Principles of Climate Science. A Guide for Individuals and Communities.* Washington: U.S. Global Change Research Program. Zugriff am 01.09.2024 unter: https://downloads.globalchange.gov/Literacy/climate_literacy_highres_english.pdf

Walker, R.K., Pereira-Morales, S., Kerr, R., Schenk, E. (2020). *Climate change should be on every nursing research agenda.* Oncology Nursing Forum, 47(2), 135–144. doi: 10.1188/20.ONF.135–144

Weinheimer, M., Wihofszky, P., Büker, C., Huss, N., Latteck, Ä.-D., Riedel, A., Seidel, L. (2025). Nachhaltiges Handeln in der Pflege. Implikationen für Pflegebildung und Praxistransfer. Berlin: Springer.

WHO (2023). *Launch of consultative process towards REACH 2035 Agenda: Research for action on climate change and health.* Zugriff am 15.12.2024 unter: https://www.who.int/news/item/06-06-2023-launch-of-consultative-process-towards-reach-2035-agenda--research-for-action-on-climate-change-and-health

Wihofszky, P., Huss, N. (2024). *Changemaker für die Ziele planetarer Gesundheit: Transformatives Lernen in der akademischen Pflegebildung.* In: Hartung, S., Wihofszky, P. (Hrsg.). *Gesundheit und Nachhaltigkeit* (S. 475–483). Berlin: Springer Reference Pflege-Therapie-Gesundheit.

## 7.11 Zum Weiterlesen

ANZICS (2021): *A beginners guide to sustainability in the ICU. New guideline.* Australian and New Zealand Intensive Care Society. Zugriff am 30.12.2024 unter: https://www.anzics.com.au/wp-content/uploads/2022/04/ABeginners-guide-tosustainability-in-the-ICU.pdf

EFN (2020). *EFN Policy Statement on the Nurses' Contribution to Tackle Climate Change. Brüssel: European Federation of Nurses Associations.* Zugriff am 15.07.2024 unter: https://efn.eu/wp-content/uploads/EFN-Policy-Statement-on-Nurses-Contribution-to-Tackle-Climate-Change-Oct.2020.pdf

Mahler, C., Paul, C., Matheis, A. (2024). *Die Integration von Nachhaltigkeit in das grundständige Pflegecurriculum.* In: Hartung, S., Wihofszky, P. (Hrsg.). *Gesundheit und Nachhaltigkeit* (461–473). Berlin: Springer Reference Pflege – Therapie – Gesundheit. doi: 10.1007/978-3-662-68278-4_53

Rathmann, K., Lázló, E. (2024). *Gesundheitskompetenz.* In: Hartung, S., Wihofszky, P. (Hrsg.). *Gesundheit und Nachhaltigkeit* (S. 167–184). Berlin: Springer Reference Pflege – Therapie – Gesundheit.

# 8 Fazit und Ausblick

Die gesundheitlichen Auswirkungen der anthropogenen Schädigung unseres Planeten werden erst seit wenigen Jahren in den Blickpunkt genommen. Dabei gerät auch die Rolle der professionellen Pflege als größte Berufsgruppe im Gesundheitswesen bei der Bewältigung dieser Herausforderungen allmählich in das Bewusstsein von Pflegepraxis und Pflegewissenschaft.

Wie vielfältig die Aufgaben von Pflege in diesem Bereich sein können, haben die einzelnen Kapitel in diesem Buch aufgezeigt. Auf verschiedenen Ebenen lassen sich die Aufgaben verorten. Zunächst kommt der professionellen Pflege eine zentrale Aufgabe und ein Mandat im Schutz von Menschen mit Pflegebedarf vor den Auswirkungen des Klimawandels im Sinne von Adaptation zu. Im Mittelpunkt des Handelns stehen dabei Prävention und Früherkennung von gesundheitlichen Risiken. Ferner können Pflegende eine aktive Rolle in der Förderung einer lösungsorientierten, transformativen Veränderung des Gesundheitssystems im Sinne von Mitigation einnehmen, des Weiteren im gesellschaftlichen Engagement zum Schutz der natürlichen Umwelt. Alle in der Pflege tätigen oder mit der Pflege befassten Personen, sei es in klientennaher Tätigkeit, im Studium oder in der Ausbildung, im Management, in der Lehre oder in der Wissenschaft können sich an der Bewältigung der Herausforderungen des Klimawandels beteiligen und sich dahingehend engagieren, gehört und beteiligt zu werden. Professionelle Pflege kann auf diese Weise zum einen zur Minderung des Klimawandels beitragen und zum anderen ihre gesellschaftliche Bedeutung untermauern.

Um die gesundheitlichen Folgen von Umweltverschmutzung und Klimawandel lösungsorientiert im beruflichen Alltag zu bewältigen, bedarf es neuer, erweiterter Kompetenzen, die zukünftig in etablierten, aber auch neuen Handlungsfeldern (z.B. Community Health Nursing, Disaster Nursing) eingesetzt werden. Im besten Fall kann dieses Buch dazu beitragen, den diesbezüglichen Kompetenzerwerb bei Studierenden und Auszubildenden in der Pflege zu fördern. Für die Pflegewissenschaft ergibt sich mit den Themen Klimawandel und Nachhaltigkeit die Herausforderung, die notwendigen Bildungsmaterialien zu entwickeln und pflegefachliche Themen wie Pflegeinterventionen, Pflegediagnosen, Pflegetheorien und Pflegeforschung anders und neu zu denken.

Aktuell zeigt sich anhand von Publikationen, Tagungen, Arbeitsgruppen oder Foren, dass die Themen Klimawandel und Nachhaltigkeit zunehmend in den Fokus von Pflegenden in Deutschland rücken. Viele Projekte und

Initiativen fanden während des Verfassens dieses Buches statt oder wurden auf den Weg gebracht. Dies ist besonders positiv zu bewerten und ist ein Zeichen dafür, dass die Aufmerksamkeit gegenüber den gesundheitlichen Konsequenzen der anthropogenen Schädigung unseres Planeten und der damit verbundenen Bedeutung für die Pflege steigt. Zugleich gab es neue, bedrückende Erkenntnisse, beispielsweise zum Ausmaß des globalen Temperaturanstiegs oder zur Verschlechterung der Biodiversität. Die Autor:innen haben sich bemüht, möglichst viele aktuelle Erkenntnisse in das vorliegende Buch mit aufzunehmen. Es wird jedoch sehr wahrscheinlich sein, dass bereits mit Drucklegung einzelne Inhalte durch neue Erkenntnisse erweitert oder präzisiert werden. In diesem Sinne beschreibt das Buch einen Ausschnitt von Realität, ohne diese jedoch komplett abbilden zu können und ohne einen Anspruch auf Vollständigkeit zu erheben.

Die weitere Entwicklung in Sachen Klimaschutz und Nachhaltigkeit wird ständigen Veränderungen unterworfen sein, je nachdem, wie politische und gesellschaftliche Weichen gestellt werden. Im besten Fall kommen vermehrt Forschungen, Projekte, Verordnungen, Gesetze, wissenschaftsbasierte Erkenntnisse und auch gute Nachrichten hinzu. Im ungünstigen Fall nimmt die öffentliche Aufmerksamkeit des Themas ab und Klimawandel und Umweltzerstörung werden fälschlicherweise für eine passagere Erscheinung gehalten.

Mit Blick auf die Pflege hängt es davon ab, in welchem Umfang Pflegende ihr Mandat zum Schutz der Bevölkerung wahrnehmen und wie sie sich einbringen (können). Das Buch möchte Pflegende befähigen und ermutigen, wirksam und kompetent im Umgang mit den Herausforderungen zu handeln. Den Autorinnen ist es ein Anliegen, insbesondere Studierenden Impulse für Ideen und Lösungen zu vermitteln.

Zu Beginn des Buches (▶ Kap. 1.1) war die Botschaft des deutschen Klimakonsortiums et al. (2021, S. 2) zu lesen. Sie fasst die Kerninformationen zum Klimawandel ausdrucksstark in zwanzig Worten zusammen und soll deshalb zum Schluss noch einmal aufgeführt werden, um eindringlich, aber auch ermutigend zu wirken:

»1. ER IST REAL.
2. WIR SIND DIE URSACHE.
3. ER IST GEFÄHRLICH.
4. DIE FACHLEUTE SIND SICH EINIG.
5. WIR KÖNNEN NOCH ETWAS TUN.«

Kommentare, Ergänzungen und Hinweise an die Autorinnen sind jederzeit willkommen.

Kontaktadressen:
christa.bueker@hsbi.de und aenne-doerte.latteck@hsbi.de

# Stichwortverzeichnis


## A

Adaptation 35
Agenda 21 52
Agenda 2030 54

## B

Berufsethik 57

## C

Change Agents 34
Community Health Nurses 94

## E

EcoHealth 34
Environment Theory 67

## F

Fußabdruck 37

## G

Gesundheitskompetenz 174
globale Erwärmung 18
Green Teams 103

## H

Handabdruck 37
Hitze 20
Hitzeaktionsplan 135
hitzebedingte Todesfälle 24
Hitzeerkrankungen 21
Hitzetelefon 86
Hitzewarnungen 24
Hyperthermie 89

## K

Kälte-Inseln 85
Katastrophenpflege 138
Klima-Angst 31
Klimaflüchtlinge 30
Klimagerechtigkeit 33
Klimakompetenz 174
Klimasprechstunde 93
Kommunikationskaskade 113
Krisensituation 114

## L

Leitbild 103
Lieferkettengesetz 102

## M

Medizinische Einmalhandschuhe 117
Mitigation 35

## N

Nachhaltige Entwicklung 50
Nachhaltigkeitsbegriff 50
Nachhaltigkeitsbericht 101
Nachhaltigkeitsmanagement 104
Neophyten 27
Neozoen 28

## O

One Health 34

## P

Pariser Abkommen 18
Pflegeanamnese 80
planetare Belastungsgrenzen 33
Planetary Health Diet 108
Pollen 27
Pollenflugzeit 27

Polypharmazie 86
Praxisprojekte 120

**R**

Resilienzförderung 35

**S**

soziale Kipp-Intervention 64

**T**

Temperaturempfinden 21
Thermoregulation 20
Transformation 34
Treibhauseffekt 17
Treibhausgase 17

**U**

Umweltverbände 143

**V**

vulnerabel 23
Vulnerabilität 23

**W**

Wetter 17